下部消化管内視鏡

スクリーニング検査マニュアル

監修 日本消化器内視鏡学会

医学図書出版株式会社

発刊に寄せて

　日本における大腸がん罹患者数は増加の一途を辿っており，年間5万人以上が命を落としている。一方，米国では，従来の便潜血検査に加えてS状結腸鏡や大腸内視鏡を取り入れた大腸がん検診システムの構築により，大腸がん死亡率は減少を続けている。日本の都道府県別にみた消化器内視鏡専門医数と大腸がんの標準化死亡比（SMR）との検討から，専門医数の多い県では大腸がんSMRは低く，少ない県では高い傾向にあることが示されている。日本では，1992年より免疫学的便潜血検査による対策型検診を行っているが，全大腸内視鏡（TCS）を取り入れた新しい検診プログラムの策定やいかに効率良く対策型検診の中にTCSを組み入れるかが，今後の重要な検討課題となっている。

　日本消化器内視鏡学会では，2016年1月の理事会にて「内視鏡検診・健診あり方委員会」の設立が承認されて以来，積極的な活動を展開しており，2017年5月には「上部消化管内視鏡スクリーニング検査マニュアル」を発刊した。また，2017年7月1日より，同委員会の委員長に松田尚久先生が就任され，時代的・社会的背景をもとに同年10月19日の委員会にて「下部消化管内視鏡スクリーニング検査マニュアル」の作成が決定後，急ピッチで作業が行われ，この度，刊行されるに至った。

　本書の前半の項では，日本における大腸がんスクリーニングの現状と将来，大腸がん死亡率減少のエビデンス，リスク層別化による内視鏡スクリーニングの可能性について概説され，日本の大腸がんスクリーニングにおける重要課題が随所に指摘されている。また，2017年12月から2018年1月にかけて日本消化器内視鏡学会指導施設を対象にアンケート調査を実施した結果が「日本における大腸内視鏡スクリーニングの実態調査」として実態が報告されている。続いて，内視鏡スクリーニングに必要な準備，内視鏡挿入法，内視鏡観察法，画像強調内視鏡・拡大内視鏡観察のエッセンス，ポリープに対するマネージメントについて，必要不可欠の知識と情報が盛り込まれ，しかも実践的な内容として丁寧に記載されている。後半の項では，内視鏡洗浄・管理，精度管理，JEDとデータベース，教育・指導体制，内視鏡検査が困難な場合の大腸がんスクリーニングの内容が整理されている。最後の症例集では，典型的画像が「診断のポイント」の解説とともに提示されており，診療の現場のみならず教育素材としても即活用できると思われる。下部消化管内視鏡スクリーニング検査を行う医師・メディカルスタッフをはじめとするすべての医療従事者のマニュアルとして，必携の書物と信じ，是非とも内視鏡室に備えていただき，日常の診療に役立たせていただきたいと願っている。

　日本消化器内視鏡学会としては，現在，推進している検診（スクリーニング）JEDの整備による情報分析，費用対効果の観点から見た大腸がん検診の評価について複数の専門家と分析・研究をしながら，日本医師会の先生方，全国の自治体関係者ならびに消化器関連学会の先生方のご協力とご支援を賜りながら，大腸がん撲滅に向けて，広く国民の福利厚生に貢献できるように努めていく所存です。本書の編集を担当された内視鏡検診・健診あり方委員会担当理事の加藤元嗣先生，同委員長の松田尚久先生ならびに委員の先生方，ご執筆ならびにご査読いただいた先生方に深甚の謝意を表します。

2018年5月

日本消化器内視鏡学会理事長
田尻久雄

執筆者一覧 (執筆順)

松田一夫（公益財団法人福井県健康管理協会・県民健康センター）
野崎良一（大腸肛門病センター高野病院　消化器内科）
関口正宇（国立がん研究センター中央病院　検診センター・内視鏡科）
堀田欣一（静岡県立静岡がんセンター　内視鏡科）
井上和彦（淳風会ロングライフホスピタル　内視鏡センター）
佐藤　龍（栄町消化器・内視鏡内科クリニック）
引地拓人（福島県立医科大学附属病院　内視鏡診療部）
藤原達雄（福島県立医科大学医学部　消化器内科学講座）
郡司直彦（福島県立医科大学医学部　消化器内科学講座）
川島一公（福島県立医科大学医学部　消化器内科学講座）
高木忠之（福島県立医科大学医学部　消化器内科学講座）
間部克裕（国立病院機構函館病院　消化器科）
青木利佳（とくしま未来健康づくり機構　徳島県総合健診センター）
吉村理江（博愛会　人間ドックセンターウェルネス）
吉井新二（NTT東日本　札幌病院　消化器内科）
西川雄祐（がん研究会有明病院　消化器内科）
斎藤彰一（がん研究会有明病院　消化器内科）
玉井尚人（東京慈恵会医科大学　内視鏡科）
和田祥城（医療法人紀の国会　和田胃腸科医院）
大塚和朗（東京医科歯科大学医学部附属病院　光学医療診療部）
工藤進英（昭和大学横浜市北部病院　消化器センター）
山村冬彦（昭和大学病院　内視鏡センター）
鈴木康元（松島病院大腸肛門病センター松島クリニック）
河村卓二（京都第二赤十字病院　消化器内科）
伴野繁雄（独立行政法人　国立病院機構　東京医療センター　消化器科）
西澤俊宏（独立行政法人　国立病院機構　東京医療センター　消化器科）
浦岡俊夫（群馬大学大学院医学系研究科　消化器・肝臓内科学）
坂本　琢（国立がん研究センター中央病院　内視鏡科）
高丸博之（国立がん研究センター中央病院　内視鏡科）
山田真善（国立がん研究センター中央病院　内視鏡科）
中島　健（国立がん研究センター中央病院　内視鏡科）
松田尚久（国立がん研究センター中央病院　内視鏡科）
斎藤　豊（国立がん研究センター中央病院　内視鏡科）
池松弘朗（国立がん研究センター東病院　消化管内視鏡科）
南出竜典（国立がん研究センター東病院　消化管内視鏡科）
新村健介（国立がん研究センター東病院　消化管内視鏡科）
竹内洋司（大阪国際がんセンター　消化管内科）
七條智聖（大阪国際がんセンター　消化管内科）

上堂文也（大阪国際がんセンター　消化管内科）

佐野　亙（佐野病院　消化器センター）

佐野　寧（佐野病院　消化器センター）

石川秀樹（京都府立医科大学　分子標的癌予防医学）

小林　望（栃木県立がんセンター　消化器内科）

田中聖人（京都第二赤十字病院　消化器内科）

今井健一郎（静岡県立静岡がんセンター　内視鏡科）

伊藤紗代（静岡県立静岡がんセンター　内視鏡科）

小田島慎也（帝京大学医学部　内科学講座）

尾田　恭（熊本市医師会　大腸がん検診班委員　尾田胃腸内科・内科）

宮本大典（熊本市医師会　ヘルスケアセンター担当理事　宮本外科・消化器内科）

藤好建史（熊本市医師会　大腸がん検診班委員長　藤好クリニック）

明石隆吉（熊本市医師会　ヘルスケアセンター）

土亀直俊（熊本県医師会　熊本県がん検診従事者（機関）認定協議会委員　熊本県総合保健センター）

大泉晴史（大泉胃腸科内科クリニック）

武田弘明（山形県立中央病院　消化器内科）

芳賀陽一（芳賀胃腸科内科クリニック）

永田浩一（国立がん研究センター　社会と健康研究センター　検診研究部）

斎藤　博（青森県立中央病院　消化器内科）

大宮直木（藤田保健衛生大学　消化管内科）

江郷茉衣（国立がん研究センター中央病院　内視鏡科）

三澤将史（昭和大学横浜市北部病院　消化器センター）

岡　志郎（広島大学病院　消化器・代謝内科）

田中信治（広島大学病院　内視鏡診療科）

岩舘峰雄（佐野病院　消化器センター）

藤田幹夫（佐野病院　消化器センター）

服部三太（佐野病院　消化器センター）

吉田直久（京都府立医科大学　消化器内科）

井上　健（京都府立医科大学　消化器内科）

伊藤義人（京都府立医科大学　消化器内科）

大野康寛（国立がん研究センター東病院　消化管内視鏡科）

田中優作（国立がん研究センター中央病院　内視鏡科）

張　萌琳（国立がん研究センター中央病院　内視鏡科）

居軒和也（国立がん研究センター中央病院　内視鏡科）

馬場重樹（滋賀医科大学医学部附属病院　栄養治療部）

畑　和憲（栗東はた内科医院）

佐々木雅也（滋賀医科大学医学部附属病院　栄養治療部）

安藤　朗（滋賀医科大学医学部　消化器内科）

森山智彦（九州大学病院　国際医療部）

保利喜文（九州大学大学院　形態機能病理学）

目次

序 …………………………………………………………………… 加藤　元嗣　　1

1　日本における大腸がんスクリーニングの現状と将来展望 ………… 松田　一夫　　2

2　内視鏡スクリーニングのよる大腸癌死亡リスク減少のエビデンス
　　………………………………………………………………… 野崎　良一, 他　　8

3　日本における大腸内視鏡検査の現状に関する実態調査 ………… 堀田　欣一, 他　17

4　リスク層別化による内視鏡スクリーニングの可能性 …………… 関口　正宇　　23

5　内視鏡スクリーニング検査に必要な準備
　　1）便潜血検査の精度と陽性時の対応 ……………………………… 佐藤　龍　　29
　　2）医療面接における注意点：問診とインフォームド・コンセント …… 引地　拓人, 他　38
　　3）大腸内視鏡検査における内服薬の継続・中止について ………… 間部　克裕　　44
　　4）検査前の食事に関する注意点と検査食 ………………………… 青木　利佳, 他　48
　　5）腸管洗浄剤服用前に確認すべきリスクと対策 ………………… 吉井　新二, 他　51
　　6）腸管前処置の方法と評価法 ……………………………………… 西川　雄祐, 他　54
　　7）鎮痙剤，鎮静・鎮痛剤の使用とモニタリング ………………… 玉井　尚人　　59

6　内視鏡挿入法
　　1）スコープ選択法と挿入法（軸保持短縮法）の基本 …………… 和田　祥城, 他　64
　　2）挿入困難例への対処法 …………………………………………… 鈴木　康元　　72

7　内視鏡観察法：見逃し病変を減らすための工夫
　　1）手技的側面から …………………………………………………… 河村　卓二　　79
　　2）内視鏡機器およびデバイス使用の側面から …………………… 伴野　繁雄, 他　84

8　画像強調内視鏡，拡大内視鏡観察のエッセンス
　　1）色素（拡大）観察による質的診断，深達度診断 ……………… 坂本　琢, 他　92
　　2）IEE（拡大）観察による質的診断，深達度診断 ……………… 池松　弘朗, 他　99

9　ポリープに対するマネジメント
　　1）微小・小型ポリープの取り扱い ………………………………… 竹内　洋司, 他　107
　　2）鋸歯状病変の取り扱い …………………………………………… 佐野　亙, 他　115
　　3）家族性大腸腺腫症（FAP）／リンチ症候群症例への対応
　　　　①家族性大腸腺腫症の診断とマネジメント ………………… 石川　秀樹　　122
　　　　②リンチ症候群症例への対応 ………………………………… 中島　健　　126
　　4）内視鏡的ポリープ摘除後のサーベイランスについて ………… 小林　望, 他　130

10　内視鏡の洗浄と管理，処置具の取り扱い ……………………… 田中　聖人　　137

11　内視鏡スクリーニング検査の質の評価指標（QI）と精度管理 ……… 今井健一郎，他　141

12　内視鏡スクリーニング検査で必要な所見と記録内容：JED，データベース
　　　　　　　………………………………………………………… 小田島慎也，他　152

13　内視鏡スクリーニング検査の教育・指導体制
　　1）ハイボリュームセンターにおけるスクリーニング内視鏡の教育について
　　　　　　　………………………………………………………… 高丸　博之，他　156
　　2）クリニック・医師会・地域の立場から
　　　　①便潜血検査受診率，精査のための内視鏡スクリーニング検査受診率向上への試み
　　　　　　　………………………………………………………… 尾田　　恭，他　161
　　　　②山形県におけるがん検診を通した大腸内視鏡診療スキルアップの取り組み
　　　　　　　………………………………………………………… 大泉　晴史，他　167

14　内視鏡検査が困難な場合の大腸がんスクリーニング
　　1）内視鏡検査が困難な場合の大腸CT（CT colonography）検査の役割と有用性
　　　　　　　………………………………………………………… 永田　浩一，他　176
　　2）大腸カプセル内視鏡 …………………………………………… 大宮　直木　　182

15　内視鏡スクリーニング〜症例集〜 ……………………………………………　188

付録　検診（スクリーニング）JED用語一覧 …………………………………………　219

索引 ……………………………………………………………………………………　225

おわりに ……………………………………………………………… 松田　尚久　　231

序

　日本消化器内視鏡学会では，質の高い内視鏡スクリーニング検査を普及する目的で，2017年5月に上部消化管内視鏡スクリーニング検査マニュアルを作成しました。その要因になったのは，2016年から内視鏡検査の胃がん検診への導入があります。今，上部消化管内視鏡スクリーニング検査には，従来からの胃癌の発見という役割の他に，*H. pylori* 感染胃炎の診断という重要な役割が求められています。*H. pylori* 感染者を拾い上げ，胃癌の一次予防としての *H. pylori* 除菌を行い，除菌後は胃癌リスクに応じて二次予防として定期的な胃癌スクリーニングを行うことで，わが国における胃癌死の撲滅に近づくことができます。

　今回も学会の内視鏡検診・健診あり方検討委員会が中心となり，上部に続き下部消化管内視鏡スクリーニング検査マニュアルを作成しました。実臨床においては，大多数の大腸癌は医療機関で行われている下部消化管内視鏡スクリーニング検査で発見されています。内視鏡医には，質が高く安全性が担保され，かつ患者に優しい下部消化管内視鏡スクリーニング検査が求められるのは当然であります。

　わが国の大腸癌死亡者数は年間約5万人を超す勢いで増え続け，男性では肺癌，胃癌についで第3位，女性では第1位になっています。わが国の年齢調整大腸癌死亡率は約20年前から低下に転じていますが，先んじて低下した欧米に遅れをとり，先進7ヵ国の中でも最も高い死亡率を示しています。米国では女性の大腸癌死亡数は着実に減少を続け，わが国の大腸癌死亡者数は，人口が2.5倍の米国よりも多いとの事実に衝撃を受けます。

　大腸癌死の確実な予防法は，便潜血検査を用いた大腸癌スクリーニングを毎年受けること，大腸内視鏡で腫瘍性ポリープをすべて切除することです。化学法による便潜血検査の大腸癌死亡抑制効果はランダム化試験で証明されており，免疫法による便潜血検査に対しては観察研究で有効性が認められています。便潜血検査を用いた大腸癌スクリーニングが大腸癌死を約60〜80%減らすことが期待されます。また，米国でのNational Polyp Studyでは，大腸内視鏡で大腫瘍性ポリープをすべて切除して20年間追跡すると，大腸癌死が約50%低下することが明らかにされました。Japan Polyp Studyでも同様な検討がされています。

　大腸癌は早期に発見すれば完治できる癌です。臨床病期の治癒が期待できるⅠ期の割合が胃癌では63%なのに対して，大腸癌では26%に留まるとの指摘があります。発見大腸癌のⅠ期の割合を高めるためには，便潜血検査による大腸がん検診の受診率を米国並みの60%まで高めること，米国のように便潜血検査だけではなく数年間に1回の全大腸内視鏡検査を組み込むことが将来的には重要となると思います。また，下部消化管内視鏡スクリーニング検査では，病変の見逃しを少なくして，確実な腺腫性ポリープの切除に結びつけることが大切であり，そのためにもこのマニュアルが役に立つことを期待しています。

　質の高い下部消化管内視鏡スクリーニング検査の普及によって，わが国の大腸癌死の低下が必ず成し遂げられると信じています。

国立病院機構函館病院院長
加藤元嗣

1 日本における大腸がんスクリーニングの現状と将来展望

はじめに

　日本が世界一の長寿国となり，肥満の増加，運動不足，飲酒や喫煙等が相まって，日本の大腸がん死亡は増加の一途をたどっている。2016年のがん死亡原因をみると，男性では大腸がんは肺がん，胃がんに次いで第3位であり，女性では第1位である。男女合計では大腸がん死亡は肺がんに次いで2番目に多い[1]。WHO Cancer Mortality Databaseによると日本の年齢調整大腸がん死亡率は約20年前から減少に転じたが，英国や米国ではもっと以前から減少しており，今や日本の大腸がん死亡率は米国や英国よりも高い（図1）。先進7ヵ国の中で日本の大腸がん死亡率の高さは際立っている[2]（図2）。

I　胃がんと大腸がんの臨床病期別割合，5年相対生存率

　全国がんセンター協議会加盟32施設における2006～2008年診断例について胃がんと大腸がんを比較すると，I期の5年相対生存率はそれぞれ98.1％，98.9％，II期の相対5年生存率はそれぞれ66.4％，91.6％，III期ではそれぞれ47.3％，84.3％，IV期ではそれぞれ7.3％，19.6％と，いずれの病期においても大腸がんの方が胃がんより生存率が良好である。しかしながら，胃がんではI期の割合が63％に対して大腸がんのI期の割合は26％に過ぎない[3]（図3）。

II　有効性評価に基づく大腸がん検診ガイドライン

　大腸がん検診の目的は大腸がん死亡率を減少させることである。2005年に刊行された「有効性

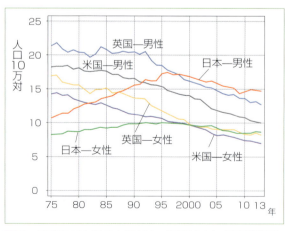

図1　日英米における大腸がん（肛門含む）年齢調整死亡率の年次推移（1975～2013年，WHO cancer mortality database）

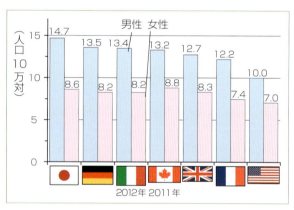

図2　先進国7ヵ国の大腸がん年齢調整死亡率（2013年）（文献2より作図）

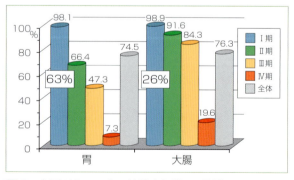

図3　全国がんセンター協議会加盟32施設における5年相対生存率（2006～08年診断例）（文献3より作図）

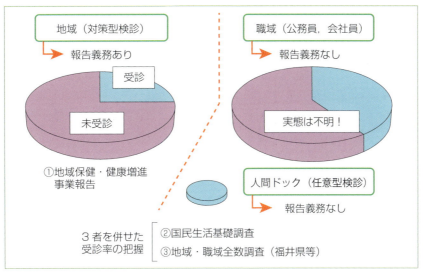
図4　がん検診の実施形態と報告義務

評価に基づく大腸がん検診ガイドライン」によれば，便潜血検査（化学法）による大腸がん検診は，英国，デンマーク，米国で行われた無作為化比較対照試験によって死亡率減少効果が確実である。逐年受診では33％，隔年受診で13％〜21％の死亡率減少が認められる。また日本で用いられている免疫法については症例対照研究によって，3年以内に受診していれば大腸がん死亡のリスクが52％減少する。便潜血検査については化学法・免疫法ともに，後述する対策型検診のみならず任意型検診でも推奨されている[4]。

Ⅲ　日本におけるがん検診の形態（図4）

1．対策型検診

対策型検診とは市区町村が健康増進法に基づき，公費を用いて実施する検診であり，市区町村は精検結果を含めた実績を地域保健・健康増進事業報告する義務がある。対策型検診は地域のがん死亡率を減らすことを目的とし，科学的根拠のある検診方法が採用される。加えて利益が不利益を上回ることが求められる。利益はがん死亡リスクの減少，ＱＯＬ維持，医療費の軽減等である。不利益には検診・精検に伴う事故や偶発症，放射線被曝，過剰診断，偽陽性によって被る精神的・肉体的苦痛や経済的負担があげられる。

2．任意型検診

任意型検診とは個人が自らの責任と負担で受ける検診である。健診実施機関に報告義務はなく，実態は不明である。個人のがん死亡リスクを減らすことを目的とし，対策型検診よりも感度が高いスクリーニング法が選択されることが多い。しかしながら，任意型検診であっても科学的根拠のないスクリーニングを安易に行って良いわけではない。任意型検診だからこそ高額な自己負担に見合うよう，利益≫不利益が求められる。

3．職域における検診

職域で行われるがん検診には法的根拠がなく，企業や事業所の福利厚生の一環として行われることが多い。報告義務はない。職域検診は任意型検診とみなされることが多いが，健保組合や企業が費用を負担して検診方法を決めることが多く，任意型検診よりも対策型検診に近い。職域における検診では精検受診率等の精度管理が不良であると指摘されており，日本消化器がん検診学会による全国集計によると2014年の地域における検診の精検受診率が71.6％に対して，職域検診では34.7％に過ぎない[5]。

Ⅳ　日本における大腸がん検診の現状

1．対策型検診の成績

日本では1992年から老人保健法（現在では健康増進法）に基づき便潜血検査免疫法2日法による大腸がん検診が開始された。検診間隔は1年で，対象年齢は40歳以上である。受診形態は保健セ

ンター等で受診する集団検診と，かかりつけ医で受診する個別検診に分けられる。2014年の地域保健・健康増進事業報告によると受診者数は集団検診の3,665,368名に対して，個別検診が4,628,800名で全体の55.8％を占める。精検受診率は集団検診の76.1％に対して個別検診では61.2％と低く，全体で66.7％に過ぎない[6]。

2．受診率（国民生活基礎調査，福井県独自の地域・職域全数調査）

前述の対策型・任意型および職域検診を合わせて日本全体の受診率を把握する方法としては，3年に1度行われる国民生活基礎調査の大規模調査（健康票）がある。これは層化無作為抽出した5,410地区内のすべての世帯（約29万世帯）および世帯員（約71万人）を対象としたアンケート調査である。2016年の調査では大腸がん検診（便潜血検査などと記載）について，①市区町村が実施した検診，②勤め先または健康保険組合等（家族の勤め先を含む）が実施した検診，③その他で受けたか否かを聞いている[7]。2016年の大腸がん検診受診率は全国平均で41.4％，福井県は43.7％である[8]。ただしこのアンケート調査は自己記入による回答であり，がん検診と診療との混同や受診時期の記憶違いなど不確かな要素もある。

一方，福井県では，2008年から県独自の事業として県内の検診機関・医療機関で実施されたすべてのがん検診を集計して福井県全体の受診率を算出している。大腸がん検診の方法としては便潜血検査の他に大腸内視鏡検査も含めているが，2016年の受診率は48.2％で[9]国民生活基礎調査よりも高い。ただし職域検診では県内の検診・医療機関で受診した県外の人もカウントし，地域と職域の両方での受診を二重にカウントして，受診率を過大評価する可能性がある。逆に県外の医療機関での受診が多ければ，受診率の過小評価になる。

V 便潜血検査免疫法による大腸がん検診における中間期がん

1．大腸がん発見経緯の分類

便潜血検査による大腸がん検診は，便潜血陽性を契機として精検で大腸がんを発見するものである。そこで大腸がんの発見経緯を，大腸がんの発見が遅れた原因に基づいて以下の4群に分けた。①目的通りの検診発見：初回および逐年（隔年）検診で便潜血が陽性となって精検で正しく大腸がんが発見されたもの，②精検偽陰性：便潜血陽性のため行われた精検で大腸がんと診断されず，その後1年以内に大腸がんが検診外もしくは翌年の検診で発見されたもの，③精検未受診：便潜血が陽性となったものの精検を受けず，その後1年以内に大腸がんが検診外もしくは翌年の検診で発見されたもの，④中間期がん：検診で便潜血陰性であったにもかかわらず，検診後1年以内に大腸がんが自覚症状等によって検診外発見されたものである。

2．福井県での大腸がん検診における中間期がん

福井県内の全市町で1995年〜2002年に実施された大腸がん検診の受診者延べ272,813名を福井県がん登録と記録照合し，検診後1年以内に判明した大腸がんを把握した。なお粘膜内がんは除外して浸潤がんのみを検討対象とした。判明した浸潤大腸がんは338例であり，発見経緯は，①目的通りの検診発見：255例，②精検偽陰性：25例，③精検未受診：16例，④中間期がん：42例，中間期がんの割合は12％であった（図5）。

中間期がん42例のうち23例（55％）は右側結腸（盲腸・上行結腸・横行結腸）に存在し，がん発見直前に便潜血陽性であった（①〜③群）296例では右側結腸に87例（29％）が存在した。中間期がんは，有意に右側結腸に多かった（P=0.001）（表1）。

VI 内視鏡による大腸がん検診

S状結腸鏡による大腸がん検診については，英国[10]，イタリア[11]，米国[12]およびノルウェー[13]で無作為化比較対照試験が行われている。イタリアでの死亡率減少効果は有意ではなかったものの，他の3ヵ国では一致して有意の死亡率減少効果（26％〜31％）が認められている。また，全大腸内視鏡検査による大腸がん検診については現時点では死亡率減少効果の証拠が不十分であり，米国[14]，北欧[15]，スペイン[16]で無作為化比較対照試験が行われている。本邦でも便潜血検査に全

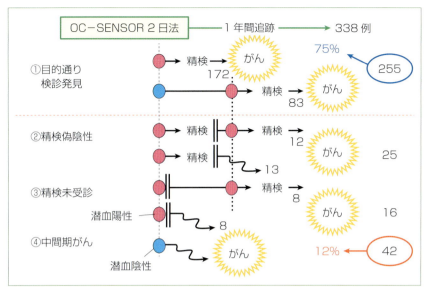

図5 大腸がん検診受診者（1995～2002年，延べ272,813名）からの浸潤大腸がん発見経緯

表1 便潜血陽性群と中間期がんの占拠部位（追跡期間1年，浸潤がんを対象とした場合）

発見直前の便潜血	がんの占拠部位						
	R	S	D	T	A	C	結腸部位不明
陽性 296例	103†	80	20	30	41	16	6
				(29%)			
陰性 42例	7	6	0	5	13	5	6
				(55%)			

中間期がん：12%　　　　　　　　　　（†肛門管1例を含む）

P=0.001

大腸内視鏡検査を併用した検診法の有効性評価を検証する無作為化比較対照試験が現在，進行中である[17]。成果に期待したい。

VII 米国における大腸がん検診

US Preventive Services Task Force による大腸がん検診ガイドラインでは，便潜血検査だけでなく10年に1回の全大腸内視鏡検査，5年に1回のS状結腸鏡や大腸CT検査等，複数の方法を推奨している[18]（表2）。この中で米国では全大腸内視鏡検査がもっとも多く行われていて，National Health Interview Survey によれば2015年における50歳以上米国人の内視鏡（S状結腸鏡を一部含む）受診率は60.3%であり，便潜血検査を併せると62.6%である[19]。しかも，1,500以上の機関が連携して2018年までに50歳以上の大腸がん検診受診率を80%にすることを目指している[20]。

VIII 大腸がん死亡者数の日米比較

WHO Cancer Mortality Database[2] によると，日本では大腸がん死亡者数が男女とも増加し続けているのに対し，米国ではとりわけ女性において着実に減少している。2018年の米国の大腸がん死亡者数の予測は50,965人で，日本の51,315人を下回っている（図6）。米国の人口が日本の2.5倍であるにもかかわらず大腸がん死亡者数が日本よりも少ないのは，内視鏡を中心とした大腸がん検診が奏功しているためと考えられる。

1. 日本における大腸がんスクリーニングの現状と将来展望

表2 USPSTFが推奨する米国における大腸がん検診の方法（2016年6月改訂）

50〜75歳：推奨する　　●利益・不利益の証拠とバランスを考慮
76〜85歳：個々に応じて　●コストは考慮していない

	スクリーニング方法	推奨間隔
便検査	便潜血検査化学法	1年に1回
	便潜血検査免疫法	1年に1回
	便DNA検査	1年もしくは3年に1回
画像診断	全大腸内視鏡検査	10年に1回
	大腸CT検査（CT colonography）	5年に1回
	S状結腸鏡検査	5年に1回
	S状結腸鏡10年に1回＋便潜血検査免疫法1年に1回	

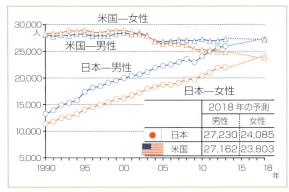

図6 大腸がん死亡者数の日米比較（1990〜2013年の実数と18年の予測，cancer mortality database）

IX 日本の大腸がん死亡を減らすために

　便潜血検査による大腸がん検診の効果は確実であるが，日本の大腸がん検診は受診率が低く，精検受診率も低い。残念ながら，大腸がん検診が効力を発揮している状況にはない。日本の大腸がん死亡を減らすには，便潜血検査による大腸がん検診の精検受診率向上が急務である。そのためには，受診者に「便潜血が陽性になった場合には必ず精検を受ける」よう事前に周知することが重要であり，加えて精検未受診者に対する精検受診勧奨，内視鏡による精検処理能力を増やすことが必要である。また内視鏡に次ぐ精検法として位置づけられた大腸CT検査[21]の活用も有効であろう。さらに地域・職域を問わずすべての人が大腸がん検診を受けられる体制づくりも必要である。また便潜血検査免疫法の弱点である右側結腸に対しても感度が高い新たなスクリーニング法の開発に期待したい。米国では内視鏡を主体とした大腸がん検診が高い受診率で行われているため，大腸がん死亡者数が着実に減少している。日本でも現在進行中の便潜血検査に全大腸内視鏡検査を併用した検診の有効性評価の結果をふまえて，大腸内視鏡によるスクリーニングも検討すべきであろう。

文　献

1) 国立がん研究センターがん情報サービス「がん登録・統計」：人口動態統計によるがん死亡データ（1958年〜2016年）．https://ganjoho.jp/reg_stat/statistics/dl/index.html [2018-1-25]
2) WHO：WHO Cancer Mortality Database. http://www-dep.iarc.fr/WHOdb/WHOdb.htm [2018-1-25]
3) 全国がん（成人病）センター協議会加盟施設における5年生存率（2006〜2008年診断例）．（がんの統計委員会編）がんの統計＜2016年版＞，公益財団法人がん研究振興財団，東京，pp.93-96, 2017 https://ganjoho.jp/data/reg_stat/statistics/brochure/2016/cancer_statistics_2016.pdf [2018-1-25]
4) 有効性評価に基づく大腸がん検診ガイドライン．平成16年度厚生労働省がん研究助成金「がん検診の適切な方法と評価法の確立に関する研究」班　主任研究者　祖父江友孝，東京，2005
5) 日本消化器がん検診全国集計委員会．平成26年度消化器がん検診全国集計．日消がん検診誌 55:52-83, 2017
6) 平成27年度地域保健・健康増進事業報告閲覧（健康増進編）市区町村表．https://www.e-stat.go.jp/stat-search/files?page=1&layout=datalist&toukei=00450025&kikan=00450&tstat=000001030884&cycle=8&tclass1=000001096975&tclass2=000001096984&kana=16&result_page=1&second2=1 [2018-1-25]
7) 厚生労働省：国民生活基礎調査．http://www.mhlw.go.jp/toukei/list/20-21.html [2018-1-25]
8) 国立がん研究センターがん情報サービス「がん登録・統計」：国民生活基礎調査による都道府県別がん検

診データ. https://ganjoho.jp/reg_stat/statistics/dl_screening/index.html#a16 [2018-1-25]
9) 福井県：平成28年度のがん検診の実施状況について. http://www.pref.fukui.lg.jp/doc/kenkou/gankensinjissijyoukyou28_d/fil/H28.pdf [2018-1-25]
10) Atkin WS, Edwards R, Kraji-Hans I, et al：Once-only flexible sigmoidoscopy screening in prevention of colorectal cancer：a multicentre randomised controlled trial. Lancet 375:1624-1633, 2010
11) Segnan N, Armaroli P, Bonelli, et al：Once-Only Sigmoidoscopy in Colorectal Cancer Screening：Follow-up Findings of the Italian Randomized Controlled Trial—SCORE. J Natl Cancer Inst 103：1310-1322, 2011
12) Schoen RE, Pinsky PF, Weissfeld JL, et al：Colorectal-Cancer Incidence and Mortality with Screening Flexible Sigmoidoscopy. N Engl J Med 366：2345-2357, 2012
13) Holme Ø, Løberg M, Kalager M, et al：Effect of Flexible Sigmoidoscopy Screening on Colorectal Cancer Incidence and Mortality. A Randomized Clinical Trial. J Am Med Assoc 312：606-615, 2014
14) Dominita JA, Robertson DJ, Ahnen DA, et al：Colonoscopy vs. Fecal Immunochemical Test in Reducing Mortality From Colorectal Cancer (CONFIRM)：Rationale for Study Design. Am J Gastroenterol 112：1736-1746, 2017
15) Kaminski MF, Bretthauer M, Zauber AG, et al：The NordICC Study：rationale and design of a randomized trial on colonoscopy screening for colorectal cancer. Endoscopy 44：695-702, 2012
16) Quintero E, Castells A, Bujanda L, et al：Colonoscopy versus fecal immunochemical testing in colorectal-cancer screening. N Engl J Med 366：697-706, 2012
17) 工藤進英，児玉健太：大腸がん検診における内視鏡の役割—Akita studyを中心に—. 日消誌 111：495-499, 2014
18) US Preventive Services Task Force. Screening for Colorectal Cancer US Preventive Services Task Force Recommendation Statement. J Am Med Assoc 315：2564-2575, 2016
19) Colorectal Cancer Facts & Figures 2017-2019. https://www.cancer.org/content/dam/cancer-org/research/cancer-facts-and-statistics/colorectal-cancer-facts-and-figures/colorectal-cancer-facts-and-figures-2017-2019.pdf#search=%27colorectal+cancer+US%27 [2018-1-25]
20) National Colorectal Cancer Roundtable. Working Toward The Shared Goal Of 80% Screened For Colorectal Cancer By 2018. http://nccrt.org/what-we-do/80-percent-by-2018/ [2018-1-25]
21) 日本消化器がん検診学会，大腸がん検診精度管理委員会：精密検査の手法として大腸CT検査の位置づけおよび必要条件と課題. 日消がん検診誌 54：425-441，2016

（松田一夫）

2 内視鏡スクリーニングによる大腸癌死亡リスク減少のエビデンス

I 大腸がん検診の有効性評価

1. 便潜血検査の有効性

便潜血検査（fecal occult blood testing：FOBT）化学法による大腸癌スクリーニングの有効性すなわち大腸癌死亡率減少効果は，5件のランダム化比較試験（randomized controlled trial：RCT）ですでに証明されている[1〜5]。5つの研究のメタアナリシスでは，FOBT化学法による隔年検診の相対危険度は0.91（95％信頼区間［Confidence Interval：CI］0.84〜0.98, 観察期間19.5年）から0.78（95％ CI 0.65〜0.93, 観察期間30年）と有意な死亡率の減少が示されている[6]。さらに死亡率減少効果に加えて罹患率減少効果も明らかになっている[7]。

わが国で用いられているFOBT免疫法（fecal immunochemical test：FIT）の有効性は化学法のようにRCTでは証明されていないが，複数の症例対照研究などの観察研究で強く示唆されている[8〜10]。FITは化学法と比べて感度が高く，特異度も遜色ないことからFITの有効性はすでに明らかになったと言える。欧米諸国でもFITによるスクリーニングが増加してきている[11, 12]。

2. S状結腸内視鏡検査の有効性

1）RCTによる有効性評価

内視鏡による大腸癌スクリーニングの中でS状結腸内視鏡検査（flexible sigmoidoscopy：FS）の有効性はすでに複数のRCTで証明されている[13〜16]。

最近までにRCT4研究の結果が報告されており，そのうち3研究において，intention-to-screen解析（FS介入による検診群 vs 介入しない対照群）で有意な大腸癌全体の死亡率減少が示されている。Intention-to-screen解析で有意な死亡率減少が示されなかった研究（SCORE）[13]でも，per-protocol解析（介入群の中で実際にFSを受けた群 vs 介入しない対照群）で有意な死亡率減少が示されている（表1）。さらに4研究すべてで罹患率減少も示されている。

4研究の介入群におけるFS受診率は約60〜80％と高く，観察期間は10年以上に及び，特に英国の研究（UKFSST）は17年の長期間に及んでいる[16]。FSを1回受けることで死亡リスク・罹患リスクが10年以上にわたって減少することが明らかになった。

FSでは，原則としてS状結腸下行結腸移行部まで（最大でも脾彎曲まで）の観察しかできない。そこで遠位大腸と近位大腸に分けて有効性をみると（表1），FSによる死亡率減少効果は遠位大腸癌の死亡リスク減少によるものであり，近位大腸癌の死亡リスク減少は認められていない。罹患率についてもおおむね同様の結果である。

近位大腸癌死亡率の減少のためには，全大腸内視鏡検査（total colonoscopy：TCS）のように大腸全体を観察できるスクリーニング法が望まれる。

2）RCTのメタアナリシス

4研究のメタアナリシスの結果をintention-to-screen解析とper-protocol解析に分けて表2に示す。メタアナリシスはコクラン共同計画からフリーで提供されているReview Manager software（RevMan 5.3）を使用した[17]。

① intention-to-screen解析

FSによるスクリーニングに介入群は，大腸癌死亡リスクが全大腸癌27％，遠位大腸癌38％減少する。罹患リスクは全大腸癌21％，遠位大腸癌29％減少する。近位大腸癌は死亡，罹患ともにリスク減少はみられない。

② per-protocol解析

実際にFSを受けることによって，大腸癌死亡リスクが全大腸癌46％，遠位大腸癌66％減少する。罹患リスクは全大腸癌35％，遠位大腸癌49％減少する。近位大腸癌はintention-to-screen解析と同じく死亡，罹患ともにリスク減少はみら

表1 S状結腸内視鏡検査の有効性に関するランダム化比較試験（RCT）

解析法	文献番号	研究名	報告者	報告年	内視鏡受診率(%)	観察期間(年)	相対危険度（95%信頼区間）					
							大腸癌死亡			大腸癌罹患		
							全大腸	遠位大腸	近位大腸	全大腸	遠位大腸	近位大腸
Intention to screen	13	SCORE（イタリア）	Segnan et al	2011	57.8	11.4	0.78 (0.56〜1.08)	0.73 (0.47〜1.12)	0.85 (0.52〜1.39)	0.82 (0.69〜0.96)	0.76 (0.62〜0.94)	0.91 (0.69〜1.20)
	14	PLCO（米国）	Schoen et al	2012	初回83.5 2回目54.0	11.9	0.74 (0.63〜0.87)	0.50 (0.38〜0.64)	0.97 (0.79〜1.22)	0.79 (0.72〜0.85)	0.71 (0.64〜0.80)	0.86 (0.76〜0.97)
	15	NORCCAP（ノルウェー）	Holme et al	2014	単独65.1 併用60.9	10.9	0.73 (0.56〜0.94)	0.79 (0.55〜1.11)	0.73 (0.49〜1.09)	0.80 (0.70〜0.92)	0.76 (0.63〜0.92)	0.90 (0.73〜1.10)
	16	UFKSST（英国）	Atkin et al	2017	71	17.1	0.70 (0.62〜0.79)	0.54 (0.45〜0.65)	0.91 (0.76〜1.08)	0.74 (0.70〜0.80)	0.59 (0.54〜0.64)	0.96 (0.87〜1.06)
Per protocol	13	SCORE（イタリア）	Segnan et al	2011		11.4	0.69 (0.40〜0.96)	0.48 (0.24〜0.94)	0.78 (0.45〜1.35)	0.69 (0.56〜0.86)	0.60 (0.46〜0.80)	0.85 (0.61〜1.19)
	15	NORCCAP（ノルウェー）	Holme et al	2014		10.9	0.39 (0.25〜0.59)			0.62 (0.51〜0.95)		
	16	UFKSST（英国）	Atkin et al	2017		17.1	0.59 (0.49〜0.70)	0.34 (0.26〜0.46)	0.88 (0.70〜1.10)	0.65 (0.59〜0.71)	0.44 (0.38〜0.50)	0.95 (0.83〜1.09)

SCORE：Screening for Colon Rectum Trial, PLCO：Prostate, Lung, Colorectal, and Ovarian Cancer Screening Trial, NORCCAP：Norwegian Colorectal Cancer Prevention Trial, UFKSST：UK Flexible Sigmoidoscopy Screening Trial

表2 S状結腸内視鏡検査の有効性に関するRCT研究のメタアナリシス

解析法	相対危険度（95%信頼区間）					
	大腸癌死亡			大腸癌罹患		
	全大腸	遠位大腸	近位大腸	全大腸	遠位大腸	近位大腸
Intention to screen	0.73 (0.67〜0.79)	0.62 (0.49〜0.78)	0.92 (0.81〜1.04)	0.79 (0.74〜0.84)	0.71 (0.60〜0.83)	0.93 (0.86〜0.99)
Per protocol	0.54 (0.43〜0.69)	0.34 (0.27〜0.44)	0.91 (0.76〜1.10)	0.65 (0.61〜0.70)	0.51 (0.38〜0.69)	0.93 (0.84〜1.03)

れない。

　これらの結果は，10年（〜17年）に1回FSを受けることで，大腸癌死亡率が1/2，罹患率が1/3減少することを意味している。特に内視鏡で観察できる遠位大腸癌の死亡率が2/3，罹患率が1/2減少する。内視鏡が観察できない近位大腸癌は死亡率・罹患率ともに減少はみられない。

③全死因の死亡率減少効果

　FSによる全死因の死亡率減少を観察した研究はこれまでない。4研究のメタアナリシスから，相対危険度0.982（95% CI：0.967〜0.997）と全死亡率が2%減少することが示された。

2. 内視鏡スクリーニングによる大腸癌死亡リスク減少のエビデンス

表3 全大腸内視鏡検査の大腸癌死亡率減少に関する観察研究

報告者	文献番号	報告年	研究方法	調査期間（年）	相対危険度／オッズ比（95％信頼区間）		
					全大腸	遠位大腸	近位大腸
Baxter et al	23	2009	症例対照研究	11	0.69 (0.63～0.74)	0.33 (0.28～0.39)	0.99 (0.86～1.14)
Kahi et al	24	2009	コホート研究	8	0.35 (0～1.06)		
Manser et al	25	2012	コホート研究	6	0.12 (0.01～0.93)		
Nishihara et al	26	2013	コホート研究	22	0.32 (0.24～0.45)	0.18 (0.10～0.31)	0.47 (0.29～0.76)
Doubeni et al	27	2016	症例対照研究	10	0.39 (0.23～0.66)	0.26 (0.17～0.39)	0.57 (0.28～1.15)

表4 全大腸内視鏡検査の大腸癌罹患率減少に関する観察研究

報告者	文献番号	報告年	研究方法	調査期間（年）	相対危険度／オッズ比（95％信頼区間）		
					全大腸	遠位大腸	近位大腸
Brenner et al	28	2001	症例対照研究	19	0.29 (0.16～0.48)		
Cotterchio et al	29	2005	症例対照研究	5≦	0.69 (0.44～1.07)	0.68 (0.49～0.99)	1.02 (0.72～1.45)
Kahi et al	24	2009	コホート研究	8	0.52 (0.22～0.82)		
Brenner et al	30	2010	コホート研究	10	0.52 (0.37～0.73)	0.33 (0.21～0.53)	1.05 (0.63～1.76)
Manser et al	25	2012	コホート研究	6	0.31 (0.16～0.57)		
Doubeni et al	31	2013	症例対照研究	10	0.29 (0.15～0.58)	0.26 (0.06～1.11)	0.36 (0.16～0.80)
Nishihara et al	26	2013	コホート研究	22	0.44 (0.38～0.52)	0.24 (0.18～0.32)	0.73 (0.57～0.92)
Brenner et al	32	2014	症例対照研究	10	0.09 (0.07～0.13)	0.05 (0.03～0.08)	0.22 (0.14～0.33)

3. 全大腸内視鏡検査の有効性

1）RCTの現状

TCSの有効性の評価を目的として，わが国のAkita study[18]を含めて5件のRCTが進行中である[19〜22]。2008年から2014年に開始されており，予定観察期間は10〜15年である。スペインからCOLONPREV研究の途中経過が報告されているが[19]，完了しているRCTはないため有効性の証拠は間接的である。これらのRCTの結果の公表が待たれる。

2）観察研究による有効性の評価
①観察研究の概要

前述したFSのRCT，症例対照研究やコホート研究などの観察研究から有効性が強く示唆されている。近年，報告された主な観察研究の結果を死亡率減少[23〜27]（表3）と罹患率減少[24, 25, 28〜32]（表4）に分けて示す。

大腸癌全体の死亡リスク・罹患リスクともに減少効果が強く示唆されている。

これまで近位大腸癌の死亡リスクの低下は報告されていなかったが，最近の研究で近位大腸癌の死亡率減少が示されるようになった[26,27]。しかし，遠位大腸癌に比べて近位大腸癌の死亡リスク減少の効果は低いという結果が得られている。

内視鏡検査で発見が困難な病変には平坦な鋸歯状病変があり，この病変は近位大腸に遠位大腸よりも一般的に良く認められる[33, 34]。鋸歯状病変の組織学的および分子生物学的特徴から，一部の

表5　全大腸内視鏡検査の有効性に関する観察研究のメタアナリシス

オッズ比（95%信頼区間）					
大腸癌死亡			大腸癌罹患		
全大腸	遠位大腸	近位大腸	全大腸	遠位大腸	近位大腸
0.39 (0.23～0.66)	0.26 (0.17～0.39)	0.57 (0.28～1.15)	0.33 (0.20～0.55)	0.23 (0.10～0.56)	0.59 (0.34～1.03)

病変は悪性度が高いことが示唆されている。その1例としてBRAF遺伝子における突然変異は，鋸歯状病変が発癌に向かう初期段階の可能性があるといわれている[35]。内視鏡検査でこの平坦な病変を発見することの困難さに加えて，悪性度の高い鋸歯状病変の存在が遠位大腸よりも近位大腸の有効性が低いことの要因のひとつと考えられている[36]。

②観察研究のメタアナリシス

表3と表4に示した観察研究のメタアナリシスの結果を表5に示す。TCS受診歴のある者のないものに対する相対危険度をオッズ比より推測した。

1回TCSを受けることで，大腸癌死亡リスクが約60%（遠位大腸癌約75%，近位大腸癌約40%）減少することが示唆された。大腸癌罹患リスクは67%（遠位大腸癌約75%，近位大腸癌約40%）減少することが示唆された。その効果は10年間以上継続する。

これらの結果は10年（以上）に1回のTCSを受けることで，大腸癌死亡率が60%，罹患率が2/3減少することを意味する。TCSはFSよりも有効性が高く，近位大腸癌においても有効性が認められると言える。

4．S状結腸内視鏡検査と便潜血検査併用検査の有効性

FSの有効性は前述したように複数のRCTですでに明らかになったが[13～16]，FSとFOBT併用検査の有効性に関するエビデンスは少ない。

ノルウェーのNORCCAP研究のサブグループ解析でFSとFIT併用検査の有効性が示されている[15]。1回のFSとFIT（定性，1回法）併用検査で相対危険度0.62（95% CI：0.42～0.90）と有意な大腸癌死亡リスクの減少がみられている[15]。その効果は11年間継続する。

米国予防医療専門委員会（US Preventive Services Task Force：USPSTF）は，大腸癌スクリーニング（直接大腸を観察する検査法）として大腸癌の平均的リスク者に対して，①10年ごとのTCS，②5年ごとの大腸CT検査，③5年ごとのFS，④10年ごとのFSと1年ごとのFIT併用を勧告している[12]。このようにFSとFIT併用をスクリーニング法のひとつとして勧告している。

5．症例対照研究によるS状結腸内視鏡検査と便潜血検査併用の有効性

1）地域集団ベースの症例対照研究

わが国で大腸癌スクリーニング法としてFS単独で行われることはほとんどないのが実状である。人間ドックなどの任意型検診における内視鏡スクリーニングとして，FSとFIT併用検査もしくはTCSがほとんどである。最近では大腸CT検査も徐々に普及している。

NORCCP研究のサブグループ解析でFSとFIT併用検査の有効性が示されているものの[15]，FSとFIT併用検査の有効性評価は十分でない。

大腸肛門病センター高野病院では1983年から対策型検診としてFSとFIT併用検診を取り組んできた[37～39]。FITとFS併用検査による大腸癌スクリーニングの有効性すなわち大腸死亡リスク減少効果を，地域集団をベースとした症例対照研究で検討した[39,40]。

大腸がん検診が広く普及しているわが国において今後前向き研究でFSとFIT併用検査の有効性を明らかにすることは極めて困難である。なお地域集団ベースの検討の前に，pilot studyとして同じ町村を対象とした病院ベースの症例対照研究を実施し，その結果はすでに公表している[41]。症例は大腸癌死亡者で，調査期間内に大腸癌と診断された118例である。118例のうち直腸癌49例，S状結腸癌14例である。対照は症例が大腸癌と診断された時点で生存が確認されており，性・年齢（±3歳）・居住地区をマッチさせた住民とした。

2. 内視鏡スクリーニングによる大腸癌死亡リスク減少のエビデンス

表6 S状結腸内視鏡検査とFIT併用検査の地域集団をベースとした症例対照研究

	症例数	FS併用検診受診（%）		オッズ比（95% CI）	P値
		症例	対照		
全大腸癌	118	13.6	21.8	0.51（0.25～1.05）	0.068
直腸癌	49	12.2	25.2	0.27（0.08～0.91）	0.035
遠位大腸癌	63	14.3	25.9	0.33（0.12～0.92）	0.034
近位大腸癌	25	12.0	21.3	0.70（0.18～2.66）	0.60

（FIT単独検診で補正）

表7 S状結腸内視鏡検査とFIT併用検査の診断前観察期間からみた部位別のオッズ比

	診断前観察期間	症例数（例）	FS併用検診受診（%）		オッズ比（95% CI）	P値
			症例	対照		
全大腸癌	7年以内	49	18.4	38.1	0.31（0.10～0.90）	0.031
直腸癌	7年以内	25	20.0	38.7	0.27（0.04～1.13）	0.073
遠位大腸癌	7年以内	31	19.4	43.0	0.17（0.04～0.66）	0.037
近位大腸癌	1年以内	25	4.0	9.3	0.40（0.05～3.46）	0.41

（FIT単独検診で補正）

症例対照の比は1：3（症例118例：対照354例）とした。過去のFITとFS併用検査による検診の受診歴があるかどうかを調査した。主に1992年3月まではFIT 1日法，以後はFIT 2日法を使用した。

FIT単独検診の受診歴も調査した。さらに検診以外の大腸検査の有無についても調査した。条件付きロジスティック回帰分析を用いて，FSとFIT併用検査の受診歴のない者に対して，受診歴のある者の相対危険度をオッズ比により推定した。

2）解析結果

過去にFSとFIT併用検査の受診歴ありの受診歴なしに対するオッズ比は，全大腸癌で0.43（95% CI：0.21～0.89），遠位大腸癌0.31（95% CI：0.11～0.83），近位大腸癌0.48（95% CI：0.12～1.88）であった（本研究では直腸からS状結腸までを遠位大腸，下行結腸から盲腸までを近位大腸と定義した）。

FIT単独検診で補正すると，全大腸癌0.51（95% CI：0.25～1.05），遠位大腸癌0.33（95% CI：0.12～0.92），近位大腸癌0.70（95% CI：0.18～2.66）であった（表6）。

診断前観察期間別にみると（FIT単独で補正），全大腸癌では7年以内0.31（95% CI：0.10～0.90），遠位大腸癌では7年以内0.17（95% CI：0.04～0.66）と有意に減少していた（表7）。観察期間10年以内でも全大腸癌0.19（95% CI：0.02～2.00），遠位大腸癌0.28（95% CI：0.02～3.73）とオッズ比は1より小さかったが症例数が少なく有意な減少はみられなかった。近位大腸癌では1年間でも0.40（95% CI：0.05～3.46）であったが，有意な減少はみられなかった。

3）併用検査の有効性

過去に1回でもFSとFIT併用検査の受診歴ありの場合，FIT単独による検診で補正しても，受診歴なしに比べて大腸癌全体で1/2，内視鏡で十分に観察可能と考えられる遠位大腸癌で2/3大腸癌死亡リスクが減少した。

診断前7年以内にFSとFIT併用検査の受診歴ありの場合，FOBT単独による検診で補正しても，大腸癌全体で70%，遠位大腸癌で80%の大腸癌死亡リスクが減少した。10年以内でも大腸癌全体，遠位大腸癌死亡リスク減少の可能性がある。近位大腸癌は1年以内で死亡リスク減少の可能性がある。

以上，地域集団をベースとした症例対照研究の結果から，FSとFIT併用検診の死亡率減少効果が示唆される。併用検査でもFSで直接観察可能な範囲のリスク低下が顕著であり，内視鏡の効果が大きいと言える。

6. 内視鏡スクリーニングの偶発症

FOBTでは特に問題となる偶発症は報告されていない。Linらのメタアナリシスによると、スクリーニング内視鏡の偶発症の発生頻度は、TCSは10,000件に対して穿孔3.62（95% CI：2.42〜5.42），大量出血（major bleeding）8.21（95% CI：4.98〜13.51）であった[6]。これに対して、FSは10,000件に対して穿孔0.72（95% CI 0.40〜1.35），大量出血1.76（95% CI 0.70〜4.41）であった[6]。TCSではFSの約5倍穿孔・大量出血の偶発症の頻度が高くなっている。

日本消化器内視鏡学会の偶発症に関する全国調査では生検を含む観察のみの大腸内視鏡検査3,815,118件の偶発症の発生頻度は、438例（0.011%）で穿孔と出血が主なもので、死亡例が16例（0.0004%）であった[42]。これは大腸内視鏡検査10,000件に対して、偶発症が1.15（95% CI 1.04〜1.26），死亡が0.042（95% CI 0.015〜0.069）発生することを意味する。わが国の偶発症の発生率は欧米に比べて低いことが予測されるが、わずかではあるがこのように重篤な偶発症が発生していることをすべての内視鏡医が認識すべきである。

ところで、野崎らはFSによるスクリーニング180,779件で穿孔は認めなかったと報告している[38, 39]。これはFS 10,000件に対して0.028（95% CI：0.00003〜0.26）発生することを意味する。また15例（0.0085%）すなわちFS 10,000件に対して0.83（95% CI：0.41〜1.25）に虚血性大腸炎が発生したが、全例一過性型で保存療法にて改善した[38, 39]。

以上から、FSは偶発症に十分に注意を払う必要があるが安全性の高い検査といえる。TCSも偶発症の頻度は低いものの、FSよりも危険性が格段に高いことを忘れてはならない。

内視鏡検査の不利益について受診者全員に事前にインフォームドコンセントを行い、同意書を必ず取得しておく。偶発症発生時にただちに適切な処置が行える体制を整えておかなければならない。

Ⅱ 大腸内視鏡スクリーニングの費用対効果

内視鏡を用いた大腸がん検診の効果や安全性については、前述のように様々なエビデンスが存在し、現在も複数の研究が進行中であるが、がん検診では、効果や安全性に加えて、医療経済学的視点も重要である。特に、個人ではなく集団全体の利益を追い求める視点に立つと、限りある医療資源や医療費の中で効果があり安全な検診をいかに効率良く行っていくかを検討することは必須と言える。

そのような中、米国や欧州の一部の国々では、多職種が連携して、大腸がん検診の費用対効果について、シミュレーションモデルを用いた手法等で詳細に検討しており、中にはその結果を国の検診政策に反映させているケースすらみられる[12, 43〜46]。

一方で、日本では、残念ながらこれまでそのような視点での検討は十分に行われておらず、適切な手法で大腸がん検診の費用対効果を評価している研究は近年まで皆無に等しい状況であった。しかし、近年では、日本においても、以下に紹介するような大腸がん検診の費用対効果を扱った研究も発表され、今後日本の大腸がん検診についても本分野の研究が進んでいくことが期待される。

ここで、日本における内視鏡を用いた大腸がん検診の費用対効果に関して、近年国立がん研究センター検診センターを中心としたグループから発表された研究内容を紹介する[47]。日本のデータを組み込んだ大腸癌シミュレーションモデルを作成し、大腸がん検診が提供される場合や検診が提供されない場合に、おのおのどれだけの効果が得られ費用がかかるかをモデルで追跡し、費用対効果を評価している。

大腸がん検診の方法としては、便潜血検査を最初に行う検診法に加え、内視鏡スクリーニングに注目し、最初から全大腸内視鏡検査を行う検診法や、便潜血検査を用いた検診法を主体としつつある年齢（50歳など）で全大腸内視鏡検査を一様に受ける検診法も検討している。この分析は、医療費支払者の立場から行われており、大腸がん検診や治療にかかる医療費を費用として組み込んで評価している。効果は、生存年数をQOLで重み付けした質調整生存年数（Quality-adjusted life year：QALY）が用いられている。

モデル分析の結果（詳細な数値は文献47をご参照いただきたい）、まずは、大腸がん検診施行は未施行に比べ費用対効果の観点から優れることが明確に示されている。さらにその上で、どのような検診法が費用対効果の観点から優れているか

2. 内視鏡スクリーニングによる大腸癌死亡リスク減少のエビデンス

であるが，日本の状況下では，大腸内視鏡を便潜血陽性者に対する精検として使用するのみならず，より積極的に活用することが費用対効果の点から優れる可能性が示されており，内視鏡を最初に行う検診法が最も費用対効果に優れる可能性さえ示唆されている．しかし，内視鏡を最初に行う場合は，必要となる大腸内視鏡検査数が多くなるため，現実的には日本における内視鏡検査の処理能力なども十分に考慮して，日本に最適な検診法を考える必要があるだろう．

日本の大腸がん検診の医療経済学的評価については，まだまだこれから様々な検証が必要なところではあるが，上記のように，ようやく日本の大腸がん検診の費用対効果分析もスタート地点に立ったといえる段階において，内視鏡スクリーニングが費用対効果の観点から日本で優れている可能性が示されているのは大変興味深いところである．今後，効果，安全性に加え，費用対効果についてもさらなる検証を重ね，日本における内視鏡スクリーニングの位置づけを確立していくことが期待される．

文 献

1) Mandel JS, Bond JH, Church TR, et al：Reducing mortality from colorectal cancer by screening for fecal occult blood. Minnesota Colon Cancer Control Study. N Engl J Med 328：1365-1371, 1993
2) Hardcastle JD, Chamberlain JO, Robinson MH, et al：Randomised controlled trial of faecal-occult-blood screening for colorectal cancer. Lancet 348：1472-1477, 1996
3) Kronborg O, Fenger C, Olsen J, et al：Randomised study of screening for colorectal cancer with faecal-occult-blood test. Lancet 348：1467-1471, 1996
4) Faivre J, Dancourt V, Lejeune C, et al：Reduction in colorectal cancer mortality by fecal occult blood screening in a French controlled study. Gastroenterology 126：1674-1680, 2004
5) Lindholm E, Brevinge H and Haglind E：Survival benefit in a randomized clinical trial of faecal occult blood screening for colorectal cancer. Br J Surg 95：1029-1036, 2008
6) Lin JS, Piper MA, Perdue LA, et al：Screening for Colorectal Cancer：Updated Evidence Report and Systematic Review for the US Preventive Services Task Force. JAMA 315：2576-2594, 2016
7) Mandel JS, Church TR, Bond JH, et al：The effect of fecal occult-blood screening on the incidence of colorectal cancer. N Engl J Med 343：1603-1607, 2000
8) Hiwatashi N, Morimoto T, Fukao A, et al：An evaluation of mass screening using fecal occult blood test for colorectal cancer in Japan：a case-control study. Jpn J Cancer Res 84：1110-1112, 1993
9) Saito H, Soma Y, Koeda J, et al：Reduction in risk of mortality from colorectal cancer by fecal occult blood screening with immunochemical hemagglutination test. A case-control study. Int J Cancer 61：465-469, 1995
10) Nakajima M, Saito H, Soma Y, et al：Prevention of advanced colorectal cancer by screening using the immunochemical faecal occult blood test：a case-control study. Br J Cancer 89：23-28, 2003
11) Sengan N, Patrick J, von Karsa L（eds）：European guidelines for quality assurance in colorectal cancer screening and diagnosis. First edition. http://www.kolorektum.cz/res/file/guidelines/CRC-screening-guidelines-EC-2011-02-03.pdf. Accessed Jan 28, 2018
12) US Preventive Services Task Force：Screening for Colorectal Cancer US Preventive Services Task Force Recommendation Statement. JAMA 315：2564-2575, 2016
13) Segnan N, Armaroli P, Bonelli L, et al：Once-only sigmoidoscopy in colorectal cancer screening：follow-up findings of the Italian Randomized Controlled Trial-- SCORE. J Natl Cancer Inst 103：1310-1322, 2011
14) Schoen RE, Pinsky PF, Weissfeld JL, et al：Colorectalcancer incidence and mortality with screening flexible sigmoidoscopy. N Engl J Med 366：234557, 2012
15) Holme Ø, Løberg M, Kalager M, et al：Effect of flexible sigmoidoscopy screening on colorectal cancer incidence and mortality：a randomized clinical trial. JAMA 312：606-615, 2014
16) Atkin W, Wooldrage K, Parkin DM, et al：Long term effects of once-only flexible sigmoidoscopy screening after 17 years of follow-up：the UK Flexible Sigmoidoscopy Screening randomised controlled trial. Lancet 389：1299-1311, 2017
17) http://community.cochrane.org/tools/review-production-tools/revman-5/revman-5-download. Accessed Jan 28, 2018
18) 工藤進英，児玉健太：大腸がん検診における内視鏡の役割―Akita study を中心に―．日消誌 111：495-499, 2014
19) Quintero E, Castells A, Bujanda L, et al：Colonoscopy versus fecal immunochemical testing in

colorectalcancer screening. N Engl J Med 366：697-706, 2012
20) Kaminski MF, Bretthauer M, Zauber AG, et al：The NordICC Study：rationale and design of a randomized trial on colonoscopy screening for colorectal cancer. Endoscopy 44：695-702, 2012
21) U.S. Department of Veterans Affairs. Colonoscopy Versus Fecal Immunochemical Test in Reducing Mortality From Colorectal Cancer（CONFIRM）. ClinicalTrials.gov. https://clinicaltrials.gov/ct2/show/ NCT01239082. Accessed Jan 28, 2018
22) Uppsala University Hospital. Colonoscopy and FIT as Colorectal Cancer Screening Test in the Average Risk Population. ClinicalTrials.gov. https://clinical trials.gov/ct2/show/NCT02078804. Accessed Jan 28, 2018
23) Baxter NN, Goldwasser MA, Paszat LF, et al：Association of colonoscopy and death from colorectal cancer. Ann Intern Med 150：1-8, 2009
24) Kahi CJ, Imperiale TF, Juliar BE, et al：Effect of screening colonoscopy on colorectal cancer incidence and mortality. Clin Gastroenterol Hepatol 7：770-775, 2009
25) Manser CN, Bachmann LM, Brunner J, et al：Colonoscopy screening and carcinoma-related death：a closed cohort study. Gastrointest Endosc 76：110-117, 2012
26) Nishihara R, Wu K, Lochhead P, et al：Long-term colorectal-cancer incidence and mortality after lower endoscopy. N Engl J Med 369：1095-1105, 2013
27) Doubeni CA, Corley DA, Quinn VP, et al：Effectiveness of screening colonoscopy in reducing the risk of death from right and left colon cancer：a large community-based study. Gut 67：291-298, 2018
28) Brenner H, Arndt V, Stürmer T, et al：Long-lasting reduction of risk of colorectal cancer following screening endoscopy. Br J Cancer 85：972-976, 2001
29) Cotterchio M, Manno M, Klar N, et al：Colorectal screening is associated with reduced colorectal cancer risk：a case-control study within the population-based Ontario Familial Colorectal Cancer Registry. Cancer Causes Control 16：865-875, 2005
30) Brenner H, Hoffmeister M, Arndt V, et al：Protection from right- and left-sided colorectal neoplasms after colonoscopy：population-based study. J Natl Cancer Inst 102：89-95, 2010
31) Doubeni CA, Weinmann S, Adams K, et al：Screening colonoscopy and risk for incident late-stage colorectal cancer diagnosis in average-risk adults：a nested case-control study. Ann Intern Med 158：312-320, 2013
32) Brenner H, Chang-Claude J, Jansen L, et al：Reduced risk of colorectal cancer up to 10 years after screening, surveillance or diagnostic colonoscopy. Gastroenterology 146：709-717, 2014
33) Kahi CJ, Hewett DG, Norton DL, et al：Prevalence and variable detection of proximal colon serrated polyps during screening colonoscopy. Clin Gastroenterol Hepatol 9：42-46, 2011
34) Snover DC and Batts KP：Serrated Colorectal Neoplasia. Surg Pathol Clin 3：207-240, 2010
35) Snover DC, Jass JR, Fenoglio-Preiser C, et al：Serrated polyps of the large intestine：a morphologic and molecular review of an evolving concept. Am J Clin Pathol 124：380-391, 2005
36) Colorectal Cancer Screening（PDQ®）−Health ProfessionalVersion. https://www.cancer.gov/types/colorectal/hp/colorectal-screening-pdq#section/_17. Accessed Jan 28, 2018
37) Nozaki R, Murata R, Tanimura S, et al：Community-based mass screening for colorectal cancer by a combination of fecal occult blood testing and flexible sigmoidoscopy. Dig Endosc 18：122-127, 2006
38) Nozaki R, Yamada K and Takano M：Mass screening for colorectal cancer by using a fecal immunochemical test in combination with flexible sigmoidoscopy. UEG Journal 4（Suppl 1）：A80, 2016
39) 野崎良一：便潜血検査とシグモイドスコピーを併用した対策型大腸がん検診．日消がん検診誌 55：523-536, 2017
40) Nozaki R, Yamada K and Takano M：Reduction in the risk of mortality by perfoming mass screening for colorectal cancer using fecal occult blood testing in combination with flexible sigmoidoscopy. J Gastroenterol Hepatol 32（Suppl 3）：108, 2017
41) 野崎良一，高来幸一，高野正博：免疫便潜血検査とSCF併用による大腸がん検診の有効性．日本医事新報 3820：41-43, 1997
42) 古田隆久，加藤元嗣，伊藤　透，他：消化器内視鏡関連の偶発症に関する第6回全国調査報告2008年〜2012年までの5年間．Gastroenterol Endosc 58：1466-1491, 2016
43) Frazier AL, Colditz GA, Fuchs CS, et al：Cost-effectiveness of screening for colorectal cancer in the general population. JAMA 284：1954-1961, 2000
44) Sonnenberg A, Delco` F and Inadomi JM：Cost-effectiveness of colonoscopy in screening for colorectal cancer. Ann Intern Med 133：573-584, 2000

45) Lansdorp-Vogelaar I, Knudsen AB and Brenner H: Cost-effectiveness of colorectal cancer screening. Epidemiol Rev 33:88-100, 2011
46) van Hees F, Zauber AG, van Veldhuizen H, et al: The value of models in informing resource allocation in colorectal cancer screening: the case of The Netherlands. Gut 64:1985-1997, 2015
47) Sekiguchi M, Igarashi A, Matsuda T, et al: Optimal use of colonoscopy and fecal immunochemical test for population-based colorectal cancer screening: a cost-effectiveness analysis using Japanese data. Jpn J Clin Oncol 46:116-125, 2016

(野崎良一（Ⅰ担当），関口正宇（Ⅱ担当））

3 日本における大腸内視鏡検査の現状に関する実態調査

はじめに

現在，日本においては大腸内視鏡検査を大腸がん検診に用いるのは個人が対象となる人間ドック等の任意型検診に限られている。集団が対象となる対策型検診においては，免疫学的便潜血検査2日法が用いられている。対策型検診にて要精査と判定された場合には，大腸内視鏡検査による精密検査が推奨されている。今後，将来的に対策型検診において大腸内視鏡検査の導入する際に，現在，診療における大腸内視鏡検査やポリープ等の取り扱いを含めた，日本における大腸内視鏡検査の実態を把握することは重要な意義があると考え，今回のアンケート調査が実施された。

日本消化器内視鏡学会（内視鏡検診・検診あり方検討委員会）によるアンケート調査

内視鏡検診・検診あり方検討委員会（松田尚久委員長）の担当委員にてアンケート調査の質問を作成し，2017年12月～2018年1月にかけて，日本消化器内視鏡学会指導施設を対象にWebを用いたアンケート調査を実施した。設問は59あり，施設の検査件数，内視鏡専門医数，ファイリング・レポートシステム，Quality indicator関連，内視鏡診断機器，ポリープ（腺腫）の取り扱い，サーベイランスの多岐の項目を網羅した内容であった。本稿ではその中から，重要な設問の回答集計結果を抜粋して紹介する。1,379施設にインターネットメール（一部，電話，郵送）を用いて呼び掛けを行い57.4％にあたる792施設から回答をいただいた。回答は原則的に各施設の責任者1名からいただいた。施設形態は一般病院79％，大学病院13％，がん専門病院3％，クリニック3％，その他2％であった。大腸内視鏡検査に従事する常勤医は平均6.3名（うち女性医師1.2名），日本消化器内視鏡学会専門医は平均4.6名（うち女性医師0.6名）であった。大腸内視鏡初学者の指導・教育を常時行っている施設は49.5％であった。1年間の大腸内視鏡件数は3,000件以上が24％，1,000～3,000件未満が55％，1,000件未満が21％であった（図1）。今回の調査は学会指導施設対象ということもあり，検査医数や検査件数の比較的多い施設からの回答という前提で結果を解釈する必要がある。

1．ファイリング・レポートシステム

大腸内視鏡検査の結果を集計する際に電子化された報告書を利用することはデータ精度の担保と効率化のために必須である。特に項目ごとに共通用語を用いた構造化された報告書を用いると，そのままデータベース化が可能であり，共通データベースを用いれば多施設のデータを統合したビッグデータを構築でき，そこからリアルワールドの重要なエビデンスを発信することが可能となる。現在，日本消化器内視鏡学会で進行中のJapan Endoscopy Database（JED）はそのような理念から立ち上がった日本の消化器内視鏡界の将来を賭けたビッグ・プロジェクトである[1]。

今回の回答施設においてファイリングシステム

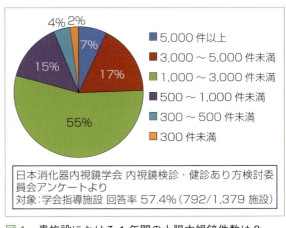

図1　貴施設における1年間の大腸内視鏡件数は？

を導入しているのは実に92％であり，非常に高い普及率であった．また，病理システムとの連携が一部でも稼働している施設は43％であり，今後，連携を計画している施設は17％であった．内視鏡診療と病理診断は，周知のように，密接な関連があり，病理システムとの連携は診療の効率化のみならず，データベース構築の際にも重要なポイントと考えられる．理想的には病理診断依頼および結果参照の両方で連携することが望ましいが，今回の集計ですでに実現している施設は25％と多くはなかった．JEDについては2020年度より全指導施設に義務化することが決定されたが，今回の集計ではJEDにすでに参加中が4％，参加準備中が24％であり，残りの施設はまだ，準備段階にも入っておらず，準備を加速化することが急務であることが判明した．

2. 大腸内視鏡検査の質の評価指標（Quality indicator）

大腸内視鏡検査の質を客観的に定量化し評価し，施設や個人の検査の質の向上に役立てようとする試みが欧米中心に活発になっている[2,3]．本アンケート調査においてもQuality indicatorに関連する質問を実施した．腸管洗浄剤服用については院内44％，在宅46％，院内と在宅が同等10％であった．今後，大腸内視鏡検査のキャパシティーを拡大するためには，在宅服用の割合を増加させる必要がある．腸管洗浄剤の中で最も多く使用されているのはモビプレップ配合内用剤（EAファーマ株式会社）で55％，ニフレック配合内用剤（EAファーマ株式会社）またはムーベン配合内用剤（日本製薬株式会社）が36％，マグコロールP（堀井薬品工業株式会社）が10％であり，洗浄効果の強いポリエチレングリコール製剤が大半であった．各社から市販されている大腸内視鏡専用検査食を用いている施設は約60％であり，普及率が高かった．報告書に腸管洗浄度を記載しているかどうかについては，既存のスケールを使用して必須記載事項としているのは13％，独自のスケールで必須記載事項としているのは10％であり，合わせても23％と少なかった．腸管洗浄度は腺腫検出割合（adenoma detection rate：ADR），interval cancer・post-colonoscopy colorectal cancer（PCCRC）等の重要なQuality indicatorと強く関連しており，次回の検査間隔を考慮する上でも重要な情報である[2,3]．報告書に腸管洗浄度の記載を必須とすることを普及することは重要な課題である．その際に妥当性が実証されたスケールを用いることが望ましい．

回盲部到達は最も基本的なQuality indicatorである[2,3]．概算での回盲部到達率は93％の施設が95％以上，6％が90〜95％未満と回答しており，高水準であった．到達部位を必須項目として記載しているかどうかについて，必須項目として記載している施設は69％でコメントに記載しているのが23％であった．構造化された報告書を用いていない施設がまだまだ多いことが要因と考えられるが，構造化されていない項目は記載漏れを生じる可能性が高くなり，データ集計も困難である．盲腸到達の指標となる内視鏡写真を記録しているかどうかについては虫垂開口部と回盲弁の撮影を必須としている施設が52％，盲腸全景の撮影を必須としている施設が18％で特に決まっていない施設が29％であった．現状では虫垂開口部と回盲弁の撮影が国際的にも盲腸到達の指標として用いられることが多く，信頼度が高い．内視鏡医個人では取り入れている可能性もあり，施設内で統一した指針を作成することも求められる．回盲部到達時間，抜去時間（検査時間）を報告書に記載しているかどうかについては，両者を必須項目として記載しているのはわずか9％であった．回盲部到達時間のみが13％であった．抜去時間についてはADRとの強い関連が実証されており，記載が望ましい[4]．また，回盲部到達時間は次回検査時に挿入の難易度を把握するのに有用であり記載するメリットは大きい．

ADRとの関連が示唆される鎮痙剤については原則投与が54％，必要に応じて投与が32％であった．また，患者の受容性と関連する鎮痛剤・鎮静剤については両方とも原則投与が17％，鎮痛剤のみ投与が7％，鎮静剤のみ投与が14％であった．いずれも投与しないのが62％と最多であり，鎮痛剤・鎮静剤の投与は日本の施設では一般的ではないことが判明した．前投薬には生命に関わる重篤な副作用のリスクもあり，健常人が対象の対策型検診においては利益と害を十分に検討して方針を決める必要がある．

3. 内視鏡システム，スコープ，周辺機器

内視鏡機器はこの10年で飛躍的に進歩した。画像強調観察が可能なシステムは98％の施設が保有しており，高い普及率であることがわかった。また，保有内視鏡の半数以上が拡大内視鏡スコープと回答した施設が43％，半数未満だが保有している施設が51％であり，合わせると9割を超えており，こちらも高い普及率であった。CO_2送気については検査後の腹痛を軽減し検査の受容性を向上させることが知られている[5]が，現在まだ保険収載されていない。CO_2送気を導入している施設は実に95％と多く，そのうち半数以上の大腸内視鏡検査に使用している施設が65％であった。保険収載がさらなる普及につながると予想されるために早期の収載が望まれる。先端アタッチメントは安価で容易に使用可能だが，挿入性向上や病変発見や観察に有用である[6]。先端アタッチメントをほとんどの症例に使用している施設は46％，症例を選んで使用している施設は42％と高い普及率であることがわかった。

4. 大腸病変の診断方法

大腸ポリープの質的診断に画像強調拡大観察を用いている施設が77％，色素拡大観察を用いているのが62％であった（図2）。早期大腸癌の診察度診断に画像強調拡大観察を用いている施設が85％，色素拡大観察を用いているのが74％であった（図3）。一方，超音波内視鏡を用いている施設は31％，注腸X線を用いているのは16％と少数であった。拡大内視鏡の開発と診断について世界をリードしてきた日本では拡大内視鏡がスタンダードであることを改めて実感させる結果であった。大腸ポリープ（腫瘍）の所見記載方法についての質問では，「電子化されており，部位，肉眼型，腫瘍径，内視鏡診断，治療法について報告書に記載欄がある」施設は約50％であった。上記の項目を構造化して報告書に記載するとそのままデータベース化できるので，施設の検査成績の集計や学術活動を行う上では極めて有用である。フリー記載では検査医による記載方法のばらつきが生じやすく，記載漏れも増えるので報告書の正確性が低下すると考えられる。JEDの導入を機会に，報告書を改善すればほとんどの施設で理想的な報告書作成が実現可能と考えられる。

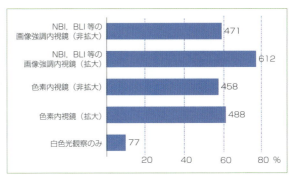

図2　大腸ポリープの診断（質的診断）において使用している診断方法（複数回答可）

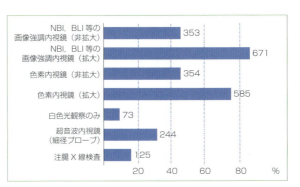

図3　早期大腸癌の診断（深達度診断）において使用している診断方法（複数回答可）

5. 大腸ポリープの治療

日本消化器病学会が発刊した「大腸ポリープ診療ガイドライン2014」[7]のCQとして「内視鏡摘除の適応となる大腸腺腫の大きさは？」が採用された。「径6mm以上の病変は，内視鏡的摘除の適応であり，実施することを提案する（推奨度2（合意率100％），エビデンスレベルC）。」および「ただし，径5mm以下の病変でも平坦陥凹型腫瘍および癌との鑑別が困難な病変は摘除することを提案する（推奨度2（合意率100％），エビデンスレベルD）」の2つのステートメントが採択された。要約すると5mm以下の隆起型腺腫は経過観察が容認されるという主旨である。さて，実臨床での現状はどうか把握するために「微小大腸腺腫（5mm以下）の取り扱いについて（図4）」という質問を行った。原則的にすべて摘除すると回答した施設は29％であった。陥凹型あるいはpit pattern診断，画像強調内視鏡（IEE）診断で不整所見を認める場合は摘除が53％であった。腫瘍性ポリープをすべて摘除するいわゆる"クリーンコロン"を方針として採用しているのは約3割であることがわかった。National polyp study等

3. 日本における大腸内視鏡検査の現状に関する実態調査

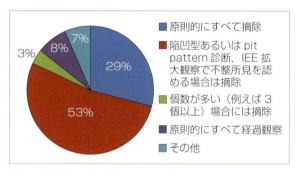

図4　微小大腸腺腫（5mm以下）の取り扱いについて

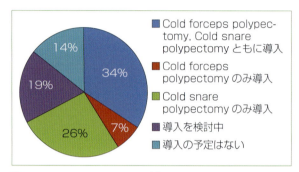

図5　Cold polypectomy を導入していますか？

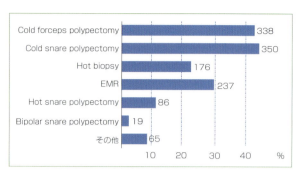

図6　腫瘍径3mm以下の腫瘍性ポリープの主な治療法（複数回答可）

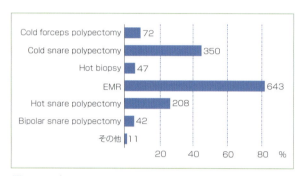

図7　腫瘍径4〜9mmの腫瘍性ポリープの主な治療法（複数回答可）

　の大規模コホート研究では大腸ポリープの摘除とその後のサーベイランスが長期的な大腸癌の罹患と死亡を抑制することが実証されている[8, 9]が，摘除しない場合に同様の抑制効果が得られるかどうかはわからない．また，ベースラインの検査においては9mm以下の腺腫においては大きさより個数の方が，その後の進行性腺腫（advanced adenoma）のリスクとして重要であることが報告[10]されており，ポリープの個数を摘除の可否の基準にする観点も検討すべきである．

　近年，日本でも普及しつつあるcold polypectomy については67％の施設が導入しており，そのほとんどが cold snare polypectomy（CSP）を導入していた（図5）．また，2割弱の施設では導入を検討中という回答であった．腫瘍径3mm以下の腫瘍性ポリープの主な治療法（複数回答可）はCSPが44％，cold forceps polypectomy（CFP）が43％と同等であり，EMRが30％とそれに続いた（図6）．一方，hot biopsy と回答した施設が22％あった．Hot biopsy は穿孔や post coagulation syndrome のリスクがあり，安全な手技である cold polypectomy の登場により減少していく可能性が高い．腫瘍径4〜9mm以下の腫瘍性ポリープの主な治療法（複数回答可）については，

EMRが最多で81％，CSPが続いて44％であった（図7）．CSPを導入している施設によっても病変によってCSPとEMRを使い分けていると考えられた．外来ポリペクトミーの普及について把握するために「保険診療で実施する大腸内視鏡のポリープ摘除術（10mm未満）について（図8）」質問したところ「外来内視鏡でポリープを指摘した場合に，原則，その場で摘除術を実施」が55％であった．また，「外来内視鏡でポリープを指摘した場合，摘除術は後日，入院で実施」は32％であった．外来即日ポリペクトミーの普及による効率化が大腸内視鏡のキャパシティーの確保に重要と考えられる．また，近年，高齢化とともに増加している抗血栓薬服用者に対するポリープ摘除については日本消化器内視鏡学会の「抗血栓薬服用者に対する消化器内視鏡診療ガイドライン」[11]に準拠している施設が85％と最多であり，独自の指針が7％，処方医の指示に従うが7％であった．

6. 大腸ポリープ摘除後のサーベイランス，大腸内視鏡のキャパシティー

　大腸ポリープ摘除後のサーベイランス（図9）については日本消化器病学会の「大腸ポリープ診療ガイドライン2014」[7]や Japan polyp study[12]

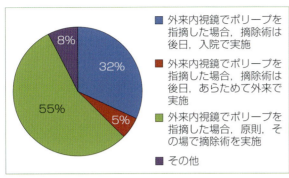

図8　保険診療で実施する大腸内視鏡のポリープ摘除（10mm未満）について

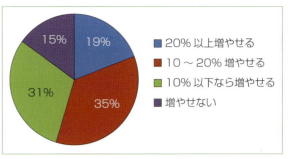

図10　現在の医師数，検査室数で大腸内視鏡の件数を増やすことは可能ですか？

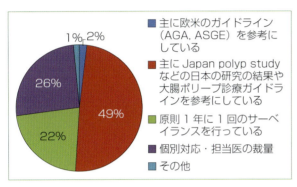

図9　大腸ポリープ摘除後のサーベイランスについて

を参考にしている施設が約50％と最多であった。一方，原則1年に1回のサーベイランスを行っている施設が22％あった。また，個別対応や担当医の裁量と回答した施設も26％あった。約半数の施設においてはサーベイランスの効率化について介入の余地があることがわかった。現在，日本消化器内視鏡学会において「大腸内視鏡スクリーニングとサーベイランスガイドライン（作成委員長　斎藤豊氏　国立がん研究センター中央病院内視鏡科）」を作成中であり，発刊後は広く活用されることが期待される。今後，大腸内視鏡スクリーニングの導入に際して問題となるキャパシティーについて「現在の医師数，検査室数で大腸内視鏡の件数を増やすことは可能ですか？（図10）」の質問に対して，20％以上増やせるが19％，10～20％増やせるが35％，10％以下なら増やせるが30％であり，増やせないと回答した施設は15％と少数であった。予想よりも，各施設のキャパシティーにはまだ余裕があることがわかり，サーベイランスの効率化および外来即日ポリペクトミーの普及を進めれば，スクリーニング内視鏡の検査枠として十分な件数を確保できる可能性が示唆された。

おわりに

今回，日本消化器内視鏡学会指導施設の先生方に多大な御協力をいただき，日本における大腸内視鏡診療の現状について多岐に渡る貴重な調査結果を得ることができた。今後，近い将来に大腸がん検診の検査法として全大腸内視鏡検査の導入を検討する際に必ず役に立つ有意義な情報になると期待される。

文　献

1) Matsuda K, Tanaka K, Fujishiro M, et al：Design paper：Japan Endoscopy Database (JED)：A prospective, large database project related to gastroenterological endoscopy in Japan. Dig Endosc 30：5-319, 2018
2) Rex DK, Schoenfeld PS, Cohen J, et al：Quality indicators for colonoscopy. Am J Gastroenterol 110：72-90, 2015
3) Kaminski MF, Thomas-Gibson S, Bugajski M, et al：Performance measures for lower gastrointestinal endoscopy：a European Society of Gastrointestinal Endoscopy (ESGE) Quality Improvement Initiative. Endoscopy 49：378-397, 2017
4) Lee TJ, Blanks RG, Rees CJ, et al：Longer mean colonoscopy withdrawal time is associated with increased adenoma detection：evidence from the Bowel Cancer Screening Programme in England. Endoscopy 45：20-26, 2013
5) Bretthauer M, Thiis-Evensen E, Huppertz-Hauss G, et al：NORCCAP (Norwegian colorectal cancer prevention)：a randomised trial to assess the safety and efficacy of carbon dioxide versus air insufflation in colonoscopy. Gut 50：604-607, 2002
6) Ng SC, Tsoi KK, Hirai HW, et al：The efficacy of cap-assisted colonoscopy in polyp detection and cecal intubation：a meta-analysis of randomized

controlled trials. Am J Gastroenterol 107：1165-1173, 2012
7) 日本消化器病学会：大腸ポリープ診療ガイドライン 2014. 南江堂, 東京, 2014
8) Winawer SJ, Zauber AG, Ho MN, et al：Prevention of colorectal cancer by colonoscopic polypectomy. The National Polyp Study Workgroup. N Engl J Med 329：1977-1981, 1993
9) Zauber AG, Winawer SJ, O'Brien MJ, et al：Colonoscopic polypectomy and long-term prevention of colorectal-cancer deaths. N Engl J Med 366：687-696, 2012
10) Lieberman DA, Weiss DG, Harford WV, et al：Five-year colon surveillance after screening colonoscopy. Gastroenterology 133：1077-1085, 2007
11) 藤本一眞, 藤代光弘, 加藤元嗣他：抗血栓薬服用者に対する消化器内視鏡診療ガイドライン. 日本消化器内視鏡学会雑誌 54：2075-2102, 2012
12) Matsuda T Fujii T, Sano Y, et al：Randomized comparison of surveillance intervals after colonoscopic removal of adenomatous polyps：Results from the Japan Polyp Study. Gastroenterology 146：S161-S162, 2014

（堀田欣一，井上和彦）

4 リスク層別化による内視鏡スクリーニングの可能性

はじめに～大腸がん検診における受診者リスク層別の必要性

　大腸がん検診における大腸内視鏡の有効性については，精検としての有効性に加え，近年では，最初のスクリーニング検査としての有効性に関しても質の高いエビデンスが増えてきている[1～6]。現在進行中である，スクリーニング大腸内視鏡の有効性に関する複数のランダム化比較試験の結果も今後明らかになってくるにつれて，日本でも大腸内視鏡検査を最初に行う内視鏡検診にさらに注目が集まる可能性は高いと言える[7～10]。そのような中，今後，どのように大腸内視鏡検査を大腸がん検診において活用していくべきかについて，改めてよく議論する必要があるだろう。その際には，有効性，安全性を中心に，受診者の受容性，費用対効果，大腸内視鏡検査資源のキャパシティといった点も念頭に置かないといけない。最後の検査キャパシティであるが，大腸内視鏡検査に関しては，検査医の数，サポートするスタッフの数，検査施設数が限られている中で，日本国民全体に一様にスクリーング内視鏡を提供する体制は難しいという認識が不可欠である。スクリーニングやサーベイランスにおいて，ただ闇雲に大腸内視鏡を推奨することになってしまうと，検査キャパシティが圧迫され，本当に受けるべき対象に内視鏡検査を提供できない状況に陥る危険がある。そこで，大腸内視鏡という限られた医療資源を大腸がん検診において最大限に有効活用するには，検診受診者のリスク層別を行い，大腸がんや前がん病変のリスクが高い人に優先的に大腸内視鏡を推奨するシステムの構築が望まれる。現行の日本の対策型検診における便潜血検査は，まさにそのリスク層別を行う検査手段として非常に有用なものであるが，そのような検査手段の他に，受診者の背景因子情報をもとに，その人自身の大腸がんリスクがどの程度かを評価できれば，そのリスクの高さに応じた検診法選択が可能になるという点で，より有効かつ効率の良い大腸がん検診の実現が期待される。そこで，本稿では，大腸がん検診受診者のリスク層別についてみていく。

I 受診者背景因子を用いた大腸がん検診リスク層別の試み

　大腸がん検診受診者のリスク層別を，年齢，性別，家族歴，喫煙歴といった簡単に情報が得られる受診者の背景因子を用いて行うことが可能かといった点については，これまで，海外を中心に複数の試みが行われ，報告されている。特に，大腸がん検診の体制を整備していく上で，大腸内視鏡の費用対効果や検査キャパシティにより重きを置いている米国や欧州の一部の国からは，このようなリスク層別を目的とした簡便な大腸腫瘍リスク予測スコアが複数報告されている[11～14]。スコアの予測対象病変としては，大腸がんと前がん病変の中で進んだ病変である advanced adenoma［腺腫のうちで，以下①～③の特徴を少なくともひとつ有するもの：①腫瘍径 10mm 以上，②病理組織学的に絨毛構造を25％以上有する，③high-grade dysplasia（日本における粘膜内癌に相当）］の両方を含む大腸 advanced neoplasia（AN）が用いられることが多い[15, 16]。既報スコアの有効性に関しては，その多くにおいて，大腸 AN に対して中等度の識別能を有し，限度はあるものの大腸がん検診のリスク層別に寄与する可能性が報告されている。それでは，日本を含めたアジア太平洋地域での取り組みはどうであろうか。以下に，アジア太平洋地域で提唱されているスコアについて紹介する。

4. リスク層別化による内視鏡スクリーニングの可能性

1. Asia-Pacific Colorectal Screening スコア

アジア太平洋地域の大腸がん検診ワーキンググループにて，大腸内視鏡検査を優先的に推奨するハイリスク集団を抽出すべく，Asia-Pacific Colorectal Screening スコア（APCS スコア）が作成され，2011 年に Gut 誌に報告されている[17]。その詳細を以下に記載する。

上記ワーキンググループで，日本を含むアジア太平洋 11 ヵ国の施設におけるスクリーニング大腸内視鏡検査を受けた無症候性受診者のデータを用いて，大腸 AN を有するリスクを予測するスコアを作成の上，その有用性を検証している。具体的には，まずは，2004 年 7 月から 12 月の期間にスクリーニング大腸内視鏡を受けた 860 人のデータから，大腸 AN の危険因子を同定し，その危険因子を用いて簡便な大腸 AN 予測スコアを作成している。その結果，表1のように，年齢，性別，第一度近親者における大腸がん家族歴，喫煙歴という 4 つの因子より構成される計 7 点の APCS スコアが作成された。スコアを作成した 860 人のデータにおける，APCS スコアの大腸 AN 予測能を ROC 曲線で評価すると，C 統計量 0.66 と中等度の識別能が示された。また，APCS スコアの点数に準じて，0～1 点を標準リスク群，2～3 点を中等度リスク群，4～7 点を高リスク群と 3 群に分けると，各群の大腸 AN 有病割合は 0%，4.4%，7.9% ときれいに層別化された。

続いて，APCS スコアの有用性をさらに検証すべく，バリデーション試験として，2006 年 7 月から 2007 年 12 月にスクリーニング大腸内視鏡を受けた 1,892 人のデータを用いて，スコアの大腸 AN 予測能を評価した。バリデーション試験においても，大腸 AN に対する C 統計量は 0.64 と中等度の識別能を呈し，標準リスク群（スコア 0～1 点），中等度リスク群（2～3 点），高リスク群（4～7 点）における大腸 AN の有病割合はおのおの 1.3%，3.2%，5.2% とバリデーションセットでもきれいに層別化された。APCS スコアを用いたリスク層別による高リスク群が標準リスク群に比べて大腸 AN を有するリスクが 4.3 倍高いことより，APCS スコアが，大腸 AN を有するリスクが高く大腸内視鏡検査を優先的に推奨すべき検診受診者を抽出する上で有用である可能性が示唆されている。

表1 Asia-Pacific Colorectal Screening スコア

スコア因子		点数
年齢	<50 歳	0
	50～69 歳	2
	≥70 歳	3
性別	女性	0
	男性	1
大腸癌家族歴（第一度近親者）	なし	0
	1 人以上あり	2
喫煙歴	なし	0
	あり	1

前述のアジア太平洋地域の大腸がん検診ワーキンググループからは，大腸がん検診に関して様々な推奨ステートメントが提唱されているが，その中で，上記結果をもとに，APCS スコアを用いた大腸がん検診における受診者のリスク層別も，大腸がん検診において推奨されるアプローチのひとつとして提示されている[18]。

APCS スコアについては，その後も色々な検討がされているが，中でも，スコアの構成因子にさらにボディマス指数（BMI）を加えると，大腸 AN に対する識別能がより向上する，という研究結果が報告されており，近年ではその結果を基に，前述の 4 因子（年齢，性別，第一度近親者における大腸がん家族歴，喫煙歴）に BMI を加えた 5 因子より構成される，modified APCS スコアが提唱されている。Modified APCS スコアは当初，40 代や 70 歳より高齢の受診者もターゲットに含むスコアとして表2Aのような形で提唱されていたが[19,20]，最も新しい論文発表では，50～70 歳のみをターゲットとしたスコアとして表2Bのような形でも提示がされている[21]。

このように有用性の報告もされ，その使用も推奨されている（modified）APCS スコアであるが，アジア太平洋地域に所属している日本においては，いまだ実地の大腸がん検診の場での使用には至っていない。APCS スコアの作成とバリデーションにおいて，日本のデータも使用されてはいるものの，その症例数は限られており，もしも，日本で本スコアの使用を検討するとすれば，さらに多数の検診受診者データを用いた，本スコアの有用性に関する検証（バリデーション）が必須と言える。

表2　A：Modified Asia-Pacific Colorectal Screening スコア　その1

スコア因子		点数
年齢	40～49歳	0
	50～59歳	1
	≥60歳	2
性別	女性	0
	男性	1
大腸癌家族歴（第一度近親者）	なし	0
	1人以上あり	1
喫煙歴	なし	0
	あり	1
BMI	<23 kg/m^2	0
	≥23 kg/m^2	1

B：Modified Asia-Pacific Colorectal Screening スコア　その2

スコア因子		点数
年齢	50～54歳	0
	55～64歳	1
	65～70歳	2
性別	女性	0
	男性	1
大腸癌家族歴（第一度近親者）	なし	0
	1人以上あり	1
喫煙歴	なし	0
	あり	1
BMI	<23 kg/m^2	0
	≥23 kg/m^2	1

　そこで，続いては，日本における（modified）APCS スコアの有用性と新規リスク層別スコアの可能性について，最近，国立がん研究センター検診センターにて検証された研究内容を紹介する[22]）。

2. 日本における，受診者背景因子を用いたリスク層別の可能性

　受診者背景因子を用いたリスク層別が実地の大腸がん検診において用いられていない日本において，前述の modified APCS スコアの有用性はどうか，さらには，もっと有用な新しいスコアを作れないか，2004年から2013年の間に，国立がん研究センター検診センターにて，生涯初のスクリーニング大腸内視鏡検査を受けた 5,218 人のデータを用いて検証した。

　5,218 人のうち，その 4.3％の 225 人に大腸 AN が見つかったが，受診者における modified APCS スコア（日本の大腸がん検診の対象年齢は，40歳以上で，40代と70歳以上の人も含むことを考慮し，表2A の定義を用いた）の大腸 AN に対する識別能は，C 統計量 0.68 と中等度であり，modified APCS スコアの日本人大腸がん検診における有用性が，5,000 人以上という多数例の検討を通して明確に示されたと言える。これは非常に重要な知見であるが，さらに，大腸 AN に対してより高い識別能を有する新規スコアを作成できないか，同じデータセットを用いて検討を行った。

　具体的には，大腸 AN の危険因子を再度検証し，同定された危険因子を用いて，多変量ロジスティック回帰分析の結果に基づいて重み付けしたうえで，新規スコアを作成した。その結果，表3のような計8点の簡便なスコアが，新規日本大腸

4. リスク層別化による内視鏡スクリーニングの可能性

表3 日本大腸がん検診リスク層別スコア案

スコア因子		点数
年齢	40～49歳	0
	50～59歳	2
	60～69歳	3
	≥70歳	3.5
性別	女性	0
	男性	1
大腸癌家族歴（第一度近親者）	なし，1人のみ	0
	2人以上あり	2
喫煙歴	≤18.5 pack-years	0
	>18.5 pack-years	1
BMI	≤22.5 kg/m²	0
	>22.5 kg/m²	0.5

がん検診リスク層別スコア案として作成された。では，この新規スコアの有用性，つまり大腸 AN に対する識別能はどうであろうか。スコア作成データセットにおける大腸 AN 識別の C 統計量を算出すると，0.70 で，modified APCS スコアよりも優位に高い（P＝0.03）結果となった。さらに，新規スコアを用いて低リスク群（3点未満），中等度リスク群（3点以上，5点未満），高リスク群（5点以上）の3群に分けると，各群の大腸 AN 有病率は 1.6％，5.3％，10.2％ときれいに層別され，高リスク群は低リスク群の 6.5 倍も大腸 AN を有するリスクが高い集団となった。内部バリデーションによる検証も行ったが，同様に新規スコアの大腸 AN に対する中等度の識別能，さらにはその識別能が modified APCS よりも優位に良いという結果が確認された。今後，さらに他のコホートを用いた外部バリデーションによる検証を行う予定であるが，今回作成された表3の新規スコアが，日本の大腸がん検診では modified APCS スコアよりも，違いはわずかながらもより有用である可能性が今回の研究から示唆された。しかし，ここで，この研究結果が決して modified APCS スコアの有用性を否定するものではないことに注意する必要がある。むしろ，前述のように，本研究は，日本における modified APCS スコアの有用性を初めてしっかりと示している研究である点を忘れてはならない。Modified APCS スコアの有用性を認めたうえで，さらに，日本の大腸がん検診向けにより良いスコアが作れ

ないか試みた結果，表3の新規スコアが作成されたわけであるが，ここで大変興味深いのは，作成された新規スコアの構成要素の種類が結果的には modified APCS とおおむね重なっている点で，本研究は決して modified APCS を否定するものではなく，むしろ，modified APCS スコアが日本でも有用であり，その上で，スコアの要素を微調整することによりその有用性がさらに向上する可能性があると解釈すべきであろう。

上記のように，modified APCS スコアや，今回作成された新規スコアなどを用いることで，日本でも大腸がん検診対象者のリスク層別を行うことができる可能性は高い。特に，新規スコアでは，高リスク群における大腸 AN 有病割合が 10％を超えており，かつその中には右側結腸の病変も相当数含まれている（詳細は文献 22 をご参照いただきたい）ことから，新規スコアで高リスクと判明した対象者に対してははじめから，全大腸内視鏡検査を進めるアプローチが最も適しているのではないかと考えられる。

II 受診者背景因子を用いたリスク層別と便潜血検査の組み合わせによる大腸がん検診の可能性

ここまで，受診者背景因子を用いたリスク層別スコアについてみてきたが，日本のように，便潜血検査を用いた対策型検診を行っている場合，どのようにリスクスコアを用いると良いだろうか。

その問いに答えるのに参考になる研究を以下に紹介する。

前述のアジア太平洋地域の大腸がん検診ワーキンググループが，2016年にGastroenterology誌に発表した研究であるが，アジア太平洋12ヵ国の施設において，40歳以上の無症候性受診者を前向きにリクルートし，APCSスコアと便潜血検査を組み合わせることで，大腸癌や大腸ANを効率よく見つけられるかを評価している[23]。具体的には，2011年12月から2013年12月の期間にリクルートされた5,657人の無症候性受診者を対象に，まずはAPCSスコアを用いて，低リスク群（0～1点），中等度リスク群（2～3点），高リスク群（4～7点）に分け，低～中等度リスク群には便潜血検査（免疫法）を施行し陽性者を早期の大腸内視鏡検査の適応とし，APCSスコア高リスク群は便潜血検査抜きに全員を早期の大腸内視鏡検査の適応とするアプローチ法（図1）で大腸がん検診を施行，このアプローチ法の有用性を検証している。大腸癌や大腸ANに対する診断精度を評価するため，この研究内では，低～中等度リスク群の便潜血検査陰性者にも大腸内視鏡検査を施行し，大腸病変の有無を確認している。全体5,657人のうちで，大腸ANが367人（6.5％）にみられたが，APCSスコアと便潜血検査を組み合わせた大腸がん検診アプローチの感度（大腸ANを有する人で，早期の大腸内視鏡検査推奨の適応となった割合）は70.6％であった。大腸ANを大腸浸潤癌（41人，受診者全体の0.7％）と大腸advanced adenoma（326人，5.8％）に分けて検討すると，APCSスコアと便潜血検査組み合わせアプローチの感度はおのおの95.1％と67.5％という結果になった。この成績は，既報の便潜血検査単独の成績よりも良好で，かつ，最初から全員に一様にスクリーニング内視鏡を勧める場合よりも当然ながら少ない大腸内視鏡検査数で行えるため，限られた大腸内視鏡検査資源を有効に使う観点からも優れた大腸がん検診法である可能性が示唆されている。

このアプローチ法は，便潜血検査を用いた対策型検診を採用している日本においては，大いに参考にすべきアプローチ法であろう。今後，日本において，リスク層別スコアに関するさらなる検証を重ね，modified APCSスコアをベースにした

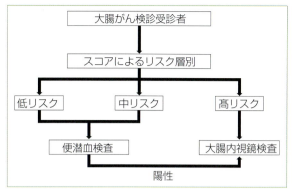

図1　リスク層別スコアと便潜血検査の組み合わせ

日本独自のリスク層別スコアを確立したうえで，そのスコアと便潜血検査とをうまく組み合わせることが，大腸がん検診の向上，さらには日本の大腸癌死亡減少につながりうるのではないかと考えられる。その中で，リスク層別スコアは，受診者が自らの大腸腫瘍リスクを知ることを通じて，特に高リスク受診者においては大腸内視鏡検査を受ける受診動機の向上にもつながる効果を有することが期待される。

おわりに

本稿では，大腸がん検診における受診者のリスク層別についてみてきた。限られた大腸内視鏡資源を有効活用する観点から，受診者リスク層別は大腸がん検診において今後ますます重要性が増してくる概念と言える。そのような中で，日本においても，受診者背景因子を用いたリスク層別スコアの運用が，今後のさらなる検討の後，十分に実現可能ではないかと考えられる。リスク層別スコア運用の際には，便潜血検査と上手く組み合わせ，大腸癌・腫瘍の高リスクと判断される者に優先的に大腸内視鏡検査を推奨するアプローチを確立することが望まれる。

文　献

1) Baxter NN, Goldwasser MA, Paszat LF, et al：Association of colonoscopy and death from colorectal cancer. Ann Intern Med 150：1-8, 2009
2) Kahi CJ, Imperiale TF, Juliar BE, et al：Effect of screening colonoscopy on colorectal cancer incidence and mortality. Clin Gastroenterol Hepatol 7：770-775, 2009

3) Brenner H, Hoffmeister M, Arndt V, et al：Protection from right- and left-sided colorectal neoplasms after colonoscopy：population-based study. J Natl Cancer Inst 102：89-95, 2010
4) Doubeni CA, Weinmann S, Adams K, et al：Screening colonoscopy and risk for incident late-stage colorectal cancer diagnosis in average-risk adults：a nested case-control study. Ann Intern Med 158：312-320, 2013
5) Nishihara R, Wu K, Lochhead P, et al：Long-term colorectal-cancer incidence and mortality after lower endoscopy. N Engl J Med 369：1095-1105, 2013
6) Doubeni CA, Corley DA, Quinn VP, et al：Effectiveness of screening colonoscopy in reducing the risk of death from right and left colon cancer：a large community-based study. Gut：2016（Epub ahead of print）
7) Quintero E, Castells A, Bujanda L, et al：Colonoscopy versus fecal immunochemical testing in colorectal-cancer screening. N Engl J Med 366：697-706, 2012
8) 工藤進英, 児玉健太：大腸がん検診における内視鏡の役割―Akita study を中心に―. 日本消化器病学会雑誌 111：495-499, 2014
9) Kaminski MF, Bretthauer M, Zauber AG, et al：The NordICC Study：rationale and design of a randomized trial on colonoscopy screening for colorectal cancer. Endoscopy 44：695-702, 2012
10) Dominitz JA, Robertson DJ, Ahnen DJ, et al：Colonoscopy vs. Fecal Immunochemical Test in Reducing Mortality From Colorectal Cancer (CONFIRM)：Rationale for Study Design. Am J Gastroenterol 112：1736-1746, 2017
11) Betés M, Muñoz-Navas MA, Duque JM, et al：Use of colonoscopy as a primary screening test for colorectal cancer in average risk people. Am J Gastroenterol 98：2648-2654, 2003
12) Lin OS, Kozarek RA, Schembre DB, et al：Risk stratification for colon neoplasia：screening strategies using colonoscopy and computerized tomographic colonography. Gastroenterology 131：1011-1019, 2006
13) Kaminski MF, Polkowski M, Kraszewska E, et al：A score to estimate the likelihood of detecting advanced colorectal neoplasia at colonoscopy. Gut 63：1112-1119, 2014
14) Tao S, Hoffmeister M and Brenner H：Development and validation of a scoring system to identify individuals at high risk for advanced colorectal neoplasms who should undergo colonoscopy screening. Clin Gastrointest Hepatol 12：478-485, 2014
15) Winawer SJ, Zauber AG：The advanced adenoma as the primary target of screening. Gastrointest Endosc Clin N Am 12：1-9, 2002
16) Regula J, Rupinski M, Kraszewska E, et al：Colonoscopy in colorectal-cancer screening for detection of advanced neoplasia. N Engl J Med 355：1863-1872, 2006
17) Yeoh KG, Ho KY, Chiu HM, et al：Asia-Pacific Working Group on Colorectal Cancer. The Asia-Pacific Colorectal Screening score：a validated tool that stratifies risk for colorectal advanced neoplasia in asymptomatic Asian subjects. Gut 60：1236-1241, 2011
18) Sung JJ, Ng SC, Chan FK, et al：Asia Pacific Working Group. An updated Asia Pacific Consensus Recommendations on colorectal cancer screening. Gut 64：121-132, 2015
19) JJY Sung, MC Wong and KK Tsoi：Modified Asia-Pacific Colorectal Screening (APCS) score to stratify risk for colorectal advanced neoplasia in asymptomatic population in Asian subjects. Gastroenterology 146：S-730, 2014
20) Wong MC, Ching JY, Ng S, et al：The discriminatory capability of existing scores to predict advanced colorectal neoplasia：a prospective colonoscopy study of 5,899 screening participants. Sci Rep 6：20080, 2016
21) Sung JJY, Wong M, Lam TYT, et al：A modified colorectal screening score for prediction of advanced neoplasia：a prospective study of 5,744 subjects. J Gastroenterol Hepatol：2017（Epub ahead of print）
22) Sekiguchi M, Kakugawa Y, Matsumoto M, et al：A scoring model for predicting advanced colorectal neoplasia in a screened population of asymptomatic Japanese individuals. J Gastroenterol：2018（Epub ahead of print）
23) Chiu HM, Ching JY, Wu KC, et al：A Risk-Scoring System Combined With a Fecal Immunochemical Test Is Effective in Screening High-Risk Subjects for Early Colonoscopy to Detect Advanced Colorectal Neoplasms. Gastroenterology 150：617-625, 2016

（関口正宇）

5 内視鏡スクリーニング検査に必要な準備

1) 便潜血検査の精度と陽性時の対応

I 背景

本邦は高齢化が進んでおり，2015年には65歳以上が約3400万人，75歳以上が約1600万人となり，およそ40%が65歳以上という計算になる。2025年にはさらに高齢者が増加し，65歳以上が人口のほぼ半数を占めることが人口動態統計で推測されている。大腸がんは食の欧米化とともに増加し，年齢層では40歳から増加し始める。さらに，高齢化とともにその割合が増えており[1]，今後も増加してくることが予想される。

大腸がん検診の目的はあくまで健常者を対象に，大腸がんの死亡率を減少させることである。実際には検査をしなければ原則みつかることのない大腸がんをより早期に発見し，または大腸がんに発育する前の腫瘍を発見し，診断・治療を行うことで，大腸がんの死亡率を減少させることである。したがって，検診からその後の診療・治療まで完遂して初めて成果に結びつく。「がん予防重点健康教育及びがん検診実施のための指針について」では，大腸がん検診の対象は40歳以上で，便潜血検査（免疫法）2日法を毎年行うことが推奨されている。現時点では，がんの既往がある人や，治療中および経過観察中の人は，がん検診の対象からは除外される。つまり，大腸がん検診の場合，大腸がんの既往，腺腫で経過観察中や炎症性腸疾患が指摘されている場合には検診対象からはずれる。

がん検診は集団で行われる「対策型検診」と個人で行う「任意型検診」があり，「対策型検診」では集団のがんによる死亡率を減少させることを目的に行われ，公的資金で受けることができる。一方，「任意型検診」では個人の死亡率減少を目的とし，人間ドックや医療機関で行われる総合がん検診がそれにあたり，全額自己負担となっている。がんの死亡率を減少させるためには「対策型検診」を公共政策として行う「組織型検診」の確立が必要で，化学法による便潜血による大腸がん検診は死亡率を13〜33%減少させた明確なエビデンスがある[2〜6]。免疫法では，本邦で13年間の追跡調査が行われている（Japan Public Health Center-based prospective study：JEPC）が，大腸がんスクリーニングをうけることで，約70%大腸がん死亡が減少していた[7]。

大腸がん検診には便潜血検査の有用性が報告されているが，本邦ではまだ大腸がん検診のプログラムが他国と比べて充実しているとは言い難い[8]。検診の効果は便潜血受診率×便潜血の感度×精検受診率×精検感度×治療効果で現されるとされる[9]。大腸がんの死亡率を減少させるためにはがん検診の仕組みを確立させ，受診率を上昇させることも重要であるが，研究段階で証明された効果が実臨床の検診ですべて反映されるとは限らない。したがって，実際の検診では再現性を評価し，検診の質を守るためには精度管理が必要となってくる。

II 免疫学的便潜血検査の精度

1. 大腸がん検診の歴史

本邦では1977年に化学法による便潜血検査が行われた。化学法は赤血球中のヘムの持つペルオキシダーゼ様作用を検出する方法で，主にオルトトリジンとグアヤックの二つの指示薬が用いられている。化学法ではヘムと似通ったペルオキシダーゼ様作用を持っている肉や魚，緑黄色野菜でも陽性となってしまうことがあり，感度は高いものの偽陽性が比較的多く認められる。つまり，ヒトヘモグロビンに特異的なものではなく，検査前の食事制限（3日）が必要となっていた。特に海外では初期の便潜血の有用性の報告の多くは，この化学法による研究であるが，食事制限や偽陽性が多いこと，化学法より以下に記述する免疫法の

方が感度・特異度とも安定[10]，検診受診率は高い[11]という報告もあり，本邦では2010年から使用されなくなった。

免疫法は1985年にヒトヘモグロビンに特異的に反応するヒトヘモグロビン抗体を用いた便潜血検査が開発され，大腸がん検診が急速に増加した。免疫法には凝集法（R-PHA法，ラテックス法），酵素免疫法（サンドイッチ法），免疫性化学法（モノヘム法）の3通りがある。それぞれ手技の煩雑さ，判定までの時間が異なるが，いずれも化学法とは異なり，肉や魚の血液には反応せず食事の制限が不要である利点がある。しかし，採便後保存が不良であったり，検査まで時間を要すると糞便中のヘモグロビンは腸内細菌によって変性をうける。その結果，抗原性が低下してしまったり，体液蛋白成分の抗原抗体反応阻止により偽陰性となってしまう可能性が指摘されている。この問題点を解決するために，トランスフェリンは糞便中での経時的変化が少ない特性を利用し，ヘモグロビンと同時に測定することによって偽陰性の可能性を減らすことが可能[12,13]となり，現在はトランスフェリン併用の便潜血検査を導入している施設も増えてきた。本邦では数々の便潜血免疫法の検査キットが存在し，それぞれの施設が独自で選択している。定量法ではカットオフ値の設定も個々の施設や市町村あるいは都道府県で独自になされており，統一はされていない。

2. 便潜血検診の受診率

本邦での検診受診率は低く，大腸がん検診の受診者は2003年18.1％から2014年でも19.2％と，10年の経過でわずか1％の増加に留まっている[14]。また検診受診率は地域差があり，都市部でその割合が低く，11％〜12％に留まっている地域もある[15]。検診受診率を上げるために自治体がおのおのの工夫をしているのが現状であり，今後は国として検診プログラムを確立していく必要がある。

本邦での健常人における便潜血陽性と大腸がんの頻度は国のがん対策推進基本計画によると[16,17]，2007年から2014年の7年間に56,324人を対象とし，それぞれ4.2％，0.14％であったと報告されている。

3. 測定原理

専用容器で採取した便を懸濁し，ラテックス粒子または金コロイド粒子にHbA0抗体を吸着させた試薬で，抗原抗体反応による測定を行う[18]。測定方法はそれぞれ反応ラインで判定する目視法（イムノクロマト法：定性法）と凝集反応で測定する定量法がある。目視法は主に検査件数の少ない検診や開業医で導入されていることが多いが，肉眼的判定であるため誤差がでてしまう。一方で定量法では各検査方法によって推奨値は設定されているものの，測定基準値が標準化されておらず，施設ごとに基準値を設けて判定している。本邦で主に使用されている免疫法の検査キットをまとめた（表1）。さらに加えて，測定の単位もng/mL表記とμg/g便が使用されている。ng/mL表記では，採便容器内の採便量とバッファー量との希釈率がメーカーごとに異なるため測定する機器によって誤差が生じ，μg/g便表記では1gあたりのHb量であるため希釈比率差は解消されるが，分母となっているg便において基準的便重量を決定できないため，SI単位表記にはなっていない。この問題を解決するため，現在世界ではシアンメトHbを基準測定法とし，WHO（World Health Organization）のHb標準物質にトレースする標準化プロトコールが提案され，研究が始まっている。今後はng/mL表記で統一し，メーカー間測定値が標準化されると予想されるが，それまではng/mLとμg/g便の併記が望ましいとされる。

また便潜血検査はFOBT（fecal occult blood test）と表記されていたが，近年免疫法はFIT（fecal immune test）と呼称されるようになっている。

4. 免疫法の精度

本邦からの免疫法の精度に関する報告はそれほど多くはない。大腸がんに対する感度は1日法では55.6〜73.3％，2日法では75.0〜85.6％と報告によって10〜20％前後の差がみられる[1,19,20〜25]。3日法では86.2〜88.9％であり，1日法と2日法では差が認められるが，2日法と3日法では差がないことから[24]，本邦では2日法が推奨されている。特異度はほぼ95％以上と良好である（表2）。

海外からは免疫法に関する12論文のメタ解析の報告があり，大腸がんの感度は93％（95％

表1 免疫学的便中ヘモグロビン測定キット(定量)の比較

品名	OCヘモディア オート	マグストリーム HemSp-N	ネスコートヘモ Plus	LタイプIG オート Hem	エクステル「ヘモ・オート」plus HS L液
発売元	栄研	富士レビオ	アルフレッサファーマ	和光純薬	協和メデックス
方法	ラテックス凝集法	磁性粒子凝集法	金コロイド法	金コロイド法	ラテックス凝集法
推奨カットオフ値	50ng/mL 10μg/g便	20ng/mL	100ng/mL 20μg/g便	100ng/mL	30ng/mL 30μg/g便

表2 免疫法の感度および特異度

報告年	著者	対象	測定方法	方法	感度(%)	特異度(%)
1989	北條[20]	進行がん		1日法	73.1	
				2日法	85.3	
		早期癌(SM癌)		1日法	45.2	
				2日法	64.5	
		早期癌(M癌)		1日法	50.0	
				2日法	78.6	
1991	Hisamichiら[21]	進行がん	ラテックス凝集法	1日法	73.3	97.6
			RPHA凝集法	2日法	85.6	96.6
		SM癌		1日法	41.4	97.6
				2日法	61.3	96.6
1992	村上ら[1]	がん	RPHAスティック法		92.9	95.8
			ラテックス凝集法			
			モノヘム法			
1995	藤田ら[22]		RPHAろ紙法	2日法	75.0	97.6
				3日法	86.2	97.1
1998	松田ら[23]	がん		1日法	63.6	
1999	Nakamaら[24]	がん	モノヘム法	1日法	55.6	97.1
				2日法	83.3	96.0
				3日法	88.9	93.9
2011	光島ら[19]	がん	RPHA凝集法	1日法	40.2	
		進行がん		1日法	79.7	
2015	島田ら[25]	がん	磁性粒子凝集法	2日法	89.6	
		がん(粘膜内がんを除く)			87.7	

CI,53〜99%),特異度は91%(95% CI,89〜92%),またadvanced neoplasia の感度は48%(95% CI,39〜57%),特異度は93%(95% CI,91〜94%)であったと報告されている[26]。しかし,便潜血の測定方法が定量法と定性法が混在していること,測定日数も1日法,2日法,3日法が混在していること,対象年齢が一致していないこと,また採便から大腸検査までの期間が不明確であること(なかには3ヵ月以上),大腸がんおよびadvanced neoplasia の概念の相違から,そのまま本邦の基準にあてはめることは難しい。

便潜血陽性の本数に関しては,芳賀らによると便潜血2日法において1本のみ陽性ではがん的中率が1.18%であるが,2本とも陽性ではがん的中率が6.28%と高く,2本とも陽性であった患者はより強固に精密検査を受診勧奨の重要性を強調している[27]。三浦らの報告でも1本のみ陽性では大腸がん発見率1.8%,陽性的中率1.4%であった

のに対し，2本とも陽性では大腸がん発見率9.7％，陽性的中率7.5％と高く，2本とも陽性であった場合は，確実に精密検査を受けるよう勧奨している[28]。

検診で発見された大腸がんの特徴として，部位別では右側結腸がんの頻度でみると9.9～30.8％と報告によりばらつきがある[1,23,29]。しかし，部位別に進行度を検討するといずれの報告も右側結腸がんでは直腸がんや左側結腸がんと比較して早期がん率が38.5～55.3％と低く[1,23,29]，右側結腸がんは進行しないと便潜血陽性とならない可能性がある。

一方で便潜血陰性となる大腸がんの存在も忘れてはならない。海外では乳がんの検診プログラム評価において中間期がんを重視しており，interval cancer rate や program sensitivity などが精度管理指標に用いられている[30]。大腸がんの中間期がんとは「便潜血陰性，または，便潜血陽性だったがその後の精検から治療までのプロセスではがんの診断にいたらず，1年以内に検診外で発見されたがん」[25]，「便潜血検査が陰性で，症状が契機となってあるいはドック等により1年以内に発見されたがん」[23]などと定義されているが，未だ統一はされていない。中間期がんの割合は島田ら[25]によると346例中42例（12.1％），松田ら[23]によると209例中32例（15.3％）であったと報告されており，決して低い割合ではないと思われる。中間期がんの内訳をみてみると感度の比較では右側結腸がんが83.7％，直腸がんが90.9％，左側結腸がんが92.5％であり，右側結腸がんの感度が優位に低いとする報告[25]と右側結腸がんの割合は9.9％で56％が直腸がんであったとする報告があり[23]，中間期がん発生部位の特徴は症例数，報告数が少ないこともあり一定の見解を得ていない。便潜血による検討ではないが全大腸内視鏡検査陰性後に発見された大腸がんにCIMP（CpG island methylator phenotype）発現やマイクロサテライト不安定の特徴を持つものが多く[31]，右側結腸に多いとされる sessile serrated adenoma との関連性が示唆されており，今後便潜血における中間期がんの biology の検討も期待される。便潜血偽陰性がんの5年生存率は70.0％と検診発見がんの5年生存率94.1％に比べて優位に低いとされ[25]，今後がん登録の充実や地域医療機関と検診機関の連携をはじめ，検診のシステム管理と検診プログラムへの組み入れも必要と思われる。

5. カットオフ値の設定

大腸がん検診の精度を考えるうえで，カットオフ値の設定が重要となってくる。免疫法の感度に関する症例対照研究は増加してきているが，このカットオフ値を調整することにより感度，特異度は変わってくる。例えばカットオフ値を下げることにより感度は上昇するが，特異度は下がり，また要精検率は上昇してしまう。測定する機器も多数あり9つの機器による差を検討した報告があるが，大腸がんの感度は62.5～81.3％と有意差はなかったものの推奨されるカットオフを用いると多少の誤差が生じる可能性は否定できない[32]。

カットオフに関する検討については本邦からOCヘモディアオートⅢを測定キットに用い，約7万人を対象に150ng/mLと184ng/mLで比較している（表3）。要精検率を下げるためにカットオフ値を150ng/mLから184ng/mLに引き上げると要精検者数は650名減少したが，早期がん8名と大腸ポリープ226人が見逃される結果であった[33]。またマグストリームASを測定キットに用いた約11万人の検討では現状のカットオフ値40ng/mLから30ng/mLに引き下げると大腸がん陽性率が4.1％から5.0％に上昇したが，便潜血陰性がんを1例減らすために必要な内視鏡件数は150件から670件まで増加したとしている[25]。

海外からはカナダとタイ王国から同様の検討がある。カナダの検討ではNS-Plusを用いており100ng/mLでは大腸がんの見逃しが13.6％，high-risk adenomaの見逃しが32.4％存在していたため50ng/mLを推奨している[34]。一方でタイ王国からはOCセンサーを用いており，大腸がんの感度が25ng/mLと100ng/mLで差がなかったことから100ng/mLを推奨している[35]。さらにドイツからはBrennerらが大腸がんではなくadvanced neoplasiaの比較を行っている[36]。FOB goldを用いて検討し，advanced neoplasiaの感度はカットオフを9μg/g便とすると感度48.8％（95％ CI 42.1～55.6），特異度88.5％（95％ CI 86.8～89.9）であるが，25μg/g便ではそれぞれ31.9％（95％ CI 25.9～38.5），96.9％（95％ CI 95.9～97.6）と感度は下がるものの特異度が上昇し，一つの

表3 カットオフ値別精度比較（文献33より引用改変）

カットオフ値 (ng/mL)	受診者数 (人)	要精検者数 (人)	要精検率 (%)	精検受診者数 (人)	発見がん数 (人)	がん発見率 (%)	陽性反応的中率 (%)	ポリープ人数 (人)
150	69,166	4,112	5.9	2,983	98	0.14	2.4	1,358
184	69,166	3,460	5.0	2,506	90	0.13	2.6	1,132

advanced neoplasiaを見つけるのに必要な大腸内視鏡検査が2.8回（95% CI 2.4～3.3）から1.8回（95% CI 1.5～2.1）に減少していた。したがって，各国，地域の大腸内視鏡検査のキャパシティーに応じたカットオフの設定を推奨している。また便潜血陰性（OCセンサーおよびFOBゴールド，カットオフ値10μg/g便）患者を数値別に検討した報告がある[37]。8～10μg/g便であった患者はその後33％にadvanced neoplasiaを認め，0μg/g便であった患者の5％より優位に多かったと報告している。欧米と日本，アジアではそもそも大腸がん罹患率が異なるため，すべてを本邦に当てはめることは困難であるが，定量化においてカットオフ値以下であってもその数値を明記し，大腸内視鏡検査を行わないまでも，別にリスク分類を行い，経年の便潜血検査を推奨する検診プログラムの確立が必要と思われる。

Ⅲ 便潜血陽性時の対応

本邦で便潜血陽性になった患者群において，精密検査を受けなかった群は受けた群に比べて，大腸がんによる死亡が4～5倍高かったとのデータがあり[38]，経過観察は推奨されない。1. 大腸がんは常に出血をしているわけではないこと，2. 便の採取方法や保存が適切でない場合は便潜血が陰性となってしまうこと，3. 出血していても定量法ではカットオフ値ぎりぎりで陰性となってしまう可能性があることより，便潜血検査の再検査は適切ではない。

便潜血が陽性であった場合は，以前はS状結腸内視鏡検査，注腸X線検査も実施されてきたが，2年間の追跡調査から感度はそれぞれ90～92.2％，80～83.3％であり，全大腸内視鏡検査の感度96.9～98.6％より優位に劣る（p＜0.0001）ことから全大腸内視鏡検査が推奨されている[39]。便潜血陽性後の精検としてのCTCに関する論文はみられないが，CTCの検出率に関しては多施設研究が報告されており，6mm以上のポリープ検出が内視鏡医では0.9，放射線科医では0.86であったとされ，全大腸内視鏡検査を凌駕する結果とはなっていない[40]。大腸ポリープを切除することで大腸がん死亡を約50％減少させる[41]ことからも，精検は治療を兼ねることのできる全大腸内視鏡検査が推奨される。そして，便潜血が陽性になってから全大腸内視鏡検査を受けるまでの期間は1～3ヵ月以内に行うことが適切とする報告と[42]，9ヵ月までは差がないとする報告がある[43]。

Ⅳ 大腸がん検診の展望

現在大腸がん検診は免疫法による便潜血検査のみ推奨されているが，次世代にむけた検診の研究や臨床研究がいくつか始まっている（表4）。

大腸がんでは特定のアミノ酸が減少，または増加していること[44]からセリン，プロリン，イソロイシン，リジン，バリン，メチオニンの分布からアミノインデックス®として臨床応用されている。ランクをA，B，Cの三段階に分類し，ランクCが高リスクに分類されるが，ランクCであった場合の大腸がんである確率は約1％である[45]。

また大腸がんでは特定の脂肪酸が減少していることから[46,47]，長鎖脂肪酸の測定により大腸がんのリスク検査が行われている。現在はGTA-446（Gastrointestinal tract acid-446）を測定（Cologic®）することが可能である。高リスク群（low GTA-446）では32人に1人が大腸がんであり，normal GTA-446群では192人中1人のみであったため，高リスク群では大腸がんの罹患リスクが300倍以上高いとされる[48]。

さらに近年はバイオマーカーの研究が進み，糞便中のDNAやmiRNA（microRNA）の測定も報告されている。糞便中DNAはKRAS変異，methylationなどいくつかを組み合わせて行う。

5. 内視鏡スクリーニング検査に必要な準備

表4 次世代の大腸がん検診の可能性

	検査項目	採取	感度（%）	特異度(%)
アミノインデックス®	アミノ酸	血液		
コロジック®	長鎖脂肪酸	血液		
DNA	DNA	便	52～92	93～98
マイクロアレイ®	miRNA	血液	75	81
カルグラニュリンB	蛋白	便	80～84	90

初期の少数例のまとめでは主にKRAS，APC，p53，BAT-26，longDNAを用いて検討（PreGen-Plus）し，大腸がんの感度は52～91%，特異度93～98%であったとされる[49]。その後KRAS，NDRG4，BMP3，β-アクチン，ヘモグロビンを用いた糞便中DNAと免疫学的便潜血（OC FIT-CHEK）との比較では大腸がんの感度がそれぞれ92.3%，73.8%であり，優位（p＝0.002）に糞便中DNAの感度が免疫学的便潜血検査より優れていたとの報告がある[50]。一方で，免疫学的便潜血検査の方が糞便中DNA測定より優れていたという報告もある[51]が，直接比較ではない。糞便中DNAの検討では大腸ポリープの検出感度を上昇させる可能性もあり，今後の検討に期待される。

細胞の増殖，分化，発生に重要な遺伝子調節を行うmiRNA（microRNA）が近年注目されており，現在様々ながん領域や神経変性疾患などで研究が進んでいる。大腸がんにおいてもmiRNAの測定で大腸がんの鑑別ができる可能性が報告されている[52～54]。消化器がんでは血液採取のみでがんの有無を感度98.5%，特異度92.9%で判定できるとの報告がある[55]。現在本邦でもマイクロアレイ®血液検査として臨床でも試験が開始されているが，十分なエビデンスはまだない。また，DNA，miRNA測定は，便潜血検査と比較して非常に高価であるため「対策型検診」として導入されることは難しいと思われる。

カルシウム結合蛋白であるカルグラニュリンBの便中濃度が大腸がん患者で優位に高く，FITにカルグラニュリンB測定を併用すると感度が上昇したとの報告もある[56]。カルグラニュリンは分化型がんより未分化型がんでより発現が多い（p＜0.05）とのデータもあり[57]，今後の検討に期待される。

おわりに

大腸がん検診の目的は大腸がんによる死亡率を減少させることである。まず，検診を受けてもらう必要があり，大腸がん検診の啓蒙と検診受診率の上昇が重要である。そして，便潜血検査が陽性であった場合，精密検査をうけてもらう体制を整え，精検受診率を向上させることが必要である。現在，本邦では大腸がん検診として特に「対策型検診」では便潜血が唯一の推奨となっている。化学法のエビデンスは確立されているが，免疫法に関しては，報告が散見されるもののいまだ大規模な前向き試験は不十分である。また海外の報告は50～75歳を対象としている報告が多く，40～50歳と75歳以上のエビデンスは乏しい。免疫学的便潜血検査は「対策型検診」では多くが定量法を用いているが，施設，市町村ごとにカットオフ値を設定しており，全国で統一はなされていない。年齢によっても大腸がんのリスクは異なるため今後はカットオフ値の設定も含めた，精度の管理が重要となってくる。

昨今は便潜血以外の大腸がん検診の有用性についての報告があるが，コストや時間の面からも便潜血検査を凌駕するものにはなっておらず，当面は便潜血検査が大腸がん検診の支柱となるだろう。

そして，便潜血が陽性になった場合は，遅くとも9ヵ月以内には全大腸内視鏡検査を受けてもらえるような体制の整備が望まれる。

文 献

1) 村上良介, 今西 清, 大谷 透, 他：大腸がん検診発見がんの特徴および本検診の精度 日消集検誌 94：63-68, 1992
2) Mandel JS, Bond JH, Church TR, et al：Reduction mortality from colorectal cancer by screening for fecal occult blood. N Engl J Med 328：1365-1371, 1993
3) Schelefield JH, Moss S, Sufi F, et al：Effect of faecal occult blood screening on mortality from colorectal cancer：results from a randomized controlled trial. Gut 50：840-844, 2002
4) Jorgensen OD, Kronborg O and Fenger C：A randomized study of screening for colorectal cancer using faecal occult blood testing：results after 13 years and seven biennial screening rounds. Gut 50：29-32, 2002
5) Hiwatashi N, Morimoto T, Fukao A, et al：An evaluation of mass screening using fecal occult blood test for colorectal cancer in Japan：a case-control study. Jpn J Cancer Res 84：1110-1112, 1993
6) Saito H, Soma Y, Koeda J, et al：Reduction in risk of mortality from colorectal cancer by fecal occult blood screening with immunochemical hemagglutination test. A case-control study. Int J Cancer 61：465-469, 1995
7) Lee KJ, Inoue M, Otani T, et al：Colorectal cancer screening using fecal occult blood test and subsequent risk of colorectal cancer：a prospective cohort study in Japan. Cancer Detect Prev 31：3-11, 2007
8) 斎藤 博：がん検診の進捗と第二期への展望. 保険医療科学 61：569-577, 2012
9) 西田 博：大腸がん検診の精度管理. 日本消化器がん検診学会雑誌 48：191-198, 2010
10) Young GP, Symonds EL, Allison JE, et al：Advances in fecal occult blood tests：the FIT revolution. Dig Dis Sci 60：609-622, 2015
11) Cole SR and Young GP：Effect of dietary restriction on participation in faecal occult blood test screening for colorectal cancer. Med J Aust 175：195-198, 2001
12) 内田壱夫, 松瀬亮一, 宮地登三, 他：新しい免疫学的便潜血反応 ヘモグロビン, トランスフェリン同時測定法. 臨床病理 37：58-62, 1989
13) 三好博文, 大柴三郎, 島本史夫, 他：免疫学的便潜血検査における糞便中ヘモグロビン, トランスフェリン同時測定の有用性. 日消集検誌 83：97-102, 1989
14) 厚生労働省統計調査
15) 佐藤正郎, 深澤一郎, 荒井 敏, 他：多摩地区におけるがん検診の現況 大腸がん・肺がん・前立腺がんについて. 東京都医師会雑誌 67：479-488, 2014
16) 門田守人：国のがん対策推進基本計画. 癌と化学療法 40：559-564, 2013
17) Fujii T, Ohisa M, Sako T, et al：Incidence and risk factors of colorectal cancer based on 56,324 health checkups：7 years retrospective cohort study. J Gastroenterol Hepatol：2017（Epub ahead of print）
18) 岡田茂治：便潜血検査. 検と技 45：236-242, 2017
19) 光島 徹, 山地 裕, 岡田 実, 他：死亡率減少に向けた大腸がん検診のあり方 —screening colonoscopy 25 年間の経験から—. 日本消化器がん検診学会誌 49：415-424, 2011
20) 北條慶一：便潜血. 臨床検査 33：1534-1539, 1989
21) Hisamichi S, Fukao A, Fujii Y, et al：Mass screening for colorectal cancer in Japan. Cancer Detect Prev 15：351-356, 1991
22) 藤田昌秀, 奥山也寸志, 村上良介, 他：大腸集検における複数回免疫便潜血検査（RPHA）によるスクリーニングの精度評価. 日消集検誌 33：477-485, 1995
23) 松田一夫, 山崎 信：大腸集検における中間期癌. 日消集検誌 36：45-50, 1998
24) Nakama H, Yamamoto M, Kamijo N, et al：Colonoscopic evaluation of immunochemical fecal occult blood test for detection of colorectal neoplasia. Hepatogastroenterology 46：228-231, 1999
25) 島田剛延, 相澤宏樹, 西野善一, 他：免疫2日法を用いた大腸がん逐年検診における中間期癌. 日消がん検診誌 53：484-496, 2015
26) Katsoula A, Paschos P, Haidich AB, et al：Diagnostic accuracy of fecal immunochemical test in patients at increased risk for colorectal cancer：A meta-analysis. JAMA Intern Med 177：1110-1118, 2017
27) 芳賀陽一, 松田 徹, 大泉晴史, 他：山形県における大腸がん検診の現況と今後の課題. 日本消化器がん検診学会雑誌 52：225-232, 2014
28) 三浦美幸, 森木浩美, 溝川愛子, 他：大腸がん検診の精密検査受診勧奨の統計結果について. 予防医学ジャーナル 489：16-19, 2016
29) 原 信之, 松本隆司, 池田晶子, 他：便潜血検査法により発見された大腸癌の臨床病理学的検討～発生部位別にみた早期癌について～. 日本がん検診・診断学会誌 21：184-190, 2013
30) Australian Institute of Health and Welfare：Authoritative information and statistics to promote better health and wellbeing. Breast Screen Australia monitoring report 2011-2012. 2014
31) Nisihara R, Wu K, Lochhead P, et al：Long-term colorectal-cancer incidence and mortality after lower endoscopy. N Engl J Med 369：1095-1105, 2013
32) Gies A, Cuk K, Schrotz-King P, et al：Direct com-

parison of diagnostic performance of 9 quantitative fecal immunochemical tests for colorectal cancer screening. Gastoenterol 154：93-104, 2018
33) 清水正幸，高瀬訓子，大出定夫，他：便潜血検査を用いた大腸がん検診における要精検率の変動要因とその影響について．予防医学ジャーナル 495：41-44，2017
34) Shahidi N, Gentile L, Gondara L, et al：Correlating quantitative fecal immunochemical test results with neoplastic finding on colonoscopy in a population-based colorectal cancer screening program：a prospective study. Can J Gastroenterol Hepatol 2016：4650471, 2016
35) Aniwan S, Ratanachu Ek T, Pongprasobchai S, et al：The Optimal Cut-Off Level of The Fecal Immunochemical Test For Colorectal Cancer Screening in a Country with Limited Colonoscopy Resources：A Multi-Center Study from Thailand. Clin Transl Gastroenterol 10：405-412, 2017
36) Brenner H and Werner S：Selecting a Cut-off for Colorectal Cancer Screening With a Fecal Immunochemical Test. Clin Tranl Gastroenterol 8：e111, 2017
37) Grobbee EJ, Schreuders EH, Hansen BE, et al：Association Between Concentrations of Hemoglobin Determined by Fecal immunochemical Tests and Long-term Development of Advanced Colorectal Neoplasia. Gastroenterology 153：1251-1259, 2017
38) 松田一夫：精検の精度評価：大腸がん検診における各種精検方法の感度の比較．平成 10-11 年度研究報告書，pp.99-103, 1999
39) 松田一夫，斎藤 博，樋渡信夫，他：大腸がん検診における各種精検方法の感度の比較—他施設共同研究—．厚生省がん研究助成金による大腸がん検診の合理的な精検方法に関する臨床疫学的研究，平成 10-11 年度研究報告書．pp.99-103, 2000
40) Nagata K, Endo S, Honda T, et al：Accuracy of CT colonography for detection of polypoid and nonpolypoid neoplasia by gastroenterologists and radiologists：a nationwide multicenter study in Japan. Am J Gastroenterol 112：163-171, 2015
41) Winawer SJ, Zauber AG, Ho MN, et al：Prevention of colorectal cancer by colonoscopic polypectomy. The National Polyp Study Workgroup. N Engl J Med 30：1988-1981, 1993
42) Selby K, Baumgartner C, Levin TR, et al：Interventions to Improve Follow-up of Positive Results on Fecal Blood Tests：A Systematic Review. Ann Intern Med 167：565-575, 2017
43) Corley DA, Jensen CD, Quinn VP, et al：Association Between Time to Colonoscopy After a Positive Fecal Test Result and Risk of Colorectal Cancer and Cancer Stage at Diagnosis. JAMA 317：1631-1641, 2017
44) Miyagi Y, Higashiyama M, Gochi A, et al：Plasma free amino acid profiling of five types of cancer patients and its application for early detection. PLoS One 6：e24143, 2011
45) 山門 實，山本裕史，菊池信矢，他：新規がん検診としてのアミノインデックス がんリスクスクリーニング（AICS）の有用性に関する検討 第三報．人間ドック 31：681-688，2017
46) Ritchie SA, Ahiahonu PWK, Jayasinghe D, et al：Reduced levels of hydroxylated, polyunsaturated ultra long-chain fatty acids in the serum of colorectal cancer patients：implications for early screening and detection. BMC Med 8：13, 2010
47) Perttula K, Edmands WM, Grigoryan H, et al：Evaluationg ultra-long-chain fatty acids as biomarkers of colorectal cancer risk. Cancer Epidemiol Biomarkers Prev 25：1216-1223, 2016
48) Ritchie SA, Tonita J, Alvi R, et al：Low-serum GTA-446 anti-inflammatory fatty acid levels as a new risk factor for colon cancer. Int J Cancer 15：355-362, 2013
49) 永坂岳司，藤原俊義：糞便を用いた大腸癌の遺伝子診断（2） 便中メチル化 CpG 検出による大腸がんスクリーニング．大腸癌 Frontier 5：50-57，2012
50) Imperiale TF, Ransohoff DF, Itzkowitz SH, et al：Multitarget stool DNA testing for colorectal-cancer screening. N Engl J Med 14：1287-1297, 2014
51) Brenner H and Chen H：Fecal occult blood versus DNA testing：indirect comparison in a colorectal cancer screening population. Clinical Epidemiology 9：377-384, 2017
52) Huang Z, Hyang D, Ni S, et al：Plasma microRNAs are promising novel biomarkers for early detection of colorectal cancer. Int J Cancer 127：118-126, 2010
53) Giraldez MD, Lozano JJ, Ramirez G, et al：Circulating microRNAs as biomarkers of colorectal cancer：results from a genome-wide profiling and validation study. Clin Gastroenterol Hepatol 11：681-688, 2013
54) Yang X, Zeng Z, Hou Y, et al：MicroRNA-92a as a potential biomarker in diagnosis of colorectal cancer：a systematic review and meta-analysis. PLoS One 9：e88745, 2014
55) Honda M, Sakai Y, Yamashita T, et al：Differential gene expression profiling in blood from patients with digestive system cancers. Biochem Biophys Res Commun 400：7-15, 2010
56) Kim BC, Joo J, Chang HJ, et al：A predictive model combining fecal calgranulin B and fecal occult blood tests can improve the diagnosis of

colorectal cancer. PLoS One 9：e106182, 2014
57) Duan L, Wu R, Ye L, et al：S100A8 and S100A9 are associated with colorectal carcinoma progression and contribute to colorectal carcinoma cell survival and migration via Wnt/β-catenin pathway. PLoS One 8：e62092, 2013

（佐藤　龍）

5 内視鏡スクリーニング検査に必要な準備

2) 医療面接における注意点：問診とインフォームド・コンセント

はじめに

下部消化管内視鏡検査は，絶食で受診をするだけで比較的簡便に施行できる上部消化管内視鏡検査と異なり，大腸内の洗浄のために，腸管洗浄液の内服を必要とする。また，スコープ挿入に伴う苦痛や危険性が決して低くない。したがって，下部消化管内視鏡検査を確実かつ安全に行うためには，便通や腹部の手術歴をはじめとする検査前の問診が非常に重要である。また，偶発症に関しても，上部消化管内視鏡検査以上に十分なインフォームド・コンセントを得ておく必要がある。

実際にインフォームド・コンセントを得る場合には，口頭での説明だけではなく，各施設で作成した規定の文書（図1）を用いて行う。わかりやすい言葉で説明を行うとともに，文書は文字ばかりではなく図が含まれている方が良い。説明後には，医師と患者が承諾書にサインをするが，可能な限り看護師や患者家族の立ち合いがあることが望ましい。説明書と承諾書は必ずコピーを取り，実筆の用紙を患者に渡し，コピーをカルテに保存する。

本稿では，上記の内容をふまえ，事前に問診をして聴取をしておくべき内容ならびにインフォームド・コンセントの内容に関して述べる（図1C）。

I 事前に聴取しておくべき内容

1. 検査の経験

下部消化管内視鏡検査の経験がない患者であれば，経験者に比べて，検査の目的，内容，前処置の必要性と方法，偶発症に関して，より丁寧な説明が必要である。また，経験者の場合には，これまでの検査での苦痛度，指摘された病変，腸管洗浄液服用時の問題点，腸管洗浄度などを確認する。

2. 現病歴と既往歴

腹部の手術歴を有する患者では術後の癒着のためにスコープの挿入が困難である場合があり，腹部ならびに肛門疾患の手術歴の聴取は必須である。当然ながら大腸病変の有無や便通の確認も必須であり，便秘の患者には，腸管洗浄液や下剤の投与方法の工夫や検査食摂取の検討も必要である。

上部消化管のスクリーニング目的の内視鏡検査では，鎮痙薬を使用しない施設や副作用が少ないL-メントール製剤を使用している施設が増えている。これに対して，下部消化管内視鏡検査は蠕動抑制が検査成功のカギを握ることがあり，鎮痙薬である抗コリン薬やグルカゴンを使用する場合が多い。したがって，これら鎮痙薬使用における禁忌疾患の問診は重要である。禁忌疾患は，抗コリン薬では大腸炎（出血性大腸炎，赤痢菌などの重篤な細菌性下痢，潰瘍性大腸炎など），緑内障，前立腺肥大，心臓病（心拍数が増加すると症状が悪化する危険がある心不全や不整脈），麻痺性腸閉塞，グルカゴンでは褐色細胞腫（急激な血圧上昇を伴うことがある）であり，これらを有する場合には，鎮痙薬を投与せずに検査を行う。また，グルカゴンは血糖上昇作用もあるため，糖尿病や肝硬変の有無の聴取も必要がある。鎮静薬や鎮痛薬による鎮静を行う患者では，てんかんや精神疾患の有無に注意を払う。さらに，最近はルーチン的にCO_2送気で下部消化管内視鏡検査を行っている施設が増えていると思うが，慢性閉塞性肺疾患の患者では禁忌とされている。

その他，大腸癌の家族歴，出血リスクのある血液疾患や整形外科の疾患，女性であれば妊娠の有無も聴取する。整形外科の疾患や身体障害がある患者では，検査台への移動や体勢の保持に介助が必要かどうかを判断する必要もある。

3. 服薬内容・服薬状況

安全に検査を行うために，服用薬の確認は大変

2）医療面接における注意点：問診とインフォームド・コンセント

A

　　　　　　　　説明文書
　　　　　下部消化管内視鏡検査
　　　　　（コールド・ポリペクトミー）

　この文書は，患者：＿＿＿＿＿様への下部消化管内視鏡検査について，その目的，内容，危険性などを説明するものです。説明を受けられた後，不明な点がありましたら何でもおたずねください。

1. 説明日：＿＿＿年＿月＿日

2. 説明医師：
 ＊自筆する。ゴム印等を用いて記名する場合は印を加える。

3. 説明を受けた方：
 （1）患者様本人に判断能力がある場合
 患者様本人：＿＿＿＿＿＿＿＿＿

 同 席 者*2：＿＿＿＿＿＿＿（患者様との関係：　　　）

 *2 患者様本人以外に同席者がいる場合。

 （2）患者様本人に判断能力がない場合
 代 諾 者：＿＿＿＿＿＿＿（患者様との関係：　　　）

 同 席 者*3：＿＿＿＿＿＿＿（患者様との関係：　　　）

 *3 代諾者以外に同席者がいる場合。

B

① この検査の目的
　この検査は，肛門から直接内視鏡を挿入し，大腸および小腸の末端を観察し（図1），ポリープ，がん，潰瘍，炎症などの病気の診断を行うことを目的としています。

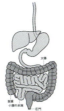

図1　小腸の末端，盲腸，大腸，肛門の位置

② 検査の内容・性格・注意事項
　検査前日は消化の良い食事を摂取していただきます。簡易な検査準備食のセットも売店で販売しています。検査前日の 20 時以降は食事を摂取しないでください。また、便秘の強い方は、下剤を服用していただく場合がありますので、あらかじめお申し出ください。検査当日の内容と注意事項は以下の通りです。
1）前処置
　大腸内に便が残っていると、観察が不十分となるため、前日に下剤（ピコスルファナトリウム®）を内服し、当日腸管洗浄液（ニフレック®・モビプレップ®・ビジクリア®・マグコロール P®）による腸管内の洗浄を行います（詳細については、後ほど説明があります）。
2）注射
　検査をしやすくするために腸の動きを抑える薬（抗コリン薬・グルカゴン）を筋肉あるいは静脈内に注射します。緑内障、前立腺肥大症、心臓病、甲状腺機能亢進症、

C

糖尿病の経験のある方は、薬剤の使用を控えたり、他の薬剤を使用したりしますのでお申し出ください。また、検査を楽にするために鎮静薬（静脈注射による麻酔）や鎮痛薬を使用する場合があります（まとめて「鎮静」と言います）。鎮静を行った場合には、眠気やふらつきが生じますので、検査当日は自転車を含めて乗り物の運転はできません。検査の際も、ベッドからの転倒を防ぐために、抑制帯という帯のようなもので体を固定する場合があります。
3）内視鏡の挿入
　内視鏡を肛門から挿入し、大腸を短縮しながら、内視鏡の先端を盲腸まで到達させます（図1）。内視鏡挿入時、ごく稀に、大腸を傷つけ、出血や穿孔（大腸に穴があく）などが起こることがあります。また、内視鏡挿入時に痛みが強い場合には（お腹の手術を受け腸管癒着が強い方など）、適宜鎮静を行います（上述）。
4）内視鏡による大腸の観察
　内視鏡を通じて空気を送り、大腸を膨らませて、隅々まで観察を行いながら、内視鏡を肛門まで抜いてきます。そのため、検査中は多少お腹が張ります。また、ごく稀に観察中にも大腸を傷つけ、出血や穿孔が起こることがあります。
5）生検（組織採取）
　検査中に異常が見つかった場合には、鉗子というもので小さな組織を採取することがあります（「生検」と言います）。これは、がんや特別な炎症などの診断に重要な検査です。少量の出血を伴いますが、通常、自然に止まります。しかし、稀に出血が持続したり、大量出血となったりする場合があります。特に、血液が固まるのを防ぐ薬（ワーファリン®、パナルジン®、バイアスピリン®など）を服用中の方や肝臓疾患・血液疾患のある方などは、出血が止まりにくい場合があります。
6）コールド・ポリペクトミー
　小さなポリープの場合、ループ型のスネアや大きめな鉗子で大腸のポリープを焼かずに、浅く小さい切除をする方法が最近開始されています。これを「コールド・ポリペクトミー」と呼んでいます。しかし、患者様が希望されていても全例で施行するわけではありません。指示を出す医師と実施する医師が患者様の状態を含めて、施行すべきと判断した病変のみになります。5～10mm以下の明らかな悪性ではないポリープが適応になりますが、当日の実施医師が再度慎重に判断いたします。
　なお、コールド・ポリペクトミー施行時は治療の料金になります。
　また、コールド・ポリペクトミーの適応は大きさや形状のポリープは、後日入院の上で内視鏡的粘膜切除術（EMR）を行うことになります。

D

③ 検査に伴う危険性
　（発生頻度は、日本消化器内視鏡学会2008～2012年の全国調査による）

1）下剤および腸管洗浄液によるもの
　下剤や腸管洗浄液による副作用は100人に2～3人に起こり、嘔気・嘔吐は100人に1～2人の割合で起こります。特に腸管狭窄（がんや炎症による影響で腸が狭くなっている）が存在する場合には、腸管内の圧力が高まることにより穿孔（腸に穴が開くこと）を起こす場合があります。死亡例は0.00004%（250万人に1人）です。腸管狭窄が疑われる方には、腸管洗浄液の使用は控えます。しかし、事前に予測が不可能な場合があります。
2）注射によるもの
　抗コリン薬（上述）によるショック、鎮静薬や鎮痛薬（上述）による血圧低下、呼吸抑制などがありますが、頻度は0.0015%（約67,000検査に1件）です。
3）検査自体によるもの
　内視鏡の挿入時や内視鏡による観察時に生じる出血や穿孔、生検による出血や穿孔などがありますが、その頻度は、0.011%（約1万検査に1件、ただしこれには内視鏡的生検も含まれる）です。なお、出血がひどい場合には、内視鏡的処置や輸血が必要となることがあります。また、止血が困難な場合や穿孔が生じた場合には手術となることがあります。
4）コールド・ポリペクトミーによるもの
　出血、遺残（病変が残ること）があります。出血は通常自然に止まりますが、持続的な出血が起こり、内視鏡的な止血術を必要とすることもあります。出血量が多い場合には、入院や輸血が必要になることがあります。内視鏡的粘膜切除術（EMR）と異なり浅く小さな切除であるため、病変を取りきれず残ることがあります。病変が残った場合には、経過観察をするか、追加で切除をするか後日ご説明いたします。

④ 偶発症発生時の対応
　万が一、偶発症が起きた場合には最善の処置を行います。なお、その際の医療は通常の保険診療となります。

⑤ 検査後の注意事項
　鎮静で検査を受けられた方は、眠気やふらつきが残りますので、1時間以上は病院内で休んでいただく必要があります。生検やコールド・ポリペクトミーが行われた場合には、帰宅後に出血することがあります。体の違和感や血便などにお気付きの場合には、遠慮なくご連絡ください。

E

⑥ 代替可能な検査
　大腸の検査は、上述の内視鏡検査以外に、バリウムなどの造影剤を用いた大腸X線検査（いわゆる注腸造影）があります。この検査では、検査後の腹痛が0.5%の頻度で、また下剤服用後のショックや腸閉塞による死亡が0.5%の頻度で起きています。なお、X線検査では異常を認めた場合に生検（上述）を行うことができません。

⑦ 患者様の具体的な希望

⑧ 検査の同意を撤回する場合
　いったん同意書を提出しても、検査が開始されるまでは、検査をやめることができます。やめる場合にはその旨を下記まで連絡してください。なお、検査を行わないことで、診断の遅れや治療方針の決定、治療開始に支障がでることが考えられます。

⑨ 連絡先
　本検査について質問がある場合や、検査を受けた後に緊急の事態が発生した場合には、下記まで連絡してください。

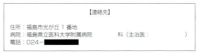

【連絡先】
住所：福島市光が丘1番地
病院：福島県立医科大学附属病院　科（主治医：　　　）
電話：024-■■■■■■■■

⑩ 治療中の針刺し等発生時の感染症検査
　万一、治療中に職員に針刺し等が発生した場合には、職員のその後の健康管理のため患者様の感染症の検査が必要となります。
　検査結果の目的外使用はいたしませんし、検査費用は一切かかりませんので、針刺し等が発生した際は、静脈から6cc 採血させていただき、B型肝炎（HBV 抗原）、C型肝炎（HCV 抗体）、後天性免疫不全症候群（HIV 抗体）の3項目の検査を行うことをあらかじめご了承願います。

F

　　　　　検 査 承 諾 書

福島県立医科大学附属病院 病院長 殿

　私は、＿＿下部消化管内視鏡検査＿＿を受けるにあたり、下記の医師から説明文書に記載されたすべての事項について説明を受け、以下のチェック項目の内容を十分に理解しました。また、私は、この治療を受けるかどうかを検討するにあたり、そのための時間も十分に与えられました。以上のもとで、自由な意思に基づき、この治療を受けることを承諾します。
　なお、この治療に対する説明文書とこの承諾文書を受け取りました。
 □ 病名・病態
 □ 治療の目的・必要性・有効性
 □ 治療の内容と注意事項
 □ 治療に伴う合併症の発生率
 □ 偶発症発生時の対応
 □ 代替可能な治療、およびそれに伴う合併症・偶発性とその発生率
 □ 治療を行わなかった場合に予想される経過
 □ 患者さんの具体的な希望
 □ 治療の承諾撤回
 □ 質問、承諾を撤回する時の連絡先
 □ 治療中の針刺し等発生時の感染症検査
（確認後に□項目にチェックしてください）
（説明）
説明年月日：平成　年　月　日
説明医：＿＿＿＿＿＿＿＿科
氏名＿＿＿＿＿＿＿＿＿

立会者（所属）＿＿＿＿＿＿科
氏名＿＿＿＿＿＿＿＿＿

（承諾）
承諾年月日：平成　年　月　日
承諾者（本人）：（未成年、患者さんに判断能力がない場合のみ、代諾者が自筆署名）
氏名＿＿＿＿＿＿＿＿＿
代諾者（患者さんとの関係：　　　）
住所＿＿＿＿＿＿＿＿＿
氏名＿＿＿＿＿＿＿＿＿

図1　福島県立医科大学附属病院における下部消化管内視鏡検査の説明書と承諾書
　　　医師が説明し、承諾書を取得する。コールド・ポリペクトミーに関する記載も追加している。

重要である．しかし，患者がすべての薬を認識しているとは限らず，かつ一包化をされている場合もあるため，検査前の問診時ならびに検査日にも「お薬手帳」を持参させることが望ましい．服用薬の中で，当日朝の服用の可否の決定は重要であり，特に降圧薬，血糖降下薬，抗てんかん薬，抗血栓薬に関しては，十分な確認が必要である．原則的に，降圧薬や抗てんかん薬は服用させ，血糖降下薬は検査終了まで休薬させる．内服のタイミングは，腸管洗浄液よりも早い時間ということも指示する．なお，血糖降下薬の中で，近年普及してきている持続効果型インスリンを使用している場合には，前日の投与量の調整も処方医に確認する必要がある．

抗血栓薬に関しては，「抗血栓薬服用者に対する消化器内視鏡診療ガイドライン」[1]において，下部消化管のスクリーニング内視鏡検査では，休薬をせずに施行してよいとされている．また，生検を施行する際にも継続で良いとされているが，ワルファリン服用者ではPT-INR値を確認の上で生検を行う必要があり，PT-INRが3を超える場合には原則的に生検を控える．新規経口抗凝固薬（DOAC）も継続で生検をして良いが，「抗血栓薬服用者に対する消化器内視鏡診療ガイドライン 直接経口抗凝固薬（DOAC）を含めた抗凝固薬に関する追補版2017」[2]に記載されているように，出血リスクが高いと考えられる患者では，血中濃度のピークを考慮した休薬も考慮する．

4. 生活習慣

下部消化管内視鏡検査の安全性とは直接関連がないが，飲酒や喫煙は大腸癌のリスクと考えられているため，日頃の飲酒や喫煙を聴取する．飲酒歴がある患者では，頻度（毎日なのか，週3日以上なのか，週2日以下なのか，禁酒中なのか）や1日に飲むアルコールの量を確認する．また，喫煙は，現在継続か，過去の喫煙か，1日何本を何年間かを聴取する．

5. アレルギー情報・有害事象

これまでに，薬（造影剤や抗菌薬も含む）で気分不快や発疹などのアレルギー症状が出現したことがないか，リドカインなどの麻酔薬で気分不快や血圧低下などを生じたことがないかを聴取する．リドカインの使用歴を患者が覚えていない場合には，「歯の治療で麻酔を使った際に気分が悪くなったことはありませんか？」と聞くと良い．また，アルコールに対するアレルギーの有無は「アルコール綿で気分が悪くなったことはありませんか？」と聞く．アレルギー症状や薬の有害事象が生じたことがある患者では，いつごろ，どのような薬で，どのような症状が出現したかを確認する．過去の内視鏡検査において，使用薬に対してアレルギー症状や有害事象が生じたことがある場合には，それらは使用しない．たとえば，リドカインアレルギーのある患者では，肛門部のリドカインによる麻酔は施行しない．

6. 交通手段・付き添い者

自宅で腸管洗浄液を服用させている施設では，来院時間を決めるため，また安全に服用してもらうために，患者が検査当日どのような交通手段を使って，どのくらいの時間で来院するかを確認する必要がある．腸管洗浄液の服用時に気分不快や嘔吐を生じることもあるため，高齢者では同居の家族の有無を確認する必要があり，独居の高齢者では院内での腸管洗浄液の服用を考慮する．また，検査後に具合が悪くなる場合があるため，高齢者や遠方の患者の場合には家族の同伴が望ましい．なお，鎮静をする場合には，当日の車の運転をさせてはいけない．また，抗コリン薬の投与後も，目がかすむことがあるため，数時間は車を運転できないことを事前に説明する．

7. その他

検査時に血圧測定を行うため，慢性腎不全や抗癌剤投与中の患者では，腕に血液透析のシャントや点滴用のポートがないかを確認する（図2）．また，スクリーニング検査で高周波を使用する場面は稀であると思われるが，想定外の出血病変が存在し，高周波を使用する可能性がある場合を想定し，心臓のペースメーカーや埋めこみ型除細動器の有無も確認しておく．なお，当然ながら事前に腹部症状を確認し，嘔気・嘔吐，強い腹痛，高度の便秘がある場合には，レントゲンやCTなどの他の検査を優先して施行する（下部消化管内視鏡検査前に，ルーチン的な腹部レントゲン撮影も考慮される）．

2）医療面接における注意点：問診とインフォームド・コンセント

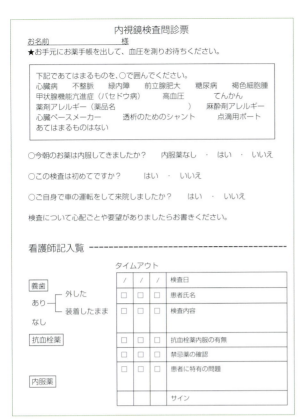

図2 福島県立医科大学附属病院内視鏡診療部の当日の問診表
上部消化管内視鏡検査と共有している。タイムアウトはスクリーニング検査も含め全例で行っている。

Ⅱ 検査前のインフォームド・コンセント

1．前日の食事

　検査前日には消化の良い食事を摂取することや前日の最終の食事可能時間を説明する。また、便秘患者や便通に不安がある患者では、検査食を購入してもらう。

2．腸管洗浄液と下剤の内服

　腸管洗浄液を内服してもらうこと、（施設によっては）前日にも下剤を服用してもらうことを説明する。腸管洗浄液を複数種類採用している施設では、可能であれば、それぞれの腸管洗浄液の特徴を提示して、患者に選択をしてもらう。腸管洗浄液の詳細は別項に譲るが、それぞれの腸管洗浄液ごとに図を示した説明書があるとよい（図3）。

3．鎮痙薬や鎮静薬の副作用

　鎮痙薬を使用する場合には、前述の副作用を説明する。また、鎮静をする場合には、検査中に転倒防止のために体幹や四肢を抑制する場合があることの承諾を得ておく必要がある。

4．偶発症

　偶発症は、検査自体によるもの、腸管洗浄液や下剤によるもの、鎮痙薬や鎮静薬によるものに分類される。したがって、それぞれに関して、日本消化器内視鏡学会の全国集計における偶発症の頻度と内容、それぞれの施設における偶発症の頻度と内容、偶発症が発生した場合の転帰や対応についても十分に説明をしておく必要がある。

　日本消化器内視鏡学会の第6回全国集計[3]によると、下部消化管内視鏡検査に伴う偶発症の発生率（観察のみ、生検を含む）は0.011％で、そのうち原因が明らかな340件では穿孔が200件と最多であった。穿孔例では、155例（77.5％）で外科手術が施行されていたが、死亡例も13件（6.5％）であった。また、出血は75例であったが、いずれも保存的あるいは内科的な処置で対応できていた。そのほか、裂傷（22例：死亡1例）、血圧低下・ショック（17例）、パニック・迷走神経反射（5例）、塞栓症（2例：死亡1例）、心停止（2例：ともに死亡）などが報告されていた。

　偶発症が生じた場合の対応としては、穿孔時には外科手術、出血時には内視鏡治療や輸血が必要となることを説明しておく。なお、万が一偶発症が起きた場合には最善の処置を行うが、その際の医療は通常の保険診療となることの承諾も得ておく。

5．生検

　検査中に異常が見つかった場合には、その部位より生検を施行する場合があることを説明する。また、生検後は少量の出血を伴うが、通常自然に止血されること、帰宅後も出血が持続する場合には連絡をすることも説明する。また、前述の抗血栓薬服用者や血液疾患・肝硬変などの出血リスクがある患者では、止血しにくい場合があることも説明する。

おわりに

　大腸癌罹患率が上昇しており、下部消化管内視

5. 内視鏡スクリーニング検査に必要な準備

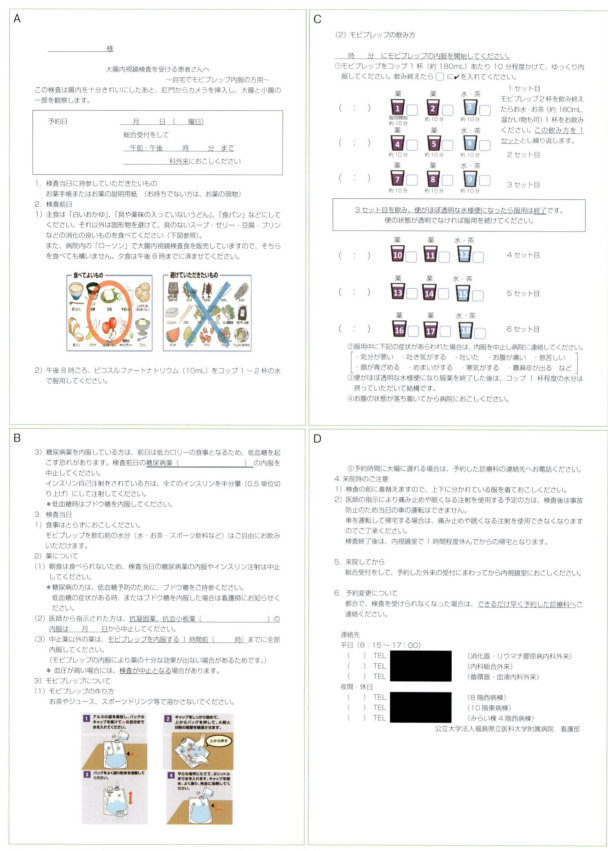

図3 福島県立医科大学附属病院におけるモビプレップを自宅で服用する患者用の説明書
医師の指示を受けた看護師が患者に説明し渡す。

2) 医療面接における注意点：問診とインフォームド・コンセント

鏡検査の重要性が増加している．しかし，検査件数の増加や受診者の高齢化に伴い，腸管洗浄液による偶発症も問題視されている．したがって，検査前には本稿で述べた内容を，口頭ならびに文書により十分なインフォームド・コンセントを得ておく必要がある．問診内容に関しては，2017年5月に日本消化器内視鏡学会監修の「上部消化管内視鏡スクリーニング検査マニュアル」に記載したもの[4]も参考にしていただきたい．なお，本稿の作成に際して協力をいただいた福島県立医科大学附属病院の看護師をはじめとするメディカルスタッフに深謝する．

文　献

1) 藤本一眞, 藤城光弘, 加藤元嗣, 他：抗血栓薬服用者に対する消化器内視鏡診療ガイドライン. Gastroenterol Endosc 54：2075-2102, 2012
2) 加藤元嗣, 上堂文也, 掃本誠治, 他：抗血栓薬服用者に対する消化器内視鏡診療ガイドライン　直接経口抗凝固薬（DOAC）を含めた抗凝固薬に関する追補版 2017. Gastroenterol Endosc 59：1549-1558, 2017
3) 古田隆久, 加藤元嗣, 伊藤　透, 他：消化器内視鏡の偶発症に関する第6回全国調査報告—2008年より2012年までの5年間. Gastroenterol Endosc 58：1466-1491, 2016
4) 引地拓人, 渡辺　晃, 中村　純, 他：内視鏡スクリーニング検査に必要な準備～問診内容と事前検査. 上部消化管内視鏡スクリーニング検査マニュアル, 日本消化器内視鏡学会監修, pp.21-28, 医学図書出版, 東京, 2017

（引地拓人，藤原達雄，郡司直彦，川島一公，高木忠之）

5 内視鏡スクリーニング検査に必要な準備

3）大腸内視鏡検査における内服薬の継続・中止について

はじめに

質の高いスクリーニング大腸内視鏡検査には，腸管洗腸剤を用いた良好な腸管洗浄度とすることが重要である。そのため，検査前には検査食の摂取など食事内容に制限を行い，検査当日は朝から午後の検査終了まで絶食となる。また，洗腸剤を早朝から2時間程度かけて服用する。腸管洗浄剤の効果を高めるため，前日夜に下剤を投与することも多い。すなわち，絶食時間が長いこと，腸管洗浄剤による薬剤吸収への影響があるため，大腸内視鏡検査における内服薬服用には上部消化管内視鏡と同様の対応に加え，大腸内視鏡特有の注意点がある。

特に，洗腸剤による薬剤の吸収障害が問題となるため，内服が必要な薬剤は，洗腸剤服用終了後，2時間程度あけてから服用する。

本稿では，スクリーニング大腸内視鏡検査における内服薬の継続・中止について概説する。

I 抗血栓薬の取り扱い

抗血栓薬（抗血小板薬と抗凝固薬）は，内視鏡検査，処置による出血を防ぐため一定期間休薬していたが，抗血栓薬の休薬により血栓症のリスクが増加することが報告され，内視鏡検査，処置における抗血栓薬の取り扱いは大幅に変化している。

アスピリンの休薬により，虚血性心疾患や脳梗塞のリスクが3倍に上がり[1, 2]，ワルファリン休薬で血栓症が0.6%に発生し1例は大腸内視鏡のために休薬し虚血性腸炎で死亡したことが報告されている[3]。これらの報告により抗血栓薬の休薬が血栓症のリスクになることが明らかにされた。また，アスピリンの服用者の上部消化管出血者に対して止血後にアスピリンまたはプラセボを再開するランダム化試験で出血性合併症はアスピリン群で多いが有意差はなく，心臓死と全死亡はプラセボ群で有意に多かった[4]。これらの報告から，抗血栓薬の休薬で出血率は有意に低下せず，血栓症は有意に増加することが示された。日本消化器内視鏡学会では，休薬による血栓症の予防に主眼を置いた休薬基準を抗血栓薬の関連学会である日本循環器病学会，日本神経学会，日本脳卒中学会，日本血栓止血学会，日本糖尿病学会と共同で作成し，2012年に発刊している[5]。

内視鏡検査，手技は出血リスクに応じて通常の消化器内視鏡検査，内視鏡的粘膜生検，出血低危険度，出血高危険度の4つに分類されている（表1）。スクリーニング大腸内視鏡検査は通常消化器内視鏡検査に分類される。スクリーニング大腸内視鏡検査で可能性がある手技は粘膜生検とコールドポリペクトミーである。粘膜生検は内視鏡的粘膜生検に分類され，低出血リスク手技と同様の対応となる。一方，コールドポリペクトミーは表1ではポリペクトミーの高出血リスク手技に分類されると考えられるが，出血率は非常に低く抗凝固薬服用者に対するランダム化試験でもコールドポリペクトミーは有意に出血率が低いと報告されている[6]。われわれの施設では2016年よりコールドポリペクトミーを低出血リスク手技として粘膜生検と同様の休薬基準で外来での対応を行っているが鉗子で行った303例，スネアで行った287例で出血例はなく，抗血栓薬服用者144例でも出血例は認めなかった。日本消化器内視鏡学会が行った消化器内視鏡に関連した偶発症の全国前向き調査の結果によると，出血率は観察が0.12%，粘膜生検が0.56%，低出血リスク手技が0.99%，高出血リスク手技が3.02%であり[7]，これまで報告されたコールドポリペクトミーの出血率は低出血リスク手技と同等またはそれ以下である。ガイドラインにおけるコールドポリペクトミーの出血リスク分類を低出血リスク手技とするか，高出血リスク手技にするか今後の検討が待た

3）大腸内視鏡検査における内服薬の継続・中止について

表1　出血危険度による消化器内視鏡の分類（文献5より引用改変）

1. 通常消化器内視鏡
    - 上部消化管内視鏡（経鼻内視鏡を含む）
    - 下部消化管内視鏡
    - 超音波内視鏡
    - カプセル内視鏡
    - 内視鏡的逆行性膵胆管造影

2. 内視鏡的粘膜生検（超音波内視鏡下穿刺吸引術を除く）

3. 出血低危険度の消化器内視鏡
    - バルーン内視鏡
    - マーキング（クリップ，高周波，点墨，など）
    - 消化管，膵管，胆管ステント留置法（事前の切開手技を伴わない）
    - 内視鏡的乳頭バルーン拡張術

4. 出血高危険度の消化器内視鏡
    - ポリペクトミー（ポリープ切除術）
    - 内視鏡的粘膜切除術
    - 内視鏡的粘膜下層剥離術
    - 内視鏡的乳頭括約筋切開術
    - 内視鏡的十二指腸乳頭切除術
    - 超音波内視鏡下穿刺吸引術
    - 経皮内視鏡的胃瘻造設術
    - 内視鏡的食道・胃静脈瘤治療
    - 内視鏡的消化管拡張術
    - 内視鏡的粘膜焼灼術
    - その他

表2　休薬による血栓塞栓症の高発症群（文献5より引用改変）

抗血小板薬関連
- 冠動脈ステント留置後2ヵ月
- 冠動脈薬剤溶出性ステント留置後12ヵ月
- 脳血行再建術（頸動脈内膜剥離術，ステント留置）後2ヵ月
- 主幹動脈に50％以上の狭窄を伴う脳梗塞または一過性脳虚血発作
- 最近発症した虚血性脳卒中または一過性脳虚血発作
- 閉塞性動脈硬化症でFontaine 3度（安静時疼痛）以上
- 頸動脈超音波検査，頭頸部磁気共鳴血管画像で休薬の危険が高いと判断される所見を有する場合

抗凝固薬関連*
- 心原性脳塞栓症の既往
- 弁膜症を合併する心房細動
- 弁膜症を合併していないが脳卒中高リスクの心房細動
- 僧帽弁の機械弁置換術後
- 機械弁置換術後の血栓塞栓症の既往
- 人工弁設置
- 抗リン脂質抗体症候群
- 深部静脈血栓症・肺塞栓症

*ワルファリン等抗凝固薬療法中の休薬に伴う血栓・塞栓症のリスクは様々であるが，一度発症すると重篤であることが多いことから，抗凝固薬療法中の症例は全例，高危険群として対応することが望ましい

れる。

　休薬による血栓塞栓症の高危険群は抗血栓薬を使用する関連学会により提案されガイドラインに掲載されている（表2）。大腸内視鏡検査では絶食と排便のため脱水に注意が必要であり，特に血栓症のハイリスクでは検査時期についても検討するなど注意深い対応が必要である。

　次にスクリーニング大腸内視鏡検査における抗血栓薬の具体的な休薬期間であるが，2012年のガイドラインおよび2017年の追補版[8]に記載されているように，全ての抗血小板薬，抗凝固薬は原則休薬せず行う。粘膜生検や出血低リスク手技

表3 抗血小板薬・抗凝固薬の休薬：単独投与の場合（文献5より引用改変）
投薬の変更は内視鏡に伴う一時的なものに留める。

単独投与＼内視鏡検査	観察	生検	出血低危険度	出血高危険度
アスピリン	◎	○	○	○／3～5日休薬
チエノピリジン	◎	○	○	ASA, CLZ置換／5～7日休薬
チエノピリジン以外の抗血小板薬	◎	○	○	1日休薬
ワルファリン	◎	○治療域	○治療域	ヘパリン置換
ダビガトラン	◎	○	○	ヘパリン置換

◎：休薬不要，○：休薬不要で可能，／：または，ASA：アスピリン，CLZ：シロスタゾール

表4 抗凝固薬の休薬：単独投与の場合 （2017年追補版）（文献8より引用改変）

	観察	生検	出血低危険度	出血高危険度
ワルファリン	◎	○治療域	○治療域	○治療域／ヘパリン置換／一時的DOAC変更
DOAC	◎	○ピーク期避ける	○ピーク期避ける	当日休薬／ヘパリン置換

◎：休薬不要，○：休薬不要で可能，／：または，DOCA：直接経口抗凝固薬

においても休薬せず施行可能である（表3, 4）。◎は中止しないで内視鏡検査を行う，○は休薬しないでも施行可能を意味しており，両者は大きく意味が異なる。すなわち，観察のみの大腸内視鏡検査においては，中止しないで行うことが通常であり，休薬する場合は必要性とリスクについて十分な説明と同意を得る必要がある。一方，生検や低出血リスク手技における休薬しないでも可能とは，休薬可能な症例であれば休薬して行っても良い。血栓症ハイリスクでない場合には，施設や個々の症例に応じて適切な方法を選択することが可能である。

生検や低出血リスク手技を行う場合，ワルファリンの場合には治療域にPT-INRがコントロールされていることを確認する必要があり，2.6未満程度が望ましい。新規経口抗凝固剤，DOACについては血中濃度のピーク時を避ける必要があり，具体的には朝服用後，5時間程度あけてから生検等を行う必要がある。内服薬は洗腸剤服用終了後2時間程度あけてから服用するが，DOACの場合，ピーク時を避ける必要があるため，洗腸剤服用開始2時間前に服用するなどの工夫が必要である。

各抗血栓薬は休薬の必要がないため，再開時期については問題にならない。休薬した場合には，遅くとも翌日朝には再開する。

Ⅲ 抗血栓薬の多剤併用時の対処

冠動脈に対する薬剤溶出性ステントの挿入後には，Dual Antiplatelet therapy：DAPT（アスピリン＋クロピドグレルまたはプラスグレル）が行われる。また，心房細動と虚血性心疾患など抗凝固薬と抗血小板薬の併用など抗血栓薬を多剤併用している場合は少なくない。この場合の対応について，ガイドラインでは，内視鏡検査や粘膜生検では症例に応じて慎重に対応する，と記載されている。DAPTなど抗血栓薬を多剤併用する症例は血栓症ハイリスクである場合が多く，抗血栓薬の休薬には慎重な対応が必要である。

検診や任意型検診や診療におけるスクリーニング大腸内視鏡検査では，多剤服用例でも原則休薬せずに実施する。出血に対する体制が十分でない場合，粘膜生検は施行せず，対応可能な施設に紹

介して生検を行う対応が望ましい。ただし，あらかじめアスピリン1剤にすることが可能であると主治医の判断があればアスピリン1剤を継続して粘膜生検を行うことが可能である。

IV その他の薬剤

大腸内視鏡検査では食事制限や絶食期間が上部消化管内視鏡より長いため，糖尿病薬は休薬する必要がある。インスリン製剤やSU合剤（オイグルコン，アマリール等），グリニド製剤（スターシス，グルファスト等），DPP4阻害剤（ジャヌビア，ネシーナ等），ビグアナイド剤（メトグルコ等），SGLT2阻害剤（スーグラ，フォシーガ等）は低血糖の恐れがあるため注意を要する。高脂血症や高コレステロール血症の薬剤も服用する必要はない。糖尿病薬の再開は，検査終了後の食事摂取後が望ましい。また，大腸内視鏡検査の際に観察の障害になり得るクレメジンも休薬が望ましい。

一方，降圧薬，抗不整脈薬，安定剤，甲状腺ホルモン剤，抗てんかん薬など服薬が必要な薬剤は大腸内視鏡検査前に服用する必要がある。その際，洗腸剤による薬剤の吸収阻害を考慮し，洗腸剤終了後にお腹が落ち着いてから，大凡洗腸剤終了後2時間程度で服薬することが望ましいと考えられている。

おわりに

スクリーニング大腸内視鏡における内服薬の休薬と継続について概説した。スクリーニング検査であるため，全ての抗血栓薬は休薬せず検査を行う。しかし，抗血栓薬服用者は出血，血栓症の他，様々なリスクが高い。また，以前の内視鏡検査の経験から，休薬指示がなくても自主的に検査前に抗血栓薬を休薬して受診する場合が少なくない。そのため，内視鏡検査の必要性と抗血栓薬の取り扱いについて十分に説明することが重要である。抗凝固薬であるワルファリンとDOACについては2017年追補版に従った対応となり，抗血小板薬と同様に原則休薬せずにスクリーニング大腸内視鏡検査を行う。粘膜生検を行う場合にはワルファリンはPT-INRが治療域にあることを確認すること，DOACは血中濃度がピークの時間をさけるため服用後5時間以降で生検等を行うことが重要である。

糖尿病薬などその他に休薬すべき薬剤と抗血栓薬や降圧剤など服用が必要な薬剤についても十分な説明が重要となる。また，血栓症ハイリスク症例や高齢者などでは脱水とならないよう点滴を行って検査することも考慮する。

今後，消化器内視鏡学会の偶発症の前向き調査が行われていくことから，さらなるデータの集積と解析結果の公表が待たれる。

文　献

1) Biondi-Zoccai GG, Lotrionte M, Agostoni P, et al：A systematic review and meta-analysis on the hazards of discontinuing or not adhering to aspirin among 50,279 patients at risk for coronary artery disease. Eur Heart J 27：2667-2674, 2006
2) Maulaz AB, Beserra DC, Michel P, et al：Effect of discontinuing aspirin therapy on the risk of brain ischemic stroke. Arch Neurol 62：1217-1220, 2005
3) Gracia DA, Regan S, Henault LE, et al：Risk of thromboembolism with short-term interruption of warfarin therapy. Arch Intern Med 168：63-69, 2008
4) Sung JJ, Lau JY, Ching JY, et al：Continuation of low-dose aspirin therapy in peptic ulcer bleeding：a randomized trial. Ann Intern Med 152：1-9, 2010
5) 藤本一眞, 藤城光弘, 加藤元嗣, 他：抗血栓薬服用者に対する消化器内視鏡診療ガイドライン．日本消化器内視鏡学会雑誌 54：2075-2102, 2012
6) Horiuchi A, Nakayama Y, Kajiyama M, et al：Removal of small colorectal polyps in anticoagulated patients：a prospective randomized comparison of cold snare and conventional polypectomy. Gastrointest Endosc 79：417-423, 2014
7) 加藤元嗣, 古田隆久, 伊藤　透, 他：抗血栓薬服用者に対する消化器内視鏡に関連した偶発症の全国調査結果．日本消化器内視鏡学会雑誌 59：1532-1535, 2017
8) 加藤元嗣, 上堂文也, 掃本誠治, 他：抗血栓薬服用者に対する消化器内視鏡診療ガイドライン 直接経口抗凝固薬（DOAC）を含めた抗凝固薬に関する追補2017．日本消化器内視鏡学会雑誌 59：1549-1558, 2017

（間部克裕）

5 内視鏡スクリーニング検査に必要な準備

4）検査前の食事に関する注意点と検査食

はじめに

下部消化管内視鏡検査では，腸管洗浄の成否が検査精度の重要な鍵を握っている。現在では高い腸管洗浄効果が得られる前処置法（P.54〜58参照）の普及により，検査前日に厳格な食事制限や下剤投与を行わなくても検査が行える場合が多い[1]。しかし，大量のPEG飲用に苦痛を訴える被検者も少なからず存在することや，便秘症や高齢者では飲用を中断せざるを得ない場合もあり，全ての被検者に高い腸管洗浄効果が得られるわけではない。もし腸管洗浄効果が不十分であれば，検査精度が格段に落ちるだけでなく，再検査ともなれば前処置からやり直さねばならず，被検者の負担はあまりに大きい。よって，検査に向けた食事指導は事前に十分説明しておく必要がある。

I　食事指導の実際

厳密な食事制限は被検者にとって苦痛であることも多く，下部消化管内視鏡検査の受容性にも大きく影響する。検者側は検査精度や検査効率ばかりに注目しがちであるが，被検者の負担を考慮し，精度の高い検査に必要な腸管洗浄効果を担保しつつ，被検者の受容性や安全面，精神面にも十分配慮した食事指導を実施することが重要である。

検査前日の食事

検査に向けた食事の摂り方は，1）被検者もしくは食事の世話をする人が用意する「制限食」と，2）市販の検査食を利用する「検査食」，の大きく2通りがある（表1）。「制限食」は日常食の延長であるため受け入れやすい利点がある一方で，食材や摂取量，調理法などは自身で考えなければならないのがやや難点である。それに比べ「検査食」は簡便かつ合理的に作られているため，被検者が頭を悩ますことがない一方，一定の費用がかかることやエネルギーがやや低いことが欠点である。どちらを選択するかは，被検者の生活環境を考慮して決定するのが望ましい。

1）制限食（被検者もしくは食事の世話をする人が用意）

検査前日の食事は，排出便量を減らす「低残渣食」が基本である。下部消化管内視鏡検査で吸引不可能な残渣となりやすい野菜の繊維や皮，種，海藻・キノコ類，こんにゃくなどは避けることが大切である。被検者によっては，便秘解消のために上記のような繊維質豊富な食材を摂食して良いと誤解していることもあり，特に高齢など理解力に乏しい場合には十分注意する。避けるべき食材，摂取して良い食材は具体例をあげ，被検者が無理

表1　検査に向けた食事

	制限食	市販検査食
用意	被検者もしくは食事の世話をする人	特になし
利点	日常の食事の延長	・簡便 ・全員が確実に低残渣食を摂取できる ・機能的な食材の配合が可能 ・洗浄効果が高い
欠点	・食材や摂取量・バランスについて自分で考える必要がある ・理解度により洗浄効果が不均一	・費用がかかる ・エネルギーが少ない

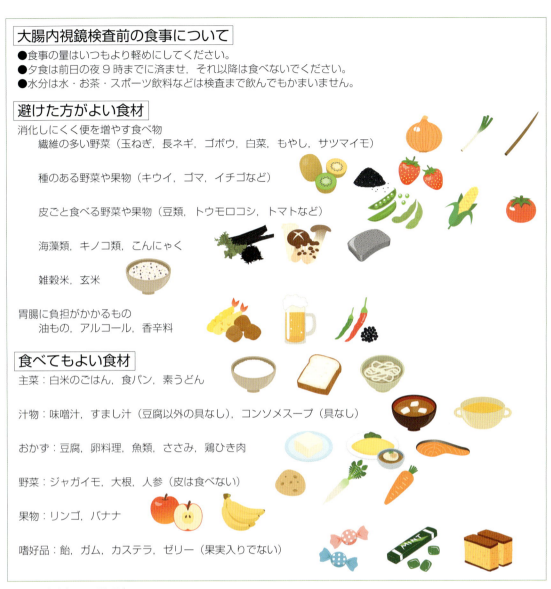

図1　受診者への説明書

なく摂食できるよう，生活環境や排便習慣などを考慮して説明を工夫する。

　また，制限食では食事摂取量についての指導が難しいが，いつもより減量が必要である旨も伝えておかなければならない。食事指導の具体例を図1に提示する。

2）市販検査食について

　市販検査食はレトルトパウチを温めるだけで摂取できるなど，簡便さに優れている。また冷めたままでも美味しく食べられるように味付けされているものや，摂食回数が選べるよう2食タイプや3食タイプになっているものなど，種類が豊富であることも被検者にとって大きなメリットである。さらに，食品メーカー製造のため味付けが良く，食べごたえを感じられる大きめの具材や，肉や野菜のバランスにも考慮されている。3食タイプの主な市販検査食を表2に示す。

　腸管洗浄効果については，市販検査食の方が制限食より有意に高いとの報告[2]がある。市販検査食では機能的素材（難消化性デキストリン，低分子化アルギン酸ナトリウムなどの水溶性食物繊維）の添加が可能であり，腸管洗浄効果には有利である。市販検査食を導入することで高い腸管洗浄効果が得られれば，検査当日のPEG飲用量の減量や，前処置時間の短縮ができる可能性がある。

　ただし，市販検査食にもデメリットがあり，各メーカーとも1,000～1,500円程度の費用負担が必要であることと，一日摂取エネルギーが720～

5. 内視鏡スクリーニング検査に必要な準備

表2　主な市販の検査食（3食に限って提示）

	ダルムスペース リッチⅢ	ダルムスペース ファイン	クリアスルー シリーズ	サンケンクリン シリーズ	エニマクリン シリーズ
内容量（g）	947.8	800	859～1,018	747	824.2～1,090
エネルギー（kcal）	1173	750	725～983	821～1,069	720～1,125
蛋白質（g）	18.2	21.35	25.1～32.7	13.6～15.7	14.6～27.8
脂質（g）	25.8	20.6	23.7～41.0	13.2～31.1	7.4～16.8
炭水化物（g）	215.1	119.8	82.4～123.7	161.0～182.2	130～215.4
販売元	ハウス食品株式会社 カイゲンファーマ株式会社	日本ハム株式会社 カイゲンファーマ株式会社	キユーピー株式会社	キユーピー株式会社	江崎グリコ株式会社 堀井薬品工業株式会社

表3　日本人の食事摂取基準（2015年版）の概要より

	男性（18歳以上）	女性（18歳以上）
エネルギー必要量（kcal）身体活動「ふつう」の場合	2,200～2,650	1,750～2,000
蛋白質（g）	60g	50g
脂質（％エネルギー）	20～30％	20～30％
炭水化物（％エネルギー）	50～65％	50～65％

1,173kcalと少ないこと，の2点があげられる。厚生労働省策定の「日本人の食事摂取基準（2015年版）」[3]（表3）によると，身体活動が「ふつう」の成人の場合，男性で2,200～2,650kcal，女性で1,750～2,000kcalの一日摂取エネルギーが必要とされている。検査前日と当日は，その基準をかなり下回る。適宜間食を摂るよう促すことや，脱水予防のためにスポーツ飲料などの水分は検査直前まで飲用して良いことなども指導する必要がある。

文　献

1) 日本消化器内視鏡学会，日本消化器内視鏡学会卒後教育委員会編：消化器内視鏡ハンドブック．日本メディカルセンター，東京，2012
2) Matsumura T, Arai M, Ishigami H, et al：A randomized controlled trial comparing a prepackaged low-residue diet with a restricted diet for colonoscopy preparation：the impact on the results of colonoscopy in adenoma detection. Colorectal Dis 18：O37-42, 2016
3) 菱田　明，佐々木敏，監修：日本人の食事摂取基準 厚生労働省「日本人の食事摂取基（2015年版）」策定検討会報告書．第一出版，東京，2014

（青木利佳，吉村理江）

5 内視鏡スクリーニング検査に必要な準備

5) 腸管洗浄剤服用前に確認すべきリスクと対策

はじめに

　安全で正確な大腸内視鏡検査を行うには腸管洗浄剤による十分な前処置が重要である。腸管洗浄度（bowel preparation quality：BPQ）は大腸内視鏡の Quality indicator のひとつとして米国内視鏡学会（ASGE）からも提案されている[1]。しかし，腸管洗浄剤内服に伴う偶発症の報告は少なくない。ここでは腸管洗浄剤内服にあたっての注意点を述べたい。

I　腸管洗浄剤の選択

　経口腸管洗浄薬としては，ポリエチレングリコール（PEG）製剤であるニフレック，ムーベンなどや PEG の高張 PEG 液であるモビプレップが広く使われている。ニフレックの洗腸効果は良好だが服用量が多く飲みにくいのが欠点である。高張 PEG 液のモビプレップは服用量が少なくすみ前処置時間が短い[2]。しかし，高張液であるため，特に高齢者や脱水を起こす可能性のある症例では慎重に投与する必要がある。

　マグネシウム製剤であるマグコロール P は飲みやすさの点で比較的良好であるが，高齢者や腎機能障害者では高マグネシウム血症のリスクがある。マグコロール P が腸管内に貯留することにより徐々にマグネシウムが貯留され高マグネシウム血症を発症することから，日常の排便状態，服用前後の排便状態のチェックが重要である。

　その他，リン酸ナトリウム塩を含有する錠剤タイプのビジクリア錠も発売されている。錠剤を水で服用するので味の問題の患者負担は少ない。しかし，65 歳以上の高血圧症を有する症例への投与は急性腎不全，急性リン酸腎症（腎石灰沈着症）のリスクが高いため禁忌とされている。

II　腸管洗浄剤による副作用・偶発症

　腸管洗浄剤による重大な副作用としては，ショック・アナフィラキシー[3]，虚血性大腸炎[4]，マロリー・ワイス症候群[5]，腸管穿孔・腸閉塞，誤嚥[6] など様々であるが，特に注意が必要な偶発症について述べたい。日本消化器内視鏡学会の第 6 回全国調査（2008〜2012 年までの 5 年間）[7] によると，腸管洗浄剤に関連する偶発症の割合は，偶発症が発生した症例全体の 22.2％を占め，鎮静剤による偶発症（46.5％）に続いて多く，さらに死亡事例では鎮静薬（44.4％）と並んで腸管洗浄剤（33.3％）が目立っている。第 6 回全国調査には詳述されていないが，第 5 回全国調査[8] では腸管洗浄剤に関連した死亡の原因は腸閉塞，誤嚥であったと報告されている。そのためこの 2 つに関しては特に注意を払う必要がある。

　大腸内視鏡検査全体での腸管洗浄剤による腸閉塞・腸管穿孔の頻度の報告は，Yamauchi らの 66,260 件の大腸内視鏡検査の検討では 0.016％であったと報告されている[9]。2003 年 9 月に厚生労働省より「経口腸管洗浄剤による腸管穿孔及び腸閉塞について」の緊急安全性情報で複数の死亡例が報告された（図 1）。しかし，その後も残念ながら死亡例が発生している[8]。腸閉塞・腸管穿孔は稀ではあるが，最も注意すべき偶発症である。

III　禁忌と慎重投与

　表 1 に各腸管洗浄剤に共通の禁忌を示す。問診で腹部症状・排便状況・過敏症の既往などを聴取し禁忌を疑う場合，内視鏡を中止する，もしくは腸管洗浄剤内服前に充分に画像検査などで評価してから内服を開始する。

　表 2 に慎重投与例を示す。これらに該当する症例は腸閉塞，腸管穿孔のリスクが健常者よりも

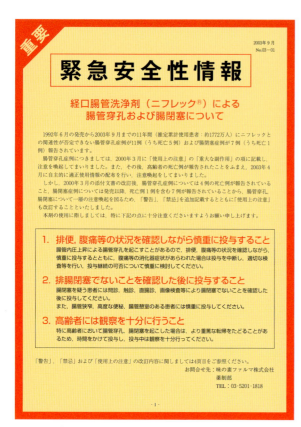

図1 緊急安全性情報（厚生労働省）

表1 禁忌
- 胃腸管閉塞症および腸閉塞の疑いのある患者
- 腸管穿孔
- 胃排出不全
- 中毒性巨大結腸症
- 内服予定の腸管洗浄剤の成分に対し過敏症の既往歴のある患者

表2 慎重投与
- 腹部手術歴
- 腸管狭窄
- 高度な便秘
- 大腸憩室
- 高齢者

高いと認識して対応しなければならない。

　腹部手術歴のある症例は癒着による腸閉塞を起こすリスクがある。排便がない場合や腹痛，悪心・嘔吐があった場合，安易に内服を継続しないように注意すべきである。

　腸管狭窄を疑う所見を事前の画像検査（CT，X線など）で認めた場合はさらに腸閉塞・腸管穿孔の危険性が高い。狭窄が遠位（下行〜S状結腸，直腸）でそこまでしかスコープを挿入できない可能性がある場合等は，経口腸管洗浄剤による標準的な前処置を行うメリット自体が乏しい上に前処置による偶発症の可能性もある。時間をかけて腹部症状に注意しながら慎重に服用する，または，経口腸管洗浄剤の内服をせず浣腸で検査を行う，場合によっては前処置なしで検査する，などの適切な前処置の方法を考慮する。

　高度な便秘例では，硬便が残存している状態では経口腸管洗浄剤の効果が乏しい。そのため，定期的に排便がある状態に調整してから経口腸管洗浄剤の内服をはじめた方がよい。腸管洗浄剤服用前の排便状態を把握し，検査数日前から緩下剤内服する，普段から緩下剤を使用している場合は増量する，などの工夫を行う。

　大腸憩室が多発する場合，経口腸管洗浄剤で腸管内の便が排出されても憩室内の固形便が遅れて排出され内視鏡の挿入・観察の障害になる。あらかじめ多発憩室例とわかっている場合も高度便秘例と同様の対策を考慮する。

　高齢者・それに準じた ADL 低下例の場合，経口腸管洗浄剤の溶解・服用方法が理解できるか，服用する体力はあるか，誤嚥を起こす恐れがないか，緊急時の対応ができる家族がいるか等の点を考慮する。経口腸管洗浄剤内服を自宅で行うことが多い施設もあると思われるが，必要に応じて病院内での内服を考慮する。

Ⅳ　メディカルスタッフとの連携

　実際の大腸内視鏡検査の前処置の説明，服薬指導などの対応はメディカルスタッフが担当するため，医師とメディカルスタッフが連携してリスクマネージメントをしていかなければならない。当院では経験が少ない看護師でも同様の安全な対応ができるようにフローチャートを作成している（図2）。服用開始前に，前日あるいは当日の排便があることを確認し，排便がない場合は腸閉塞・腸管穿孔のリスクのある慎重投与例と判断して医師へ報告する。さらに，半分量内服時点で排便があること，腹痛・嘔吐などの腹部症状がないことを確認し服用を継続する。排便がない場合や腹部症状がある場合，同様に医師へ報告し，漫然と腸管洗浄剤を飲ませないように徹底している。自宅で内服する場合，上記の内容を患者に説明し，排

5）腸管洗浄剤服用前に確認すべきリスクと対策

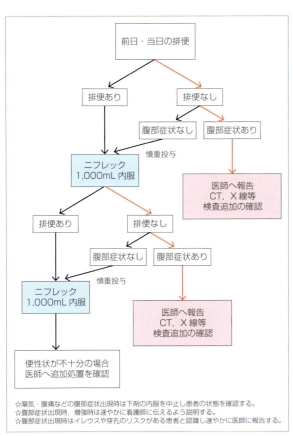

図2 NTT東日本札幌病院の経口腸管洗浄剤内服フローチャート（ニフレック用）

便がない場合，腹部症状がある場合は必ず連絡するように患者に指導をしている。

おわりに

大腸内視鏡検査前の腸管洗浄剤内服はルーチンで行われているが，偶発症の危険性とその防止について十分に理解する必要がある。また，実際の対応は内視鏡室のスタッフなどのメディカルスタッフが担う部分が大きいため，医師－メディカルスタッフの連携，教育が重要である。

文　献

1) Rex DK, Schoenfeld PS, Cohen J, et al：Quality Indicators for Colonoscopy. Am J Gastroenterol 110：72-90, 2015
2) 吉田直久，内藤裕二，小木曽聖，他：高濃度ポリエチレングリコール腸管洗浄剤を用いた大腸内視鏡検査前処置の負担軽減．Gastroenterol Endosc 56：3810-3815, 2014
3) Gachoka D：Polyethylene Glycol（PEG）-Induced Anaphylactic Reaction During Bowel Preparation. ACG case reports J 2：216-217, 2015
4) Okawa K, Ishiguro S, Aoki T, et al：Ischemic colitis induced by pretreatment with a cathartic for colonoscopy：report of two cases. Gastroenterol Endosc 34：2610-2614, 1992
5) Nishida Y, Hamaji M, Sakaguchi H, et al：Mallory-Weiss Syndrome with Colonic Lavage. A Case Report. Japanese J Gastroenterol Surg 32：997-1001, 1999
6) de Graaf P, Slagt C, de Graaf JLCA, et al：Fatal aspiration of polyethylene glycol solution. Neth J Med 64：196-198, 2006
7) 古田隆久，加藤元嗣，伊藤　透，他：消化器内視鏡関連の偶発症に関する第6回全国調査報告 2008年～2012年までの5年間．Gastroenterol Endosc 58：1466-1491, 2016
8) 芳野純治，五十嵐良典，大原弘隆，他：消化器内視鏡関連の偶発症に関する第5回全国調査報告 2003年より2007年までの5年間．Gastroenterol Endosc 52：95-103, 2010
9) Yamauchi A, Kudo S, Mori Y, et al：Retrospective analysis of large bowel obstruction or perforation caused by oral preparation for colonoscopy. Endosc Int Open 5：471-476, 2017

（吉井新二，間部克裕）

5 内視鏡スクリーニング検査に必要な準備

6) 腸管前処置の方法と評価法

緒言

内視鏡学会全国調査は1983年から5年ごとに行われている。2008年～2012年の5年間に行われた内視鏡指導施設544施設の大腸内視鏡件数は3,815,118件となっており，その件数は増加している[1]。これまでに大腸内視鏡検査患者への負担を軽減すべく，様々な改良が行われてきた。検査中の苦痛の軽減には軸保持短縮法をはじめとした様々な挿入法や炭素ガス送気装置，内視鏡スコープについても硬度可変や高伝達挿入部の出現があげられる[2,3]。大腸内視鏡においては，適切な前処置を行うことにより，病変の検索や詳細な評価の質的向上につながるばかりでなく，検査時間の短縮や安全性の向上，被検者の負担軽減等が期待できる。今回，当院における腸管前処置の方法と評価法を参考にして，概説する。

I 検査前食

大腸内視鏡検査の際，同様の前処置を行っても，被検者によって洗浄時間にばらつきがあることは日常診療でよく経験される。また同一被検者において，同様の前処置薬を用いても洗浄時間や洗腸状態に差が現れる。腸管洗浄剤による前処置では，基本的に食事制限が不要とされているが，検査食併用でさらに良好な前処置効果が期待でき，腸管洗浄剤の服用量を減量できる可能性がある。当院では被検者の普段の便通状態に応じて，検査食の使用や検査の1～2日前には残渣となりやすいものを控えるような指導をしている（図1）。

II 前処置薬剤とその実際

大腸内視鏡に際しては，腸管内の残渣を極力排除する必要があり，全大腸の観察を目的とした場合には経口腸管洗浄剤の内服が必要となる。現在，当院では主にポリエチレングリコール含有電解質溶液（ニフレック®，以下，PEG-ELS），アスコルビン酸含有ポリエチレングリコール電解質溶液（モビプレップ®，以下，PEG-Asc），クエン酸マグネシウム粉末（マグコロールP®，以下，MGC）を用いており，以前までの前処置にて液状の腸管洗浄剤の内服が困難であった場合には，リン酸ナトリウム（ビジクリア®，以下，NaP錠）を用いることもある。

各腸管洗浄薬の内服法と特徴を（表1）に示す[4,5]。MGCはクエン酸マグネシウムを主成分として，腸内容積を増大させることにより，瀉下効果を発揮する。また他の薬剤と比較して味の忍容性が高いとされる。PEG-ELSはポリエチレングリコール含有電解質溶液であり，体内の電解質に影響を及ぼしにくく，腎機能低下症例にも使用できる利点がある。PEG-Ascはポリエチレングリコール含有電解質溶液に，下剤としての効果も有するア

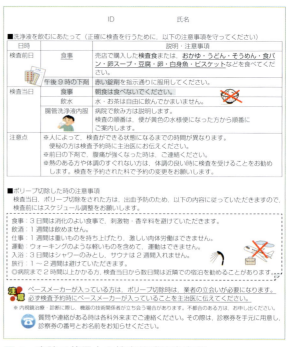

図1 当院で使用中の検査前諸注意事項

表1 腸管洗浄薬の内服法と特徴（文献4, 5より著者作成）

経口腸管洗浄剤	商品名	特徴
クエン酸マグネシウム粉末	マグコロールP®	・等張液を洗浄液として使用 ・味の忍容性が高い ・水，電解質の変動が大きい
ポリエチレングリコール含有電解質溶液	ニフレック®	・体内の電解質バランスに影響を与えにくいとされており，腎機能低下例にも使用できる ・腸内細菌作用で爆発性のガスを発生しない ・味の忍容性が低い
アスコルビン酸含有ポリエチレングリコール電解質溶液	モビプレップ®	・高張性であり，水，電解質の変動は多少ある ・洗浄時間の短縮
リン酸ナトリウム	ビジクリア®	・錠剤型の腸管洗浄剤 ・水，電解質変動が大きい ・味覚の問題がない

表2 当院で大腸内視鏡検査を行ったMGP, PEG-ELS, PEG-Asc内服群の後ろ向き比較

内服薬	症例数	平均年齢	前処置時間
MGC	151	66.3±11.1歳	190.1±76.4分
PEG-ELS	77	68.2±12.5歳	185.2±73.1分
PEG-Asc	89	66.4±10.2歳	180.0±72.9分

スコルビン酸を加えた高張性（高浸透圧）の腸管洗浄剤である。浸透圧を高くしたことで体内から腸管内へ水分が移動するため，洗浄剤自体の服用量を減少させて洗浄時間の短縮も期待できるとされる[6]。

今回，当院で大腸内視鏡検査を行ったMGP, PEG-ELS, PEG-Asc内服群を後ろ向き比較検討した。

対象は2017年11月1日～11月30日までに当院で大腸内視鏡を施行した317症例を対象とした。内服する下剤は各検査依頼医の判断で無作為に割り当てられた。

内服方法：どの群においても明らかな狭窄等が疑われる症例を除き，検査前日の眠前にセンノシド36mgを内服した。MGC群の前処置は検査当日にMGP等張液1,800mLを基本量とし，基本量内服しても前処置完了とならない場合は，前処置完了となるまでMGC等張液を適宜追加することとした。PEG-ELS群も同様に，前処置は検査当日にPEG-ELS 2,000mLを基本量とし，基本量内服しても前処置完了とならない場合は，前処置完了となるまでPEG-ELSを適宜追加することとした。PEG-Asc群の前処置は，検査当日にPEG-Asc を1,000mL内服し，その後，飲水（水またはお茶）を500mL追加し，合計1,500mLを基本量とした。基本量を内服しても前処置完了とならない場合は，追加でPEG-Ascを250mLと，飲水を適量ずつ追加することとした。

おのおのの前処置は病院内で行い，前処置薬内服開始から排泄物を看護師が確認してほぼ無色または淡黄色透明の水様便となった時点で前処置終了と判断した。なおすべての症例において残便多量で観察不可もしくは不良のため再検査を要するような症例は認めなかった。

結果を（表2）に示す。症例数はMGC群151例，PEG-ELS群77例，PEG-Asc群89例であった。平均年齢はMGC群66.3±11.1歳，PEG-ELS群68.2±12.5歳，PEG-Asc群66.4±10.2歳であった。前処置終了時間はMGC群190.1±76.4分，PEG-ELS群185.2±73.1分，PEG-Asc群180.0±72.9分の結果であった。前処置時間について各群において統計学的検討を行ったが，有意差は認めなかった（$p=0.603$）。

今回，内服量に関しては，PEG-Asc群の内服追加患者においての飲水の追加量が不明確であったため，比較項目としなかった。

既報では山内ら[7]や小篠ら[8]がPEG-ELS群とPEG-Asc群の比較において，PEG-Asc群にて有意に前処置時間の短縮を認め，また内服量に関しても有意にPEG-Asc群のほうが少なかったと報告し，PEG-Asc内服による患者の前処置における負担軽減の可能性を示している．今回，われわれの検討においてPEG-Asc群は前処置時間が短い傾向にあるものの，有意とは言えなかった．その一因として，PEG-Asc群において術後経過観察目的の症例数が少なかったことが可能性として考えられる．

これまでも様々な前処置の比較検討が行われてきた．高橋ら[9]はリン酸二水素ナトリウム一水和物の内服量減量が可能かを検討し，前日のピコスルファートナトリウム水和物（ラキソベロン®）やMGPとピコスルファートナトリウム水和物を併用することで，リン酸二水素ナトリウム一水和物の減量の可能性を示している．いずれもアンケートによる受容性や内服量の検討によって，患者の負担軽減について検討や考察がされている．

III 前処置不良が予想される症例への工夫

既報では前処置不良の原因として，入院患者，便秘傾向，三環系抗うつ薬の投与，肝硬変の既往，脳梗塞の既往，認知症の既往，肥満があげられる[10]．当院では，上記のような前処置不良が予想される症例においては，検査数日前からの便秘改善薬の投与や検査食に加えて，検査前日に入院の上，夕食に低残渣食を提供．検査前日の就寝前にMGC等張液を900mL内服，検査当日起床時に再度MGC等張液を900mL内服としている．また内視鏡粘膜下層剥離術を施行する患者においては全例で，検査の前日入院の上，夕食は禁食とし，20時頃よりMGC等張液1,800mLを内服，検査当日起床時にPEG-ELSを2,000mL内服としている．

IV 禁忌

現在種々の経口腸管洗浄剤が存在するが，共通して腸管閉塞例（疑い含む），腸管穿孔例，中毒性巨大結腸症においては投与禁忌とされている．これらの状況は十分な問診や診察，必要に応じて腹部単純レントゲンや腹部CT検査によって把握することができる．MGPは高Mg血症をきたす可能性があるため，腎機能低下患者には禁忌とされる．

実際，大腸内視鏡前処置のクエン酸Mgが原因と考えられる高Mg血症による心肺停止例も報告されている[11]．経口摂取されたMgは主に小腸から吸収され，吸収率はMg血中濃度により11〜65％に変化するとされる．またMgは腎臓から排泄され，腎機能が正常であれば6g/day以上の排泄が可能とされる[12]．高Mg血症では，血中Mg濃度が5〜8mg/dLでは低血圧，悪心，嘔吐，顔面潮紅，排尿障害，腸閉塞，9〜12mg/dLでは深部腱反射消失，傾眠が出現し，15mg/dL以上では呼吸抑制，四肢麻痺，完全房室ブロック，20mg/dL以上では心停止が生じる．Mgによる心機能抑制の機序としては，交感神経でのノルアドレナリン放出抑制やカルシウム・カリウムチャネル阻害などが示唆されている[13]．

NaP錠は急性腎不全，急性リン酸腎症の危険性があるため，重篤な腎機能低下患者，高血圧症の高齢者への投与は禁忌である他，うっ血性心不全，QT延長症候群，重篤な心室性不整脈，不安定狭心症患者も禁忌とされている．

V 偶発症

腸管洗浄剤内服に伴う，重大な偶発症は腸管穿孔である．その他に嘔吐によるMallory-Weiss症候群，誤嚥や迷走神経反射による血圧低下等も言われている．また虚血性腸炎の報告もあり[14,15]，ピコスルファートナトリウム水和物やPEG-ELSが誘因の一因とされる．虚血性腸炎の成因としては，血管側因子では動脈硬化，血栓，微小血流の減少等，腸管側因子では腸管内圧上昇，腸管運動亢進，便秘，癒着などがあげられるが，腸管側因子の関与が強く示唆されるとの報告もある[16]．ピコスルファートナトリウム水和物は大腸細菌叢由来の酵素により活性化し，腸管蠕動運動の亢進，腸管内圧上昇を生じる．また腸管粘膜における水分の吸収を阻害する．高度便秘例や，術後癒着例では，ピコスルファートナトリウム水和物の服用による蠕動亢進，腸管内圧上昇により，虚血性大腸を惹起する可能性があるため，慎重な投与が必要とされる．

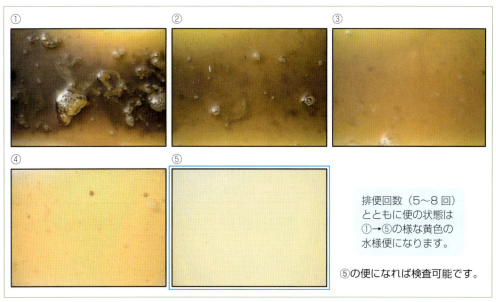

図2 当院で患者に提示する検査前処置状態の評価

表3 Aronchick Scale（文献10より著者作成）

評価	内容
excellent	ごく少量の透明な液体の貯留のみ，または95％以上の粘膜面の観察可能
good	透明な液体が粘膜面の5〜25％を覆うが，90％以上の粘膜面が観察可能
fair	吸引もしくは洗浄不能な半固形便を認めるが，90％以上の粘膜面が観察可能
poor	吸引もしくは洗浄不能な半固形便を認めるが，90％以下の粘膜面しか観察不能

Ⅵ 評価法

　検査前における前処置状態の評価法について，当院では便性状を看護師が確認してほぼ無色または淡黄色透明の水様便となった時点で前処置終了としている。また図2を患者に提示することで，患者と看護師が検査にあたっての適切な便性状について共有することができ，スムーズな情報伝達ができると考える。

　検査中の腸管洗浄度の評価として，今まで様々な評価法が報告されている。Aronchick ScaleやOttawa Bowel Preparation Scale，Boston Bowel Preparation Scale等があげられるが，Aronchick Scaleは腸管洗浄度の評価に最適な評価法とされる[10]。Aronchick Scaleでの評価法について表3に示す。「excellent」はごく少量の透明な液体の貯留のみ，または95％以上の粘膜面の観察が可能な状態，「good」は透明な液体が粘膜面の5〜25％を覆うが，90％以上の粘膜面が観察可能，「fair」は吸引もしくは洗浄不能な半固形便を認めるが，90％以上の粘膜面が観察可能，「poor」は吸引もしくは洗浄不能な半固形便を認めるが，90％以下の粘膜面で観察不能な状態と定義される。各評価の内視鏡画像と検査前便状態を図3に示す。検査時に上記のような，腸管洗浄度の評価を行うことで，次回検査時において腸管洗浄液の追加や前処置時間が予測しやすくなると考える。

結　語

　安全で苦痛の少ない大腸内視鏡検査を常に心がける必要がある。そのために腸洗浄効果のみでなく，患者が受容できる腸洗浄液，洗浄法を選択する必要がある。現在，検査食などの様々な工夫や腸管洗浄剤のバリエーションがあり，患者の負担軽減が検討されている。患者の便通状態，想定される疾患，病変部位や前回検査時の所見などを念頭に置き，前処置の必要性や検査のメリット，リスクを考慮して適切な方法を選択することが大切

5. 内視鏡スクリーニング検査に必要な準備

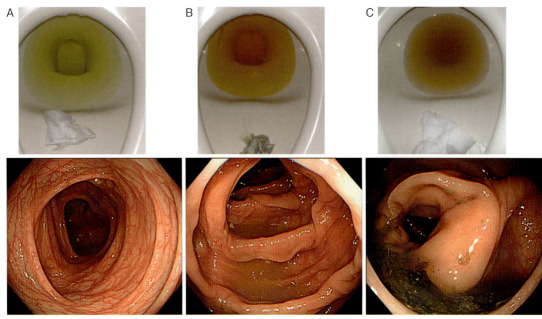

図3　Aronchick Scale（文献10より著者作成）
　　A：excellent
　　B：good
　　C：fair 〜 poor

である．禁忌や偶発症の危険もあるため，患者を診察することなしに，安易に腸管洗浄剤による前処置を指示してはならない．

文　献

1) 古田隆久，加藤元嗣，伊藤　透，他：消化器内視鏡関連の偶発症に関する第6回全国調査報告2008年〜2012年までの5年間．Gastroenterol Endoscopy 58：1466-1491，2016
2) 工藤進英，蓮尾直輝，坂下正典，他：内視鏡からみた挿入理論とその応用．Early Colorectal Cancer 7：391-396，2003
3) 光島　徹：内視鏡からみた挿入理論とその応用．Early Colorectal Cancer 7：397-400，2003
4) 檜沢一興，飯田三雄：病態からみた薬剤性下部消化管障害の臨床像．医学のあゆみ 251：744-749，2014
5) Yoshida N, Naito Y, Murakami T et al：Safety and efficacy of a same-day low-volume 1 L PEG bowel preparation in colonoscopy for the elderly people and people with renal dysfunction. Dig Dis Sci 61：3229-3235，2016
6) 上野文昭：薬の知識　経口腸管洗浄剤モビプレップ配合内用剤．臨床消化器内科 28：1317-1319，2013
7) 山内章裕，工藤進英，宮地英行，他：下部消化管内視鏡検査の前処置におけるモビプレップとニフレックの後ろ向き比較試験．Progress of Digestive Endoscopy 85：47-50，2014
8) 小篠洋之，荒木靖三，野明俊裕，他：アスコルビン酸含有ポリエチレングリコール電解質製剤を用いた大腸内視鏡検査前処置法の検討（ポリエチレングリコール電解質製剤との比較）．日本大腸肛門病会誌 68：22-28，2015
9) 高橋敬二，西野晴夫，辺見英之，他：新しい錠剤型腸管洗浄剤の使用経験．Prog Dig Endosc 72：30-33，2008
10) Saltzman JR, Cash BD, Pasha SF, et al：Bowel preparation before colonoscopy. GASTROINTESTINAL ENDOSCOPY 81：781-794，2015
11) 山崎裕一朗，下條信威，秋山大樹，他：大腸内視鏡検査の前処置が原因と考えられた高マグネシウム血症の一例．日集中医誌 23：65-66，2016
12) 中尾彰太，渡部広明，松岡哲也：酸化マグネシウム長期内服による重症高マグネシウム血症の3例．日救急医会誌 21：365-371，2010
13) Uchiyama C, Kato T, Tomida K, et al：Fatal hypermagnesemia induced by preoperative colon preparation in an elderly woman：report of a case. Clin J Gastroenterol 6：105-110，2013
14) 竹山廣光，高橋広城，川島隆司，他：大腸検査前処置が発症の誘因と考えられた虚血性直腸炎の1例．日臨外会誌 66：432-436，2005
15) 松岡愛菜，堀内亮郎，小林克誠，他：内視鏡前処置のpicosulfateが誘因と考えられた虚血性大腸炎の1例．Progress of Digestive Endoscopy 85：118-119，2014
16) 大川清孝，北野厚生，中村志郎，他：虚血性大腸炎の臨床的検討背景因子と内視鏡像を中心として．Gastroenterol Endoscopy 32：365-376，1990

（西川雄祐，斎藤彰一）

5 内視鏡スクリーニング検査に必要な準備

7) 鎮痙剤，鎮静・鎮痛剤の使用とモニタリング

I 下部消化管内視鏡スクリーニング検査における鎮痙剤使用

1. 鎮痙剤の定義と期待される効果

鎮痙剤とは痙攣を鎮め疼痛を緩和する薬剤と定義される。下部消化管内視鏡検査における使用は，大腸病変の検出能の向上，回盲部到達率の向上，被検者の疼痛軽減などの効果が期待されるが，鎮痙剤はリスクとベネフィットのバランスを考慮して使用することが必要不可欠であり，特にスクリーニング下部消化器内視鏡検査ではリスクの回避に重点を置きながら使用を決定すべきである。

2. 下部消化管内視鏡における鎮痙剤の有用性に関する報告

英国の大腸癌スクリーニングプログラムで施行された31万件の大腸内視鏡検査を解析した後ろ向き研究では抗コリン剤の使用がadenoma detection rate（ADR）を30％向上させたと報告され[1]，スクリーニング下部消化管内視鏡検査において鎮痙剤の使用を推奨する意見もあるが，鎮痙剤使用とADRの関連を比較したメタ解析ではADRに関する鎮痙剤の有用性は確認されていない[2]。

3. 鎮痙剤の使用に伴う偶発症

消化器内視鏡関連の偶発症に関する第6回全国調査報告では[3]，前処置に関する偶発症の中で鎮痙薬剤によるものが6.6％（31/432）（表1）を占めており，スクリーニング下部内視鏡検査における画一的な鎮痙剤の使用は現時点で推奨されない。鎮痙剤の使用による偶発症の内訳は不整脈，ショック，皮疹，血圧上昇，注射部位の疼痛／血管炎などがあげられ（表2），これらの偶発症が発現した際，速やかに認識・対応できるよう適切なモニタリングを行うことが肝要である。

4. 鎮痙剤の使用方法

本邦の下部消化器内視鏡検査において使用される主な鎮痙剤として抗コリン剤とグルカゴン製剤があげられるが，両薬剤ともリスク回避の観点から，被検者の背景の聴取は必須である。

1）抗コリン剤〈ブチルスコポラミン臭化物製剤〉

臭化ブチルスコポラミンとして10～20mgを静脈内または皮下，筋肉内に注射する。効果発現時間は静注で3～5分以内である。下部消化管内視鏡スクリーニング検査においては10mgの静脈内投与で十分な効果発現が得られる場合が多い。
（注意点）
主な副作用として口渇，眼の調節障害，心悸亢進，顔面紅潮，めまいなどがあるが，稀にショック，アナフィラキシー様症状があらわれることがあり，使用にあたっては観察を十分に行い適切な処置を行う必要がある。高齢者に対する使用にあたっては，使用禁忌となる併存疾患を有している場合が多く十分な注意が必要である。
（使用禁忌）
①出血性大腸炎の患者
②緑内障の患者
③前立腺肥大による排尿障害のある患者
④重篤な心疾患のある患者
⑤麻痺性イレウスの患者
⑥本剤に対し過敏症の既往歴のある患者

2）グルカゴン製剤

0.5～1.0mgを筋注または静注する。効果発現時間は静注で1分以内である。
（注意点）
血糖上昇後のリバウンド現象で，投与後数時間で低血糖症状があらわれやすくなるので注意が必要である。検査終了後，糖分を経口摂取させることが望ましい。
（使用禁忌）
①褐色細胞腫およびその疑いのある患者
②本剤の成分に対し過敏症の既往歴のある患者

表1 全内視鏡における前処置に関する偶発症の内訳（文献3より引用改変）

前処置内容	偶発症数	死亡数
鎮静・鎮痛薬	210	4
腸管洗浄液	105	3
咽頭・鼻腔麻酔	68	0
鎮痙薬	31	0
抗血栓薬休薬	26	1
原因不明	18	1
その他の局所麻酔	5	0
合計	472	9

表2 全内視鏡における鎮痙剤使用に関する偶発症の内容（文献3より引用改変）

	偶発症数
不整脈	5
ショック	4
皮疹	2
血圧上昇	2
注射部位の疼痛・血管炎	2
低酸素血症	1
筋注による神経障害	1
合計	17

表3 大腸内視鏡における鎮静・鎮痛剤使用状況（文献3～5より引用改変）

	使用割合	内容				
		ミダゾラム	ジアゼパム	フルニトラゼパム	塩酸ペチジン	ペンタゾシン
第6回全国調査報告	75.4%	41.0%	21.9%	9.9%	27.0%	13.4%
第5回全国調査報告	69.3%	30.5%	29.2%	10.6%	27.8%	12.7%
第4回全国調査報告	66%	13%	32%	8%	19%	9%

5. 下部消化管スクリーニング検査における鎮痙剤使用の条件

下部消化管内視鏡スクリーニング検査における鎮痙剤は十分な被検者の背景聴取と適切なモニタリングを必要条件とし，内視鏡施行医が，リスクをベネフィットが上回ると判断した場合の使用が望まれる。

II 下部消化管内視鏡スクリーニング検査における鎮静・鎮痛剤使用

1. 鎮静・鎮痛の定義

鎮静とは，投薬により意識レベルの低下を惹起することと定義され，鎮痛とは意識レベルの低下をきたさずに痛みを軽減することと定義される。

2. 鎮静・鎮痛剤使用の動向

消化器内視鏡関連の偶発症に関する全国調査報告によると大腸内視鏡における鎮静剤・鎮痛剤使用率は第4回調査[4]（1998年から2002年，2004年報告）では66％，第5回調査[5]（2003年から2007年，2010年報告）では69.3％，第6回調査[3]（2008年から2012年，2016年報告）では75.4％と，大腸内視鏡における鎮静・鎮痛剤の使用は全国的に高くなる傾向にある（表3）。その要因としては苦痛のない内視鏡検査を期待する被検者からの要望があげられ，今後もその要望は増加することが予想される。使用される薬剤の内訳は，ミダゾラムの使用割合が最も多く，近年その割合は増加傾向にあり，ジアゼパムの使用割合は減少している。

3. 鎮静・鎮痛剤を使用時の留意点・準備

内視鏡検査において鎮静・鎮痛に適応承認を取得している薬剤はなく，適応外使用の認識のもとに慎重に使用を検討することが求められる。内視鏡診療における鎮静に関するガイドラインのステートメントに記載されている通り[6]，鎮静・鎮痛剤は医師が必要性を勘案し，十分なインフォームド・コンセントのもとに，患者の意思と同意に基づき使用されなければならないことを認識する必要がある。前処置における偶発症において鎮静・鎮痛薬関連が219/472件（46.5％）と最も多く，その内訳として呼吸抑制，呼吸停止，低酸素血症，ショックが主である（表4）。鎮静・鎮痙剤の使用をする際は適切なモニタリングと偶発症発現時の対応が必須である。呼吸・循環抑制発現時および全身状態低下時に迅速な対応ができるよう，酸素，経鼻酸素チューブ，拮抗剤の常備と救急カー

表4 鎮静・鎮痛剤使用に関する偶発症の内容（文献3より引用改変）

	偶発症数
呼吸抑制	75
呼吸停止	24
低酸素血症	22
ショック	12
注射部位の疼痛・血管炎	11
不整脈	7
転倒	7
誤嚥	4
血圧低下	4
皮疹	3
悪心・嘔吐	3
気管支喘息	1
血圧上昇	1
意識障害	1
合計	175

トの内視鏡室内への設置が必要となる。

4. 下部消化管内視鏡スクリーニング検査における至適な鎮静レベル

鎮静・麻酔は表5に示す通り，①軽度鎮静＝不安除去，②中等度鎮静／鎮痛＝意識下鎮静，③深い鎮静／鎮痛，④全身麻酔に分類されるが[7]，特に検査中の体位変換が多く必要となる下部消化管内視鏡スクリーニング検査においては，鎮静のレベルを意識下鎮静にとどめる必要があり，リスク回避の観点からも過度な鎮静をきたさないように被検者の全身状況に応じた適切な鎮静・鎮痛剤の使用量の決定が求められる。そのためには，年齢，体重，併存疾患，相互作用を起こす薬剤の内服，飲酒歴等の把握が必要である。

5. 鎮静・鎮痛剤の使用方法

1）ミダゾラム〈ベンゾジアゼピン系薬剤〉

血管痛がなく，速効性で作用持続時間が短い（2～6時間）。0.02～0.04mg/kgをできるだけ緩徐に注入する。

（注意点）

嘔気・嘔吐，呼吸異常，血圧低下，心室性頻拍，アナフィラキシーショックが出現する可能性がある。

（使用禁忌）
①本剤の成分に対し過敏症の既往歴のある患者
②急性狭隅角緑内障のある患者
③重症筋無力症のある患者
④HIVプロテアーゼ阻害剤を投与中の患者
⑤ショックの患者，昏睡の患者，バイタルサインの抑制がみられる急性アルコール中毒の患者

2）ジアゼパム〈ベンゾジアゼピン系薬剤〉

作用持続時間が長く半減期は35時間である。ジアゼパム単独投与では，静注5～10mgが一般的に使用されている。

（注意点）

一定の割合で血管痛・血管炎を起こすため，できるだけ太い静脈から緩徐に投与する必要がある。徐脈，低血圧，呼吸抑制，運動失調，薬疹，口渇が出現する可能性がある。

（使用禁忌）
①急性狭隅角緑内障のある患者
②重症筋無力症のある患者
③ショック，昏睡，バイタルサインの悪い急性アルコール中毒の患者
　リトナビル（HIVプロテアーゼ阻害剤）を投与中の患者

3）フルニトラゼパム〈ベンゾジアゼピン系薬剤〉

ジアゼパムに比して強い鎮静作用を有するが作用持続時間は短く，半減期は7時間である。循環器系への影響が少ない。使用法は0.004mg～0.03mg/kg（初期投与としては0.004mg～0.008mg/kgが望ましい）を静注する。追加投与は0.002mg/kgを静注で行う。

（注意点）

呼吸抑制，依存性，過鎮静，興奮，前行性健忘が出現する可能性がある。

（使用禁忌）
①本剤の成分に対し過敏症の既往歴のある患者
②急性狭隅角緑内障の患者
③重症筋無力症の患者

4）塩酸ペチジン〈麻薬系鎮痛剤〉

呼吸抑制は軽度で，半減期は4時間である。35mg～50mgを皮下または筋注。あるいは緩徐に静脈内に注射する。

（注意点）

呼吸抑制，喘息発作，起立性低血圧，頻脈，嘔気・嘔吐などが出現する可能性がある。特に急速

表5　鎮静・麻酔の分類（文献7より引用改変）

	軽度鎮静 ＝不安除去	中等度鎮静/鎮痛 ＝意識下鎮静	深い鎮静/鎮痛	全身麻酔
反応	問いかけに正常に反応	問いかけまたは触覚刺激に対して意図して反応できる	繰り返しまたは痛みを伴う刺激に反応できる	疼痛刺激にも反応しない
気道	影響なく正常	処置を必要としない	気道確保が必要なことがある	気道確保が必要
自発呼吸	影響なく正常	適切に維持	障害される	消失する
心血管機能	影響なく正常	通常維持されている	通常維持されている	障害されうる

に注射した場合，呼吸・循環器抑制が強くあらわれ心停止を起こす可能性があるので注意が必要である。
（使用禁忌）
①重篤な呼吸抑制のある患者
②重篤な肝障害のある患者
③慢性肺疾患に続発する心不全のある患者
④痙攣状態にある患者
⑤急性アルコール中毒の患者
⑥既往に本剤に対する過敏症のある患者
⑦モノアミン酸化酵素阻害剤を投与中の患者

5）ペンタゾシン〈拮抗性鎮痛剤〉
　強力な鎮痛作用と弱いオピオイド拮抗作用を有する。使用法は15mgを静注する。静注後15分以内に最高鎮痛効果が起こる。
（注意点）
　呼吸抑制，血圧上昇，心拍数上昇，嘔気・嘔吐などが出現する可能性がある。
（使用禁忌）
①本剤の成分に対し過敏症の既往歴のある患者
②頭部傷害がある患者または頭蓋内圧が上昇している患者
③重篤な呼吸抑制状態にある患者および全身状態が著しく悪化している患者

6）その他の鎮静剤
　その他の鎮静剤としてプロポフォール，デクスメデトミジンがあげられる。プロポフォールは鎮静と麻酔の幅が狭く，投与に習熟した専門の医師が投与する必要があり，デクスメデトミジンは安定した鎮静深度到達に時間がかかることを考慮し，下部消化管内視鏡スクリーニング検査を対象とした本稿での詳述は控える。

6．拮抗剤の使用方法

　鎮静・鎮痛剤による過鎮静が生じた時には拮抗剤の適切な使用が必要である。

1）フルマゼニル
　フルマゼニルは，ベンゾジアゼピン系薬剤により誘発された呼吸抑制の緊急回避および覚醒時の全身状態を早急に確認するために有用である。ベンゾジアゼピン系薬剤による呼吸抑制に対する拮抗作用は，フルマゼニル静注後120秒には発現し，呼吸抑制をただちに軽減解除させることができる。初回0.2mgを緩徐に静脈内投与する。投与後4分以内に望まれる覚醒状態が得られない場合はさらに0.1mgを追加投与し，総投与量1mgまで使用できる。
（注意点）
　フルマゼニルの半減期は約50分であり，内視鏡時の鎮静に使用されるベンゾジアゼピン系薬剤の半減期より短いため，ベンゾジアゼピン系薬剤を高用量投与していた場合は被検者が覚醒した後に，ベンゾジアゼピン系薬剤による再鎮静が出現する可能性があり，投与後は監視下におき十分注意する必要がある。
（使用禁忌）
①本剤および過敏症の既往歴のある患者
②長期間ベンゾジアゼピン系薬剤を投与されているてんかん患者（痙攣が生ずることがあるため）

2）塩酸ナロキソン
　塩酸ナロキソンはオピオイドにより誘発された呼吸循環抑制を回避するために有用である。ナロキソン塩酸塩として，通常成人1回0.2mgを静脈内注射する。効果不十分の場合，さらに2～3分間隔で0.2mgを1～2回追加投与する。
（注意点）
　ナロキソンは急性離脱症候群を惹起し，高血圧，頻脈，心房細動，肺水腫，過呼吸等を引き起こす可能性があるため慎重な投与が望まれる。

（使用禁忌）
①本剤の成分に対し過敏症の既往歴のある患者
②バルビツール系薬剤等の非麻薬性中枢神経抑制剤または病的原因による呼吸抑制のある患者

Ⅲ 下部消化管内視鏡スクリーニング検査における適切なモニタリング

1．モニタリング対象被検者およびモニタリング方法

下部消化管内視鏡スクリーニングにおける偶発症の予防・早期対応には適切なモニタリングが必須となる。「消化器内視鏡リスクマネジメント」に記されているモニタリングが必要な内視鏡被検者およびモニタリング方法を推奨度別に表6に示す[8]。

下部消化管内視鏡スクリーニング検査において一般状態の悪い被検者，高齢者，鎮静剤を使用する被検者に対するモニタリングは必須であるが，下部内視鏡スクリーニング検査は，鎮痙・鎮静・鎮痛剤の介入がなくとも，循環動態に影響を及ぼす可能性のある検査である。簡便に施行できる検査前後の血圧測定，パルスオキシメーターによる血中酸素飽和度および脈拍数によるモニタリングは，すべての被検者に行うよう努めるべきであり，米国消化器内視鏡学会ではすべての内視鏡手技においてパルスオキシメーターの装着が推奨されている。

2．モニタリングにおける注意点

血中酸素飽和度を指標としたモニタリングでは呼吸性アシドーシスをきたすような高炭酸ガス血症の把握が困難であるため，パルスオキシメーターの数値のみを指標とした酸素投与は注意を要する。カプノグラフィーは呼吸抑制の早期検出（特に呼吸器合併症を持つ被検者）に有用であるが，すべての下部消化管スクリーニングのモニタリングに用いることは現実的ではないため，短時間のスクリーニング検査においては直接的な呼吸状態（胸郭の動き・呼吸回数）と意識状態の把握が求められる。

表6 呼吸・循環モニタリング（文献8より引用改変）

推奨度（A）：行うことを強く推奨する。
　　　　（B）：行うことが望ましい。
　　　　（C）：行うことを考慮した方が良いが，推奨する根拠に乏しい。または，将来に備えて行う準備をした方が良い。

1．モニタリングの必要な内視鏡被検者
　1）被検者の一般状態が悪い場合（高危険群）（A）。
　2）高齢者（A）。
　3）被検者に負担のかかる内視鏡検査（A）。特に鎮静薬を使用する場合で，時間がかかると予想される内視鏡治療等。
2．モニタリングの方法
　1）血中酸素飽和度および脈拍数（A）
　2）血圧測定（C）
　3）心電図（C）
　4）モニタリング装置（C）

文　献

1) Lee TJ, Rees CJ, Blanks RG, et al：Colonoscopic factors associated with adenoma detection in a national colorectal cancer screening program. Endoscopy 46：203-211, 2014
2) Rondonotti E, Zolk O, Amato A, et al：The impact of hyoscine-N-butylbromide on adenoma detection during colonoscopy：meta-analysis of randomized, controlled studies. Gastrointest Endosc 80：1103-1112, 2014
3) 古田隆久, 加藤元嗣, 伊藤　透, 他：消化器内視鏡関連の偶発症に関する第6回全国調査報告 2008年〜2012年までの5年間．日本消化器内視鏡学会雑誌 58：1466-1491, 2016
4) 芳野純治, 五十嵐良典, 大原弘隆, 他：消化器内視鏡関連の偶発症に関する第5回全国調査報告—2003年より2007年までの5年間．日本消化器内視鏡学会雑誌 52：95-103, 2010
5) 金子榮藏, 原田英雄, 春日井達造, 他：消化器内視鏡関連の偶発症に関する第4回全国調査報告—1998年より2002年までの5年間．日本消化器内視鏡学会雑誌 46：54-61, 2004
6) 小原勝敏, 春間　賢, 入澤篤志, 他：内視鏡診療における鎮静に関するガイドライン．Gastroenterological Endoscopy 55：3822-3847, 2013
7) Gross JB, Bailey PL, Connis RT, et al：Practice guidelines for sedation and analgesia by nonanesthesiologists. Anesthesiology 96：1004-1017, 2002
8) 小越和栄, 多田正大, 熊井浩一郎, 他：資料消化器内視鏡リスクマネージメント．日本消化器内視鏡学会雑誌 46：2600-2609, 2004

（玉井尚人）

6 内視鏡挿入法

1）スコープ選択法と挿入法（軸保持短縮法）の基本

I スクリーニング内視鏡におけるスコープ選択

1. 大腸内視鏡機種の選択

臨床現場においては挿入部外径や硬度の異なる様々なスコープが使用されている。例としてオリンパス社製のスコープの一覧を示す（図1）。内視鏡医は安全に大腸内視鏡検査を行う上で，個々の患者背景や臨床状況に応じて機種を選択する必要がある。以下にスコープの硬さ別にみた特徴と注意点について述べる。

1）硬い大腸スコープの特徴

挿入時にスコープの直線化を保持しやすく，スコープの捻りや出し入れに対する追従性に優れるという特徴がある。深部結腸でもフリー感を保ちやすく，後述する軸保持短縮法による挿入に適している。初学者が軸保持短縮法の基本操作や手の感覚をトレーニングする上でも優れている。一方で屈曲の強い癒着症例や多発憩室が存在する腸管の内腔が狭い症例では小回りが利かず，疼痛が生じやすいデメリットがある。

2）軟らかい大腸スコープの特徴

硬いスコープと比べると細径で先端硬性部が短く，細かい屈曲が連続した移行部や狭窄部，癒着による屈曲部などの通過が容易という特徴がある。したがって，苦痛を小さくすることが優先となる癒着の強いS状結腸憩室症や腹部手術既往のある強い癒着症例，体格の小さい小児や女性に最も適している。一方で，スコープに"たわみ"が生じやすいため，肥満患者のような大腸が長い患者では深部挿入が困難な場合が存在する。またトレーニングに関しては，初学者が軟らかいスコープを使用するとpush操作主体の挿入になりループ形成しやすい。大腸内視鏡挿入の基本である軸保持短縮法を身につけるには不向きである。

われわれは原則としてオリンパス社製の硬いスコープであるCF-HQ290Zを使用している（2018年1月現在）。その理由は，CF-HQ290Zには拡大機能がついている上に外径が13.2mmでスコープ軸を保持しやすく，軸保持短縮法による挿入に適しているからである。しかし腹部手術による癒着が予想される症例，多発憩室症例，前回挿入時に疼痛が強かった場合や体格が小柄な症例で挿入困難が予想される場合には，腸管に対してより負担のかからないPCF-H290Z（外径11.7mm）に変更する。それでも強い抵抗感が手元に感じられたり，腫瘍や憩室による腸管内腔の狭窄が存在し，深部挿入できない場合はさらに細径（外径9.2mm）のPCF-PQ260に入れ替えて挿入を行っている（図2）。PCF-PQ260はQ画質であるために画質は荒くなり，拡大機能がついていないため病変観察の質は劣化することは否めないが，全結腸観察が求められる症例のバックアップとして大変有用なスコープである。理想的なスコープ選択法を図3に示した。他社製からも類似するラインアップのスコープが販売されており，スコープを選択する上で参考にしていただきたい。

2. 高伝達蛇管と受動彎曲機能について

従来の大腸内視鏡を用いた場合，S状結腸が過

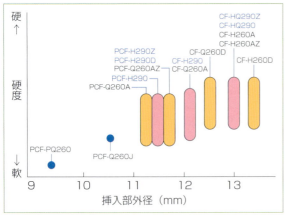

図1 内視鏡機種別の挿入部外径と硬度（オリンパス㈱提供）

1）スコープ選択法と挿入法（軸保持短縮法）の基本

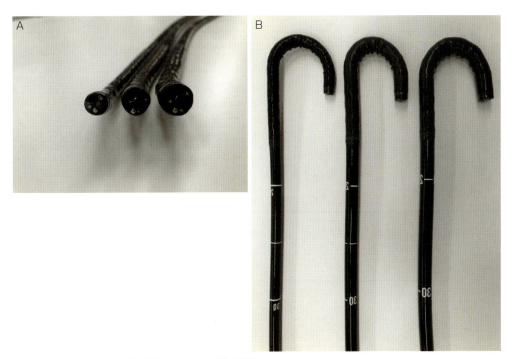

図2　内視鏡機種別の比較（オリンパス㈱提供）
A, Bともに左から順に, PCF-PQ260（外径9.2mm）, PCF-H290Z（外径11.7mm）, CF-HQ290Z（外径13.2mm）である。設計時のフルアングル時の回転半径は, PCF-H290Zが22.6mm, PCF-PQ260が22.4mmであるが, 先端硬性部の長さはPCF-H290Zが23.0mm, PCF-PQ260が18.0mmであり, PCF-PQ260の方が小回りが利きやすい。

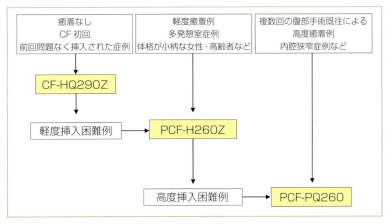

図3　スコープ選択（文献2より引用改変）

伸展しやすい患者では推進力がS状結腸（特にS-TopとSD屈曲部）で分散するため，スコープ先端に力を上手く伝えることが難しく，その結果挿入が困難となるのみならず，それが疼痛をきたす原因となっていた。しかしながら，新しく開発された高伝達蛇管（high force transmission）搭載内視鏡は，シャフト自体の曲げやねじれがあってもスコープの先端までスムーズに力が伝わる機能を有している。この機能によりS状結腸が過度に伸展されることが抑えられ，スコープ先端へ

の推進力が維持されるため，従来のものと比較してより深部大腸への挿入が容易となっている（図4A）。

また，挿入困難の原因としてしばしば経験するS状結腸や脾彎曲でも腸管の過屈曲に対して，受動彎曲機能が開発された。これは軟性可動部の手前で柔軟にスコープが可動する機能のことである（図4B）。彎曲部が腸壁に当たって力がかかると，この受動彎曲部が自動的にしなり，これにより腸壁を押す力が内視鏡先端部を先へ進める力へと変

6. 内視鏡挿入法

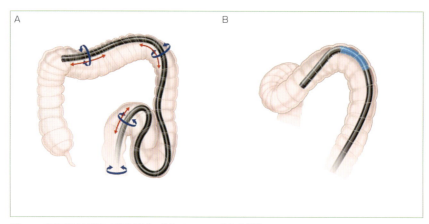

図4　高伝達蛇管と受動彎曲（オリンパス㈱提供）
　A：シャフト自体の曲げやねじれがあってもスコープの先端までスムーズに力が伝わっている。
　B：強い屈曲部でも大腸の内腔をスムーズに通過することが可能である。

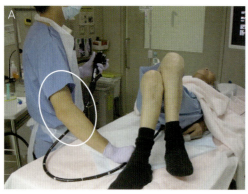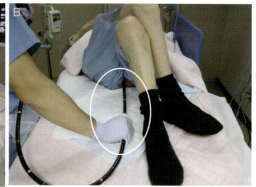

図5　基本姿勢
　A：検査台の高さは検査医が疲れず操作しやすい高さで，右手の肘関節が少し曲がる程度が良い。
　B：右手はスコープを肛門から約30cm離して持つようにする。常にスコープ先端から右手元までが直線化するように意識してスコープを持つことが大切である。

換される。受動彎曲機能を有するスコープでは，腸管屈曲部が急峻な患者でもステッキ現象を起こさずに緩やかなループを形成しながら大腸の内腔をスムーズに通過することが可能である。癒着による屈曲部や憩室症による硬化結腸でも強い屈曲部をスムーズに通過するため，いわば腸管にやさしい内視鏡と言える。また鋭角の屈曲部でも先端追従性が良く，腸管内のほほどの部位でも苦労なく反転観察，処置ができる点も特徴としてあげられる。スコープが自然に曲がるため自由腸管（横行結腸やS状結腸）の軸保持短縮法による挿入性に関してはエキスパート間でも賛否両論あるものの，筆者は基本に忠実に挿入すれば，ほぼ従来通りの軸保持短縮による挿入が可能であると考えている。

　高伝達挿入部と受動彎曲機能は近年発売されるすべての大腸内視鏡に標準的に装備されており，拡大内視鏡であっても挿入性が向上している。

II 挿入法（軸保持短縮法）の基本

1. 基本姿勢

　検査開始時，患者は基本的に左側臥位をとり，検査医は患者の背側に立つのが原則である。内視鏡モニターは検査医の見やすい位置に設置する。検査台の高さは検査医が疲れず操作しやすい高さで，右手の肘関節が少し曲がる程度が良い。また検査医は背筋を伸ばし，無理のない楽な姿勢をとり，左手は胸の高さでハンドルを，右手はスコープを肛門から約30cm離して把持する（図5）。肛門とスコープを把持する部位で距離を適度に保つことで，スコープ軸を直線的に保ち，自在なス

1）スコープ選択法と挿入法（軸保持短縮法）の基本

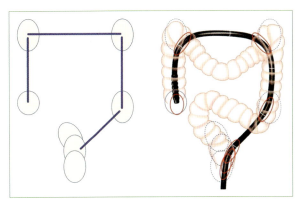

図6　軸保持短縮法（文献2より引用改変）
　A：大腸には5ヵ所の固定部が存在する。すなわち，直腸・SD屈曲部・脾彎曲・肝彎曲・盲腸である。これらを結ぶ直線が，直腸から盲腸までの最短経路に相当し，腸管の軸と考える。
　B：短縮操作を用いてスコープの軸を腸管の軸に一致させることにより，スコープの自在なコントロールを可能とし，各固定部での角度は鈍角化して最短で盲腸に到達できる。

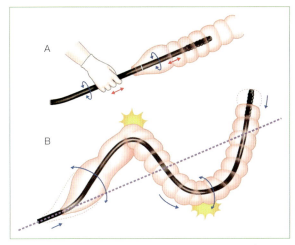

図7　スコープのフリー感（文献2より引用改変）
　A：スコープは直線化されており，右手の動きが先端に忠実に伝わる。
　B：スコープは屈曲しており，手元の動きが先端に伝わらずフリー感が消失する。さらに無理な挿入を行うと腸管が過進展し，患者の苦痛が増大する。逆にスコープ先端が抜けることもある。

コープコントロールがしやすくなる。上下・左右アングル，吸引と送気のすべてを左手で操作し，右手でスコープの挿入・抜去とトルク調整を行い，かつ両者の協調運動がうまくできるようになって初めて大腸内視鏡の挿入・観察・治療ができると言える。

2. 軸保持短縮法の概要

軸保持短縮法[1,2]とは，スコープを自在にコントロールし，下部直腸から盲腸までを一直線の軸に見立て，その軸に沿って腸管を伸ばさずに挿入する方法であり，ヒダを超える方法とともに吸引や体位変換など，挿入に関するあらゆる技術と補助手段を巧みに使って盲腸まで挿入する一連の動作の総称である。常にスコープの軸を直線的に保ち，腸管を伸展させず，理想的な腸管軸を作りながら最短距離でスコープを進める（図6）。スコープの軸が直線的であれば，手元の動きを無駄なくスコープ先端に伝えることが可能である。屈曲した腸管にスコープを進める際に一時的に軸がずれることはあるが，ずれた軸を元に戻す操作を不断に行うことで両軸を保つ。腸管を短縮するには，可能な限りpush操作を控え，随所でスコープを引き戻す（pull back）ことが重要である。屈曲部でスコープを過度に押すと，腸管が伸展し，ループができてしまう。土管状にみえる管腔を押し進めようとすると患者は苦痛を訴え，次の屈曲はより一層強くなる。その結果，軸がどんどんずれてしまい挿入はますます困難になる。このように管腔をやみくもに追いかけて挿入するのではなく，空気量の調節と，トルクとアングルの協調運動，pull back操作などにより常に理想的な腸管軸にスコープ軸を合わせながら進んでいく挿入法が軸保持短縮法である。

軸保持短縮法の基本操作で重要なことは，スコープのフリー感を常に確認すること，空気量を上手く調節すること，腸管のどの部位においても至適距離を保つことである[3]。この3点について解説する。

1）スコープのフリー感

軸が保たれているかは，挿入長やスコープのフリー感により絶えず確認する必要がある。「スコープのフリー感」とは，右手のスコープの動きが忠実に先端に伝わる感覚のことであり，抵抗感を感じないスコープの状態を意味する（図7）。具体的には，右手でスコープを出し入れすると先端も同じ距離だけ進み，シャフトにトルクをかけた際も同じ角度だけ先端が回転する状態のことである。不自然なループや強いたわみ・ねじれができていると抵抗感があり，フリー感は消失する。スコープのフリー感があることは，肛門からスコープ先端までが直線化されていることを示してお

り，このフリー感を確認しながら挿入することが重要である。

2）空気量の調節

軸保持短縮法において空気量の調節は非常に重要な操作である．過剰な送気は軸保持短縮による挿入を困難にし，患者の苦痛を強くする．なるべく少ない送気量で次の管腔を予測することが重要である．これらの送気の弊害を軽減するために，CO_2送気を用いることも有用である．こまめに吸引することにより腸管の空気量を減じることで腸管を直線・短縮化し，スコープ先端を進めることができる（相対的挿入）（図8）．また，空気だけでなく腸管洗浄液や便汁が残っている場合は，液体と空気を一緒に吸引することでその後の展開を容易にすることが可能である．

3）至適距離

腸管内では，どの部位においても腸管壁とスコープ先端の距離を適切に保つことが基本である．屈曲部などでは，突き当たりの腸管壁とスコープ先端との距離をいかにうまく保つかが非常に重要である．これ以上スコープを引くと先端が抜けてしまうところまでゆっくりと pull back して間合いを保ち，スコープ先端がヒダを越えた後に管腔方向にわずかにトルクをかけ，内角のヒダをつぶすように短縮する（図9）．スコープ先端が腸管壁に接してしまうと「赤玉（モニター画面が真っ赤になること）」になり，次の管腔がわからなくなる．このような視野ではスコープを進めてはならず，わずかに pull back して至適距離を保持しなければならない．

3．部位別の挿入法

1）Rectosigmoid（RS）の超え方

RSは解剖上，肛門からみて反時計回りに旋回しながらS状結腸とつながっているため，スコープはアップアングル・左トルクをかけて超えることが多い．RSのヒダを越えるとすぐに出現する右側のヒダを今度は右にトルクをかけて越え，S状結腸に入る．RSをpushで越えると直腸とS状結腸が過進展しやすくなり，挿入が困難になる．癒着などが原因でこの屈曲部の通過が困難な場合，仰臥位にして腸管の走行と空気のたまる位置を変化させることにより，挿入が容易になることがある．また，恥骨上部を用手圧迫することによ

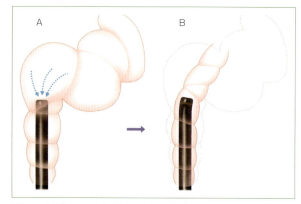

図8　吸引による相対的挿入（文献2より引用改変）
A：過剰な送気により腸管が伸展し，強い屈曲が出現している．
B：空気を吸引することで，管腔が引き寄せられる．それと同時に腸管の直線，短縮化が生じ，あたかもスコープを進めたのと同等の効果が得られる．

りRSの過伸展を未然に防ぐことで挿入できる場合がある．

2）S状結腸，SD屈曲部の越え方

S状結腸は両端を直腸とSD屈曲部の2点で固定された可動性のある自由腸管であり，走行には個人差がある．S状結腸挿入の基本は，管腔が画面右上にくるようにし，アップアングルおよび右トルクでヒダを越えながらスコープを小刻みに出し入れし，直線的に挿入していく．S状結腸が強く屈曲している場合も安易にpushせずヒダを丁寧に越えることが重要である．見通しの良い管腔は，すでに多量に送気されている証拠であり，このような場合は空気の吸引が必要である．スコープを短縮した状態で吸引すると，スコープの先端は粘膜面に近づき，屈曲も緩やかになる．至適距離を保ちながら次の管腔を探すには経験も必要であるが，それまでの挿入の過程と粘膜面のヒダの走行や光の明暗・反射などをたよりに，進むべき方向を瞬時に見定め，想定される方向へすばやくスコープを進めることが必要となる．

直腸から脾彎曲までの左半結腸では，ヒダを越えると，次のヒダは通常反対方向にある．したがって1つのヒダを越えたらただちにスコープを反対方向に向ける操作をリズミカルに繰り返すと，効率的に挿入することができる．このような方法は，腸管を直線的に短縮しながら回り道をせずにスコープを進めるもので，ヒダを1つ1つはじきながら前進する点で，スキーの回転競技（スラロー

1）スコープ選択法と挿入法（軸保持短縮法）の基本

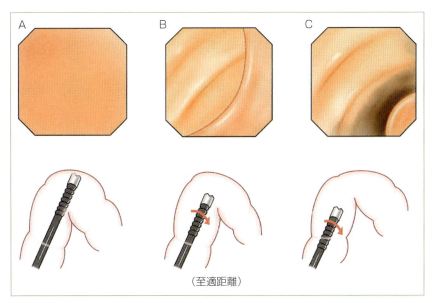

図9　至適距離（文献2より引用改変）
　　A：スコープ先端が腸管壁に近接しすぎて視野が得られない。いわゆる「赤玉」の状態である。
　　B：スコープ先端がヒダをわずかに越えて，次の管腔を見ながら内角のヒダをつぶすことができる。至適距離が保持されている。
　　C：スコープを引きすぎると屈曲部から抜けてしまう。このままでは屈曲部を越えることはできない。

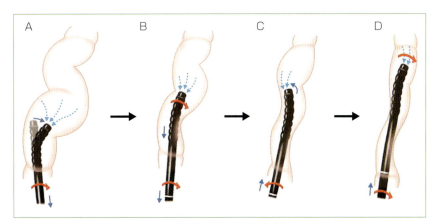

図10　スラロームテクニック（文献2より引用改変）
　　A，B：空気の吸引，アップアングルと管腔方向へのトルクで屈曲部のヒダをつぶし，pull backにより腸管を短縮する。
　　C：反対方向への管腔が見えたら，わずかに逆方向にトルクをかけてスコープを切り返す。
　　D：この動作の繰り返しにより，ほぼ直線的に最短距離でスコープを挿入していく。

ム）に似ており，「スラロームテクニック」という名称がついている（図10）。その際に重要なことは，空気量の調節を忘れず，至適距離を保ち，内角のヒダを1枚ずつ越えていくことである。S-Topを骨髄方向に下げるように常に意識しながら，吸引による相対的挿入で小刻みに正面のヒダを引きつけながらスコープをスライドさせ，次の管腔に入るまでアングルで微調整しながら粘り強い右トルクをかけることがポイントである。

S状結腸の通過が容易な症例は，RSを越えた後，腸管が画面の右へ右へと展開する。ちょうど時計の2〜3時方向にみえたスリット状の管腔を5〜6時方向に倒すように進めるイメージでアップアングルと右トルクを協調させながらヒダを越えていく。この時スコープは患者の左下腹部をSD屈曲部に向かって直線的に進んでおり，SD

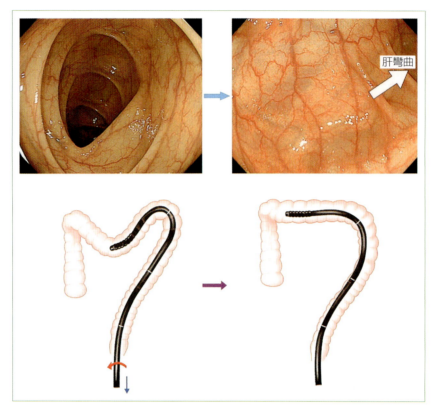

図11 横行結腸の越え方（文献2より引用改変）
横行結腸中央の屈曲部を越えて左にトルクおよびアップアングルをかけながら，吸引しつつ pull back することで，スコープ先端は尾側から頭側，同時に腹側から後腹膜側に移動する。結果的に横行結腸が短縮され，スコープ先端は肝彎曲に到達する。

屈曲部を意識することなく挿入長25〜30cmで下行結腸に到達することができる。しかし腹部手術後で癒着のある症例やS状結腸が非常に長く「たわみやすい腸」のような通過が困難な症例も存在する。高度癒着例では，最初からできる限り腸管を伸ばさないように吸引を多用し，アングルとトルク，吸引操作の協調運動でヒダを越え，側方にスライドするように短縮して，できる限り手前の腸を直線化してから次に進む。Pull back では繊細な右への展開が必要になるが，過度に転回しないことが重要である[4]。腸管の走行を変化させるため，腸管自体の重みや空気の移動も考慮して，仰臥位や右側臥位に体位を変換し，効果的な用手圧迫を使用することも重要である。たわみやすい腸の場合は，push で腸管を伸ばせばいくらでも伸びていくが，患者の疼痛が増大する上に下行結腸に到達するのは難しい。管腔の走行に沿ってある程度スコープを進めることもあるが，途中でこまめに右トルクをかけながら pull back してスコープ軸を理想的な腸管軸に合わせるような軌道修正を行う。吸引による相対的挿入や体位変換・用手圧迫も併用し，丁寧な挿入を心がけなければならない。挿入困難な症例こそ軸保持短縮法で挿入しなければ深部挿入が困難である。

3）下行結腸から脾彎曲の越え方

SD屈曲部を軸保持短縮で通過できれば，下行結腸はスコープを軽く押し出す，あるいはスロームテクニックで容易に通過できることが多い。その際，なるべく残っている液体や air を吸引して下行結腸も短縮を心がけることが大切である。スコープが直線化された状態で脾彎曲に達した後（挿入長は約40cm），左に旋回して脾彎曲を越える。横行結腸では管腔は三角形に観察され，ある程度先まで見通すことができるため，横行結腸に入っていることを認識するのは比較的容易である。

4）横行結腸の越え方

横行結腸では，S状結腸を伸ばさないようにフリー感が保たれていることを確認し，左トルクで腸管を後腹膜に押し付けながら，かつ頭側へ持ち

上げるように進む。わずかなダウンアングルをかけることもポイントである。横行結腸中部は強く屈曲しているが，左トルク・アップアングルをかけながら通過する。続いて，吸引による相対的挿入と pull back でたわみがとれ，スコープは肝彎曲に近づく（図11）。肝彎曲は，肝臓が腸管壁を通して見えるいわゆる blue spot により確認できる。肝彎曲に達したら，吸引しながら blue spot の粘膜に接するように近づき，アップアングルと右トルクをかけて上行結腸に入る。横行結腸の挿入が困難な場合には，まずは腸管自体の重みや空気の移動も考慮し，脾彎曲よりでは右側臥位に，肝彎曲よりでは左側臥位に体位変換し，用手圧迫を併用する。肥満患者など横行結腸が過長でどうしても軸保持短縮法による挿入ができない時は，左トルクをかけながら push することになるが，横行結腸でループを形成することがある。一旦ループが形成されると，S状結腸に比べ，後でループ解除することが難しくなるので注意を要する。

5）上行結腸から盲腸

スコープが十分に直線化されたまま上行結腸に挿入できたら，そのままスコープを進めるだけで盲腸に到達できることが多い。上行結腸に入っていながらあと一歩のところで盲腸に到達しない場合は，患者に深吸気をさせて横隔膜を骨盤方向へ下げることでスコープが盲腸側に押し下げられ，盲腸に到達できることがある。盲腸に到達したら，Bauhin 弁だけでなく虫垂開口部を確認することが，盲腸病変の見逃しを防ぐためにも重要である。

Bauhin 弁に必ず挿入しなければならないわけではないが，挿入できる場合は終末回腸も観察することが望ましい。Bauhin 弁下唇を盲腸側からなぞるようにアングルをかけ終末回腸に挿入するのがコツである。

おわりに

大腸内視鏡の選択法および軸保持短縮法による挿入法の基本的な考え方および部位別の挿入法について解説した。スコープ挿入は，アングルやトルク，送気吸引操作の細かな協調運動が重要である。日頃から挿入だけでなく観察，治療内視鏡検査にできるだけ多く携わり，協調運動のシナプスを早く形成することが上達への近道である。

文　献

1) 工藤進英：大腸内視鏡挿入法 ―ビギナーからベテランまで．医学書院，東京，1997
2) 工藤進英：大腸内視鏡挿入法　第2版　軸保持短縮法のすべて．医学書院，東京，2012
3) 工藤進英，蓮尾直輝，坂下正典，他：内視鏡から見た挿入理論とその応用（1）通常内視鏡 a. 通常径および拡大内視鏡．早期大腸癌，日本メディカルセンター，東京，pp.391-396, 2003
4) 工藤進英，山村冬彦：大腸内視鏡―挿入困難例への対処（1）大腸課長による挿入困難例に対する対応　b. 伸びやすい腸の短縮．INTESTINE，日本メディカルセンター，東京，pp.239-241, 2010

（和田祥城，大塚和朗，工藤進英，山村冬彦）

6 内視鏡挿入法

2）挿入困難例への対処法

はじめに

　大腸内視鏡で腸内の様子をモニターで見られるようになったのは1983年の電子大腸内視鏡（Welch Allyn社）の出現以降で，これを契機に大腸内視鏡は一気に普及するようになった。そして現在では，大腸内視鏡は日本全国多くの地域で比較的簡便に受けられる検査となったが，被検者の大腸内視鏡に対する評価は違和感がほとんどなく快適だったというものからとても辛くて二度と受けたくないというものまで多岐にわたっている。

　ただ，硬度可変・受動湾曲・高伝達挿入部・極細径といったスコープ自体の改良およびモニター画面の大型化や明るさの向上，また画像の高精細化そして二酸化炭素送気といった周辺機器や検査システムの改良等によりスコープの挿入は以前とは比べ物にならないほど楽になっている。そしてこれにパターン化された大腸内視鏡挿入手技の普及も加わり，盲腸到達率が100％近くになっている内視鏡医も少なくない。しかし，ベテランの大腸内視鏡医でもスコープの挿入に難渋するような検査難易度の高い挿入困難例が一定割合で存在することや，経験の浅い内視鏡医の場合は検査難易度がさほど高くない症例でも挿入困難例と感じてしまうこともあり，大腸内視鏡医にとって"挿入困難例への対処法"は未来永劫解決することのない永遠のテーマとなっている。また今後，大腸内視鏡の需要が拡大していくとベテランとはいえない内視鏡医が大腸内視鏡を担当する機会が増えることが予想される。そこで本稿では，経験の浅い内視鏡医の立場に立ち，彼らが挿入困難例と感じる症例への対処法についてわかりやすく解説した。なお，挿入困難例とその対処法については大腸内視鏡挿入法の勉強会である二木会（https://nikikai.wixsite.com/nikikai）会員に対するアンケート調査結果を，また内視鏡に関するデータおよび文言についてはオリンパス社製のスコープおよび検査システムを参考にした。

I　挿入困難例とは（図1）

　筆者は"挿入困難例"のことを挿入時間（直腸から盲腸までスコープを挿入するのに要する時間）が普段の倍以上かかる症例と定義している。しかし，一般的には内視鏡医の主観的な判断によることが多いため，二木会会員に「挿入困難例とは？」の答えを選択肢の中から最大3個まで選んでもらうアンケート調査を実施した。なお，選択肢の中に答えがない場合は選択肢を追加してもらった。

1．癒着症例（61票）

　挿入困難例として最多票を獲得したのは"癒着症例"である。腹部手術既往例・婦人科疾患既往例・大腸憩室例などの中には大腸の癒着によりS状結腸や横行結腸の可動性が著しく失われている症例があり，そのような症例は挿入が困難になりやすい。

2．過長結腸症例（55票）

　挿入困難例として"癒着症例"に続いて多くの票を獲得したのは"過長結腸症例"である。極端に長い腸管を有する症例の中には中間長のスコープ（長さ1,330mm）では盲腸まで簡単には挿入できない症例があり，そのような症例は挿入が困難になりやすい。

3．疼痛閾値の低い症例（34票）

　痛みに対する閾値が極端に低い症例の中にはわずかなスコープのひねり操作や押し引き操作でも痛みを訴える症例があり，そのような症例は挿入が困難になりやすい。

2) 挿入困難例への対処法

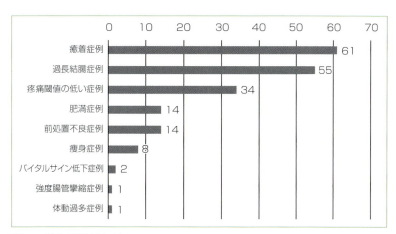

図1 挿入困難例とは

4. 肥満症例（14票）

体重が100kgを越えるような肥満症例の中にはS状結腸や横行結腸の可動範囲が極めて大きくなってスコープを押してもスコープが先に進まないようないわゆる"暖簾に腕押し"状態になる症例があり，そのような症例は挿入が困難になりやすい。

5. 前処置不良症例（14票）

前処置が著しく悪い症例の中には残渣や残液により腸管の走行がわかりにくい症例があり，そのような症例は挿入が困難になりやすい。

6. 痩身症例（8票）

体重が40kgに満たないような痩身症例の中にはS状結腸の曲がりが極端に急峻になる症例があり，そのような症例は挿入が困難になりやすい。

7. バイタルサイン低下症例（2票）

脈拍数が50回/分未満になる症例やセデイションにより呼びかけに反応しなくなるような症例の場合，安全面から大腸内視鏡の継続が困難になることがある。

8. 強度腸管攣縮症例（1票）

腸管の攣縮が著しく強い症例の中には攣縮部位を越えるのが容易でない症例があり，そのような症例は挿入が困難になりやすい。

9. 体動過多症例（1票）

スコープが体内に入っている時に体の静止を保てずに動いてしまう症例の場合，安全面から大腸内視鏡の継続が困難になることがある。

II 挿入困難例への対処法（図2）

挿入困難例への対処法には色々な方法が存在し内視鏡医によって好き嫌いが分かれるため，二木会会員に「挿入困難例への対処法として普段行っているものは？」の答えを選択肢の中から最大3個まで選んでもらうアンケート調査を実施した。なお，選択肢の中に答えがない場合は選択肢を追加してもらった。ところで，検査難易度の程度によっては自分では対処できないような挿入困難例と遭遇することがある。そのような場合は上級医に代わってもらうか勇気を持って検査を中止すべきであり，無謀な挿入は決して行ってはならない。無謀な挿入の先には取り返しのつかない偶発症が隠れていることもあるので"無謀な挿入"は絶対禁忌と銘肝しておいていただきたい。

1. 用手圧迫を行う（48票）

挿入困難例への対処法として最多票を獲得したのは"用手圧迫を行う"である。可動性に富む横行結腸やS状結腸の伸展を防ぐための方策として用手圧迫は最も簡便で有効な方法である。ただ，圧迫部位や圧迫方法については経験的なものが多く，これが一番というものは存在しない。筆者は左下腹部や心窩部の圧迫を採用することが多いが，圧迫はただ強くすればよいというものではなくスコープが動かないような圧迫が肝要で，上手くピンポイントで圧迫できれば軽い圧迫でも著効する

6. 内視鏡挿入法

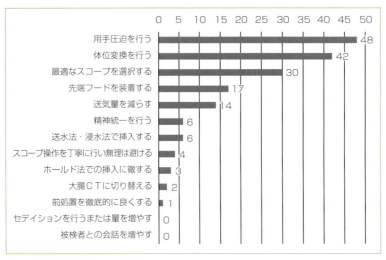

図2　挿入困難例への対処法

ことがある。なお，私どもの施設では新人看護師に対する内視鏡研修の一環として用手圧迫法についての研修も実施している（表1）。ところで，スコープヘッドが大腸のどの部位にある時に用手圧迫を行っているかを二木会会員にアンケート調査したところ，横行結腸22票，S状結腸12票，上行結腸3票であった。

2．体位変換を行う（42票）

　挿入困難例への対処法として"用手圧迫を行う"に続いて多くの票を獲得したのは"体位変換を行う"である。目前のヒダにスコープヘッドがなかなか引っかからない時に体位変換をするとヒダが手前に落ちてきて容易にスコープヘッドがひっかかることがある。また横行結腸では左側臥位のままでスコープを挿入するとスコープは重力に逆らって下から上に進む形になるが仰臥位にすると水平に近い形で挿入することができ，またエアの位置も移動するため挿入がとても容易になることがある。このように伸展しそうになった時や重力の影響・エアの位置で挿入が困難になった時には体位変換が有効なことがある。ちなみに筆者は滅多に体位変換をしないがルーチンに体位変換を実施する内視鏡医も少なくない。なお，スコープヘッドが大腸のどの部位にある時に体位変換を行っているかを二木会会員にアンケート調査したところ，下行結腸21票，S状結腸12票，横行結腸6票，直腸1票であった。

3．最適なスコープを選択する（30票）

　挿入法ではないが症例に合ったスコープを選択することはとても重要である。複数の種類のスコープの使い分けができる場合は，あらかじめ症例に合ったまたは自分が得意とする太さ（9.2mmから13.2mmまで数種類）や長さ（1,330mmまたは1,680mm）のスコープを選択しておくと良い。

4．先端フードを装着する（17票）

　先端フードを装着するメリットは，スコープヘッドがヒダに引っかかりやすくなることとスコープヘッドと腸管粘膜の間に隙間ができることである。モニター画面上ではその存在が確認できないくらいの先端フードの出し方（1mm程度）でもスコープヘッドが驚くほどヒダに引っかかりやすくなる。また，スコープヘッドと腸管粘膜の間にごくわずかではあるが隙間ができるためスコープヘッドが粘膜面に密着した状態でもいわゆる"赤玉現象"にはならずに視野のどこかに次の管腔が見えることが多い。その結果，少ない送気量でもスコープを挿入することが可能になり被検者の負担を少なくすることができる。しかし，常に先端フードを装着していると先端フードがない状態での挿入が難しくなるため，挿入に慣れてきたら先端フードを外した状態でもスコープヘッドを自在にコントロールできる術を会得しておかねばならない。

5．送気量を減らす（14票）

　送気量が多いと腸管を畳めずに伸展させてしまい強い屈曲部ができやすくなる。ループ法（曲率

表1　用手圧迫の心得

1. 用手圧迫は抑え込む位置と強さの加減が重要（手のひら，拳，指先を使い分ける）
2. 腹部手術歴は必須情報（婦人科と消化器科の手術後では抑え込む位置に相違がある）
3. 用手圧迫による効果がある場合（腸管粘膜が近づく）と効果がない場合（腸管粘膜が近づかない）をしっかりと認識する
4. 強く抑え込む必要がある場合は迷わず一気に腸管を抑え込む（中途半端な抑え込みは被検者の苦痛の原因になる）
5. スコープが手に触れる場合は必ず触れる部分を上から下に抑え込む
6. 最初はなかなか効果的な用手圧迫ができないが，あきらめずに経験を増やす

Ⅰ．S状結腸での用手圧迫法
①スタンダード（スコープがストレート状態）
　左側臥位の被検者の腰に左手をしっかり添え，右手指先で被検者の腹部を持ち上げた反動を利用して右手のひらで右腸骨下の腹部を強く恥骨の方向に向かって抑え込む
　　　↓効果がなかったら
　患者の腰に添えていた左手を放す→右手を拳にして左腸骨上を強く思い切り持ち上げる（ベットと被検者の間に拳を入れて持ち上げる感じ）
②婦人科の手術歴のある方で癒着がある場合
　臍の真下，恥骨のすぐ上を右手指先で背側にまっすぐ押す（面としての手のひらより，点としての指先の方がはるかに効果的）
③肥満症例の場合
　両手のひらで被検者の右腸骨下の腹部を強く恥骨の方向に向かって抑え込む（自分の体重を乗せて抑え込まないと効果は得られない場合あり）
④痩身症例の場合
　スコープの位置が把握できたら，逃げる方向を軽く抑え込む（挿入と同時に位置が移動するのでそのまま追っていくようにする）

Ⅱ．横行結腸での用手圧迫法
①肥満症例の場合
　両手のひらで大きなお腹を背側にまっすぐ押す
　　　↓効果がなかったら
　左手で下からお腹を持ち上げ，右手でお腹を上から押して両手で挟み込む状態にする
　　　↓効果がなかったら
　基本に戻りS状結腸をスタンダードの方法で抑え込む
　　　↓効果がなかったら
　両手のひらで大きなお腹を下から上に持ち上げる
　　　↓効果がなかったら
　2人掛りでたわむ方向と考えられるところを面で抑え込む
②痩身症例の場合
　S状結腸の用手圧迫を最初に行う（右手を拳にして左腸骨上を強く思い切り持ち上げる，ベットと被検者さんの間に拳を入れて持ち上げる感じ）
　　　↓効果がなかったら
　上腹部を右手指先で軽く押し一番近づく位置を背側にゆっくり押す
　　　↓効果がなかったら
　押している位置より下の位置を左手指先で同様に押し2点で抑える
③胃癌などの正中切開術後症例（癒着症例）の場合
　上腹部の癒着は正中切開の創部分を指先でまっすぐ背側に押す
　　　↓効果がなかったら
　創部に沿って位置を変えていく
　　　↓効果がなかったら
　創部の少し下部分を面で背側に押す

Ⅲ．右結腸曲での用手圧迫法
①右結腸曲から上行結腸への挿入の場合
　肋骨下から臍上までの広範囲を面で押し一番近づく位置を指先で軽く押す
　　　↓
　上行結腸にスコープが挿入されたことを確認したら，ゆっくり力を緩める
※この場合指一本で効果があるほど狭い部分に圧迫ポイントがあるので，最初は面で広く確認し，その後圧迫ポイントを指先で軽く押すだけで十分である

最後に
①記載した用手圧迫法は根拠にもとづくものではなく経験から学んだ内容である。
②用手圧迫は手のひら，拳，指先を使い分けて行うが，どの場合も必ず押し始めはゆっくり押し終わりはゆっくり放すことが重要で，急激な用手圧迫は挿入の邪魔になるだけでなく危険行為にもなる。
③挿入困難症例では上記の方法の組み合わせが必要な場合がある。
④挿入困難症例ほど用手圧迫の難易度が増すので，毎回が学ぶ機会であり『経験の積み重ね』と『覚悟』が確実な用手圧迫の近道である

半径の大きいループを作るように腸管を伸展させながらスコープヘッドを左結腸曲まで進める挿入法）に長けた内視鏡医であれば送気量が多めであっても強い屈曲部を作らずに挿入することができるが，ループを作らないように挿入する場合には送気量は少ない方が良い。しかし，特別な場合を除き無送気での挿入は勧められない。半吸引（吸引ボタンの押し方を全押しではなく半分程度に留め吸引量を減らす手技で，これにより急激な吸引で腸管が完全に虚脱しスコープヘッドに腸管粘膜が吸着して視野がなくなることを防げる）を常用しながら送気を先の腸管が一瞬でも見えればよい程度のごく少量に留めるようにピンポイントで行うようにすれば必要最小限の送気量で挿入することができる。なお，このテクニックをマスターするには吸引操作と送気操作を二本指で独立して行う術（後述）が有用である。

6. 精神統一を行う（6票）

挿入困難例とわかると検査前から"盲腸までは挿入できない"と諦めてしまう内視鏡医がいるがそれではダメである。挿入困難例に対する場合はまずは精神統一を行い"絶対に盲腸まで挿入する"という強い気持ちが重要で，今までの経験の中で培ってきた最高の挿入法で立ち向かってもらいたい。

7. 送水法・浸水法で挿入する（6票）

送水するタイミングは内視鏡医により分かれるが，無送気で先端フードを装着した状態での挿入になることが多い。送気法（送気を行いながらスコープを挿入する一般的な挿入法）と違い送水法の場合はスコープヘッドを一度に進ませることができないため自ずと被検者の負担は小さくなる。また，屈曲部位を同じようにパスする場合も送水法の方が痛みの程度は軽度で済む。ただ，前処置の悪い症例には不向きなことと，挿入時間が送気法の場合よりかかることが欠点である。

8. スコープ操作を丁寧に行い無理は避ける（4票）

挿入困難例に限らず全ての症例において"スコープ操作を丁寧に行い無理は避ける"ことはとても重要である。屈曲部をパスする場合はハードルが低いうちに丁寧にしっかりとパスしておくことが肝要で，無理してパスしていくと問題点をどんどん先送りしてしまい最後になってとても越えられない高いハードルとなって残ってしまう。なお，丁寧な操作法には以下のようなものがある。

1）全ての操作はゆっくりと

"技は必ず1回で決める"という気持ちが重要で，矢継ぎ早に技をかけいつかは当たるという挿入は勧められない。右手も左手も全ての操作はできるだけゆっくりと行うのが最大のコツである。

2）残液は十分に吸引する

腸内に多量に溜まった残液を放置したままスコープを挿入するとその先の屈曲部での操作が難しくなるため，残液は十分に吸引するのがコツである。早く挿入したいからと残液を吸引せずにスコープを進ませるのは好ましくない。特に挿入困難例に対する場合は"急がば回れ"の精神で残液をしっかりと吸引してから挿入することが重要である。

3）スコープの体外部分（肛門からスコープ把持部まで）を常に真っ直ぐにする

スコープの体外部分が真っ直ぐになっていないとスコープヘッドへの力の伝わり具合が悪化し「スコープを押してもスコープヘッドが先に進まない」や「スコープをひねってもスコープヘッドが回転しない」などの現象が起こりやすくなる。この現象はスコープの引きが不十分だったりスコープを押す方向とスコープヘッドの進む方向とが異なったりすると起こりやすい。スコープの挿入に夢中になっているとついつい手元が疎かになるので，スコープヘッドがS状結腸に入ったばかりだというのにスコープヘッドを上手くコントロールできない場合は，スコープの体外部分が真っ直ぐになっているかどうかを確認することが有用である。

4）吸引操作と送気操作は二本指で独立して行う

吸引操作と送気操作は第2指一本で行うのではなく，二本の指で独立して行う（吸引操作は第2指を使い送気操作は第3指を使う）のがコツである。これにより，吸引と送気を同時に行うことができるようになり腸管内の空気量の微妙な調整が可能となる。

5）スコープを無策に先へ挿入しようとしない

屈曲部ではどうしてもスコープを押して先へ挿入したくなるが，ここでは吸引とスコープの引き

表2 セデイションの種類と投与量

	男性		女性	
	ペチジン塩酸塩	ミダゾラム	ペチジン塩酸塩	ミダゾラム
60歳未満	1A（35mg）	3mg	0.7A	2mg
60歳以上69歳未満		2mg		1.5mg
70歳以上80歳未満	0.7A		0.5A	
80歳以上	0.5A	1.5mg		1mg

を駆使することでスコープを押さないでも屈曲部をパスできるようにすることが重要である。ただし，闇雲に時間を浪費するのではなく，やむを得ない場合はスコープを押して屈曲部をパスすることを躊躇してはならない。

6) スコープは右手の第1指と第2指の二本ないしはそれに第3指を加えた三本の指でしっかりと摘むように持つ

最近の挿入法は時にミリ単位の細かい右手の操作が求められることがあるため，スコープを右手全体で握るように持つのではなくスコープに細かい動きが加えられるように指先で摘むように持つのがコツである。

9. ホールド法での挿入に徹する（3票）

ホールド法（二木会特有の用語でスコープヘッドが左結腸曲に到達した時点で腸管にループが形成されていない挿入法で，挿入途中で腸管にループが形成されてもその後の操作でループが解消されスコープヘッドが左結腸曲に到達した時点で腸管にループが形成されていない場合もホールド法に分類される）での挿入がスムーズに実施できれば被検者の違和感は小さく済むため，まずはホールド法での挿入に努めることが重要である。

10. 大腸CTに切り替える（2票）

大腸内視鏡を行うことになった症例の中には，大腸内視鏡挿入困難例以外に物理的に内視鏡の挿入が不可能な症例や挿入に危険を伴う症例も含まれる。このような症例に対しては無理に大腸内視鏡を敢行しようとはせずに，大腸内視鏡と同等の精度を有する大腸CTに切り替えることも有効な対処法の一つである。

11. 前処置を徹底的に良くする（1票）

本来挿入が簡単であった症例が前処置が悪いだけで挿入が困難になることがある。生来の便秘症例や過去の大腸内視鏡時の前処置が不良であった症例に対しては普段の前処置より強めの前処置を行うことが有用で，場合によっては検査直前に約500mLの微温湯による高圧浣腸を行うのも良い対処法である。

12. セデイションを行うまたは量を増やす（0票）

今回のアンケート調査ではこの方法に投票した内視鏡医はゼロであったが，セデイションを行っていない症例の場合はごく少量のセデイションを，また行っている症例の場合はセデイションを少し増量することも対処法の一つと考える。しかし，安全が第一であるのでセデイションについてはしっかりとモニタリングされていることと安全が確認できている場合に限ることは当然である。参考に筆者が一般健康人に対し行っているセデイションの種類と投与量を提示する（表2）が，基礎疾患がある場合は投与量を1ランクないし2ランク下げている。

13. 被検者との会話を増やす（0票）

この方法も今回のアンケート調査では投票がゼロであったが，日本緩和医療学会も痛みの増悪因子として不安・抑うつを指摘しているように，会話により被検者の不安を取り除くことができれば疼痛の予防ないし軽減ができるものと考える。特に初めて大腸内視鏡を受ける被検者にとっては，これから何をされるかが心配でならないはずである。特に事前に「大腸内視鏡は痛くて辛い検査」と吹き込まれてきた被検者ならなおさらで，スコープが体内で少しでも動くのを感じたら不安から苦痛として感じても決して不思議ではない。内視鏡医はスコープから伝わる抵抗感を察知できるのだから，その抵抗感が増えるようなひねり操作

6. 内視鏡挿入法

表3 挿入困難例への対処法の選択

		1	2	3	4	5	6	7	8	9	10	11	12	13
A	癒着症例			○	○	○	○	○	○				○	
B	過長結腸症例	○	○	○	○	○	○		○	○				
C	疼痛閾値の低い症例			○	○	○	○		○	○			○	○
D	肥満症例	○	○	○	○				○					
E	前処置不良症例								○			○		
F	痩身症例			○	○	○		○						
G	バイタルサイン低下症例			○	○	○			○	○				○
H	強度腸管攣縮症例			○					○					
I	体動過多症例								○		○			○

1	用手圧迫を行う
2	体位変換を行う
3	最適なスコープを選択する
4	先端フードを装着する
5	送気量を減らす
6	精神統一を行う
7	送水法・浸水法で挿入する
8	スコープ操作を丁寧に行い無理は避ける
9	ホールド法での挿入に徹する
10	大腸CTに切り替える
11	前処置を徹底的に良くする
12	セデイションを行うまたは量を増やす
13	被検者との会話を増やす

や押し引き操作を行う場合はあらかじめ「少し痛みがでるかしれませんよ」と教えてあげると被検者の苦痛はかなり軽減されるものと思う。

以上が挿入困難例への対処法の代表であるが，挿入困難例の種類によっては対処法の有効性に違いが出るため，挿入困難例の種類ごとに推奨する対処法の一覧を提示する（表3）。なお，本当に難しい症例の場合は単一の対処法だけではなく複数の対処法を組み合わせて行うことで初めて効果が出ることも少なくない。

おわりに

大腸内視鏡医にとっての永遠のテーマである"挿入困難例への対処法"を経験の浅い内視鏡医の立場に立ちできるだけわかりやすく解説した。なお，どのような症例を挿入困難例と感じるかについては大腸内視鏡の熟練度により異なり，最初のうちはほとんどの症例を挿入困難例と感じていても対処法を一つまた一つとマスターしていく中で挿入困難例と感じる症例は確実に減っていくのでぜひ頑張っていただきたい。ただし，自分の技量では挿入できないような症例に対しては，上級医に代わってもらうか検査を中止すべきであり無謀な挿入は決して行ってはならない。

ところで，巷には沢山の大腸内視鏡挿入法が存在するが，①その中から自分が置かれている環境に合った挿入法を選択し，②それを元に自分なりの大腸内視鏡の挿入パターンを作り，③その自分なりの挿入パターンを明文化し，④明文化された挿入法通りに挿入して実際に挿入できるかを検証し，⑤上手くいかなければ修正していくという方法が，大腸内視鏡挿入法をマスターする上での最短の道であると筆者は確信している。

（鈴木康元）

7 内視鏡観察法：見逃し病変を減らすための工夫

1) 手技的側面から

はじめに

　見逃しの少ない観察法は大腸内視鏡検査の根幹である。大腸には多くの屈曲部と深い襞が存在しており，注意深い観察によっても死角ができてしまうことは否めない。一般的には回盲弁の裏・ひだの裏・屈曲部・直腸などが見逃しの多い場所といわれている[1,2]（図1）。これらの部位に留意して見落としを少なくする心構えが極めて重要と考えられるが，近年では大腸内視鏡の質を担保する方策として，適切な抜去時間の設定などの技術的な指標が主に欧米より提唱されるようになってきている。本稿では手技的な側面から内視鏡観察法を検討している論文をもとに，見逃し病変を減らすための工夫を解説した。

I　質の指標としての内視鏡抜去時間

　大腸内視鏡抜去時間は大腸内視鏡の質を担保する指標として，主に欧米より提案されている。この指標におけるランドマークとなる論文は2006年にBarclayらにより発表された[3]。この報告によれば，病変がない被検者に対する各内視鏡医の平均抜去時間と，各内視鏡医の腺腫検出割合は相関した。12人の内視鏡医を平均抜去時間により6分以上と6分未満にわけると，腺腫検出割合は2倍以上の差がみられた（28.3％ vs 11.8％，p＜0.001）。その後の検討では抜去時間は病変の検出と相関しないという報告も散見されるが[4,5]，抜去時間を質の指標として使用することを支持する報告も多く[6〜10]，欧米では抜去時間は重要な質の指標の一つとして取り扱われている。米国のガイドラインでは6分以上の抜去時間が推奨され[11]，欧州のガイドラインでは具体的な時間の明示はないものの，腺腫検出率が低い内視鏡医は抜去時間を長くすべきであるという提案がなされている[12]。本邦からの抜去時間に関する検討は少ないものの，近年報告が散見されるようになっており[13〜15]，一定の時間をかけて注意深く観察することは本邦においても重要といえるであろう。

1. 熟練医であれば短い抜去時間でよいのか

　一方，熟練した内視鏡医であれば短い抜去時間でも病変を見落とさないという意見もあると思われる。確かに病変を見落とさない観察ができているのであれば，短い抜去時間でも許容されるであろう。しかし最近の検討では，熟練した内視鏡医による抜去時間を3分と設定した群と6分と設定した群に分けた比較試験を行ったところ，3分の群で病変の見逃しが多かったと報告されている[16]。

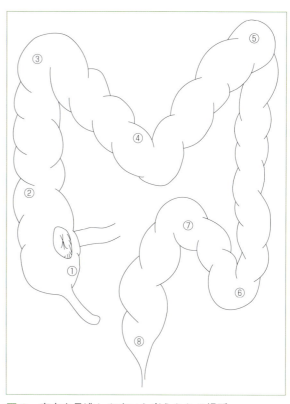

図1　病変を見逃しやすいと考えられる場所
①回盲弁の裏，②ひだの裏，③肝彎曲部，④横行結腸中部の屈曲部，⑤脾彎曲部，⑥S状結腸・下行結腸移行部，⑦S状結腸の屈曲部，⑧直腸

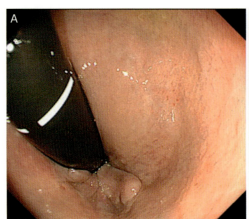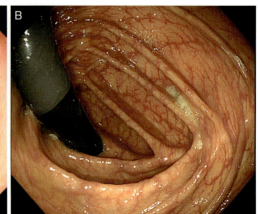

図2　反転操作による観察
　　A：直腸
　　B：上行結腸

エキスパートの技術をもってしても，一定の抜去時間は必要といえるかもしれない。

2．抜去時間のモニタリング

また，抜去時間を意識して内視鏡手技を行うと病変の検出割合が上がるという報告がある[17,18]。Vavrica らは内視鏡医が時間を意識せずに抜去すると病変がない場合で平均抜去時間が 4.5 分であったのに対し，抜去時間をモニターしていることを伝えると抜去時間が 7.3 分に有意に延長したと報告している[17]。それに伴い，腺腫検出割合も 21.4％から 36.0％に増加したとされ，適切にモニタリングを行うことは重要であろう。

3．単に時間をかけるだけでよいのか

しかしながら，単に抜去時間を長くするだけで病変の検出率が上がるというのは誤解といえる。この点については欧米でも注意喚起がなされている[19]。病変を見つけるためには適切なテクニックを使用してより多くの粘膜面を観察することが必要であり，その結果として抜去時間が長くなるのであり，抜去時間ありきで考えるのは間違いであろう。具体的な観察方法としては，以下に述べるような内視鏡の反復観察や反転観察，被検者の体位変換などを考慮する。

II　反復観察

Clark らは右側大腸を繰り返して観察することで，280 症例中 43 例（15.4％）に追加の腺腫が発見されたと述べており，腺腫検出割合も 3.2％増加したと述べている[20]。また，Guo らは右側大腸を反復して観察する群と，ほぼ同じ検査時間でゆっくり抜去してくる群に分けてランダム化比較試験を行っている[21]。その結果，反復観察する群で有意に検出される腺腫の数が多かった。特に肝彎曲などの屈曲部は再挿入することで違う角度で観察することができるため，反復観察は有用であるといえるであろう。

III　内視鏡の反転操作

管腔の広さの問題があり，一般的に内視鏡の反転操作が可能であるのは直腸[22,23]と盲腸～上行結腸[24〜28]である（図2）。Saad らは，1,502 症例のうち直腸反転は 1,411 例（93.9％）で可能であったが，反転操作だけで検出された腫瘍性病変は 4mm の腺腫の 1 例のみであったと述べている[22]。この結果からは，病変の検出という意味合いではルーチンに直腸の反転観察が必要とはいえないかもしれないが，肛門部の観察や，下部直腸病変の詳細な観察が必要な場合は反転観察が有用な場面が多いことが推察される。

一方，盲腸～上行結腸での反転観察は，本邦からも腫瘍の検出に有用である可能性が報告されている。道伝らは右側結腸の手術歴のない 227 例を対象とし，細径内視鏡で盲腸での反転を試みた結果を報告している[28]。198 例（87％）で反転観察が可能であり，順行性の観察で 64 病変が検出されたのに対し，反転操作で初めて検出された病変

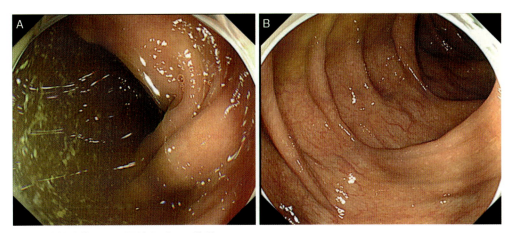

図3　体位変換による腸液とガスの移動
　A：腸液の残存と伸展不良にて十分な観察ができていない。
　B：体位変換により適切な観察が可能となった。

が8個あった。すなわち11％（8/72病変）が見逃されていたと報告している。またHewettらは，右側大腸での反転操作は高齢男性や順行性観察でポリープが見つかっている症例に有用な可能性を述べている[27]。近年，Kushinirらは右側大腸の順行性の反復観察と反転操作による観察のランダム化比較試験を報告している。いずれの方法でもほぼ同様の追加病変が検出されており，順行性・反転操作のいずれの方法でもよいので反復して観察することが重要であろうと述べている。直腸と同様，ルーチンの反転操作での観察は必ずしも要らないかもしれないが，多発病変が疑われる症例や病変の詳細な観察が必要な症例では有用であると推察される。

Ⅳ　体位変換

管腔を伸展させ，かつ腸液を移動させる最も簡便な方法は被検者の体位変換である（図3）。重力を利用し，盲腸〜上行結腸では左側臥位，横行結腸では仰臥位，というように部位に応じて体位変換を行うことが病変の検出に有用であることが期待され，いくつかの検討がなされている。2015年までの文献をまとめたレビューでは，体位変換が病変の検出に有効であるとする報告と無効であるとする報告が存在し，必ずしも体位変換が勧められてはいなかった[29]。近年，Leeらは体位変換に関する多施設共同ランダム化比較試験の結果を報告した[30]。彼らは1,072名の被検者を体位変換群（536名）とコントロール群（536名）にわけ，コントロール群では一貫して左側臥位での観察を行ったのに対し，体位変換群では盲腸〜肝彎曲では左側臥位，横行結腸では仰臥位，脾彎曲から直腸では右側臥位という体位変換を行いながら観察を行った。その結果，腺腫検出割合は有意に体位変換群で高かった（42.4 vs 33.0％，p＝0.002）。特に横行結腸病変の検出に有効で，比較的腺腫検出割合の低い術者に特に有効性が高かったと報告されている。鎮静下で行う場合は体位変換が困難なこともあるが，可能な限り体位変換を行うことは病変の検出に有効である可能性が高い。

Ⅴ　大腸内視鏡でもダブルチェックは可能か

上部消化管における内視鏡スクリーニングでは，観察範囲をくまなく撮影し，後から読影医がダブルチェックを行うことで見逃しを防ぐことが推奨されている[31]。しかしながら大腸内視鏡では観察範囲をすべて撮影することは不可能で，上部消化管内視鏡と同様のダブルチェックは不可能である。しかし海外からは，大腸内視鏡観察の際に，術者のみならず介助する看護師がその場で一緒に観察を行うことで病変の見逃しを防ぐ可能性が報告されている[32〜35]。また，抜去時の動画撮影を行うことで病変の検出割合が上がる可能性を検討した論文もみられる[36]。これらの方法の有効性評価は十分とは言えないが，見落としを防ぐ方法として一考の価値があるものと思われる。

おわりに

本稿では，主に技術的な側面から見逃しを少なくする方法を検討した論文をレビューした。ここに述べた個々の技術が重要であるのは間違いない。しかし一番大切なことは，見逃しの少ない大腸内視鏡が，将来の大腸癌から被検者を守っていることを自覚して大腸内視鏡検査に臨む心構えであることを強調したい。

文　献

1) Pickhardt PJ, Nugent PA, Mysliwiec PA, et al：Location of adenomas missed by optical colonoscopy. Ann Intern Med 141：352-359, 2004
2) 桐山真典, 松田尚久, 中島　健, 他：見落としのない大腸の観察法. 消化器内視鏡 19：1308-1312, 2007
3) Barclay RL, Vicari JJ, Doughty AS, et al：Colonoscopic withdrawal times and adenoma detection during screening colonoscopy. N Engl J Med 355：2533-2541, 2006
4) Moritz V, Bretthauer M, Ruud HK, et al：Withdrawal time as a quality indicator for colonoscopy - a nationwide analysis. Endoscopy 44：476-481, 2012
5) Gellad ZF, Weiss DG, Ahnen DJ, et al：Colonoscopy withdrawal time and risk of neoplasia at 5 years：results from VA Cooperative Studies Program 380. Am J Gastroenterol 105：1746-1752, 2010
6) Shaukat A, Rector TS, Church TR, et al：Longer Withdrawal Time Is Associated With a Reduced Incidence of Interval Cancer After Screening Colonoscopy. Gastroenterology 149：952-957, 2015
7) Butterly L, Robinson CM, Anderson JC, et al：Serrated and adenomatous polyp detection increases with longer withdrawal time：results from the New Hampshire Colonoscopy Registry. Am J Gastroenterol 109：417-426, 2014
8) Lee TJ, Blanks RG, Rees CJ, et al：Longer mean colonoscopy withdrawal time is associated with increased adenoma detection：evidence from the Bowel Cancer Screening Programme in England. Endoscopy 45：20-26, 2013
9) Jover R, Zapater P, Polania E, et al：Modifiable endoscopic factors that influence the adenoma detection rate in colorectal cancer screening colonoscopies. Gastrointest Endosc 77：381-389, e381, 2013
10) Simmons DT, Harewood GC, Baron TH, et al：Impact of endoscopist withdrawal speed on polyp yield：implications for optimal colonoscopy withdrawal time. Aliment Pharmacol Ther 24：965-971, 2006
11) Rex DK, Schoenfeld PS, Cohen J, et al：Quality indicators for colonoscopy. Gastrointest Endosc 81：31-53, 2015
12) Valori R, Rey JF, Atkin WS, et al：European guidelines for quality assurance in colorectal cancer screening and diagnosis. First Edition--Quality assurance in endoscopy in colorectal cancer screening and diagnosis. Endoscopy 44 Suppl 3：SE88-105, 2012
13) Kawamura T, Oda Y, Kobayashi K, et al：Colonoscopy Withdrawal Time and Adenoma Detection Rate：A Japanese Multicenter Analysis. Journal of Gastroenterology and Hepatology Research 6：2273-2278, 2017
14) Kajiwara H, Yamaji Y, Sugimoto T, et al：Withdrawal times affects polyp and diverticulum detection on the right-side colon. Hepatogastroenterology 59：108-111, 2012
15) Kashiwagi K, Inoue N, Yoshida T, et al：Polyp detection rate in transverse and sigmoid colon significantly increases with longer withdrawal time during screening colonoscopy. PLoS One 12：e0174155, 2017
16) Kumar S, Thosani N, Ladabaum U, et al：Adenoma miss rates associated with a 3-minute versus 6-minute colonoscopy withdrawal time：a prospective, randomized trial. Gastrointest Endosc 85：1273-1280, 2017
17) Vavricka SR, Sulz MC, Degen L, et al：Monitoring colonoscopy withdrawal time significantly improves the adenoma detection rate and the performance of endoscopists. Endoscopy 48：256-262, 2016
18) Nielsen AB, Nielsen OH and Hendel J：Impact of feedback and monitoring on colonoscopy withdrawal times and polyp detection rates. BMJ Open Gastroenterol 4：e000142, 2017
19) Rex DK：Polyp detection at colonoscopy：Endoscopist and technical factors. Best Pract Res Clin Gastroenterol 31：425-433, 2017
20) Clark BT, Parikh ND and Laine L：Yield of repeat forward-view examination of the right side of the colon in screening and surveillance colonoscopy. Gastrointest Endosc 84：126-132, 2016
21) Guo CG, Zhang F, Ji R, et al：Efficacy of segmental re-examination of proximal colon for adenoma detection during colonoscopy：a randomized controlled trial. Endoscopy 49：243-250, 2017

22) Saad A and Rex DK：Routine rectal retroflexion during colonoscopy has a low yield for neoplasia. World J Gastroenterol 14：6503-6505, 2008
23) Tellez-Avila F, Barahona-Garrido J, Garcia-Osogobio S, et al：Diagnostic yield and therapeutic impact of rectal retroflexion：a prospective, single-blind study conducted in three centers. Clin Endosc 47：79-83, 2014
24) Kushnir VM, Oh YS, Hollander T, et al：Impact of retroflexion vs. second forward view examination of the right colon on adenoma detection：a comparison study. Am J Gastroenterol 110：415-422, 2015
25) Chandran S, Parker F, Vaughan R, et al：Right-sided adenoma detection with retroflexion versus forward-view colonoscopy. Gastrointest Endosc 81：608-613, 2015
26) Harrison M, Singh N and Rex DK：Impact of proximal colon retroflexion on adenoma miss rates. Am J Gastroenterol 99：519-522, 2004
27) Hewett DG and Rex DK：Miss rate of right-sided colon examination during colonoscopy defined by retroflexion：an observational study. Gastrointest Endosc 74：246-252, 2011
28) 道伝研司, 白崎信二, 武田孝之, 他：反転引き抜き観察を用いた上行結腸病変の見逃し率の検討. 日本消化器内視鏡学会雑誌 41：2044-2050, 1999
29) Zhao SB, Wan H, Fu HY, et al：Quantitative assessment of the effect of position changes during colonoscopy withdrawal. J Dig Dis 17：357-365, 2016
30) Lee SW, Chang JH, Ji JS, et al：Effect of Dynamic Position Changes on Adenoma Detection During Colonoscope Withdrawal：A Randomized Controlled Multicenter Trial. Am J Gastroenterol 111：63-69, 2016
31) 成澤林太郎, 細川 治, 濱島ちさと：読影体制. 対策型検診のための胃内視鏡検診マニュアル, 日本消化器がん検診学会編, 南江堂, 東京, pp.32-34, 2017
32) Xu L, Zhang Y, Song H, et al：Nurse Participation in Colonoscopy Observation versus the Colonoscopist Alone for Polyp and Adenoma Detection：A Meta-Analysis of Randomized, Controlled Trials. Gastroenterol Res Pract 2016：7631981, 2016
33) Aslanian HR, Shieh FK, Chan FW, et al：Nurse observation during colonoscopy increases polyp detection：a randomized prospective study. Am J Gastroenterol 108：166-172, 2013
34) Kim TS, Park DI, Lee DY, et al：Endoscopy Nurse Participation May Increase the Polyp Detection Rate by Second-Year Fellows during Screening Colonoscopies. Gut Liver 6：344-348, 2012
35) Lee CK, Park DI, Lee SH, et al：Participation by experienced endoscopy nurses increases the detection rate of colon polyps during a screening colonoscopy：a multicenter, prospective, randomized study. Gastrointest Endosc 74：1094-1102, 2011
36) Madhoun MF and Tierney WM：The impact of video recording colonoscopy on adenoma detection rates. Gastrointest Endosc 75：127-133, 2012

（河村卓二）

7 内視鏡観察法：見逃し病変を減らすための工夫

2）内視鏡機器およびデバイス使用の側面から

はじめに

大腸腺腫性病変に対する内視鏡的ポリペクトミーが大腸癌の死亡率を大きく減少させることが報告され[1]，見逃しの少ないスクリーニング検査の重要性は広く認識されている。しかし，全大腸内視鏡検査直後に再挿入し再検査（back-to-back colonoscopy）した結果のメタ解析よるポリープの見逃し率は21％（95％信頼区間14～31％）と報告されるなど通常観察での見逃しが多いのも事実である[2]。さらに，Heresbachらは多変量解析の結果，小さい病変（特に5mm以下），表面型の肉眼型の病変を見逃す傾向にあったと報告した[3]。実際の大腸内視鏡検査では，大腸前処置不良，送気量不足，過度な腸管蠕動運動および検査時間の短さなどの複合的な要因で見逃しが起こるものと予想されるが，前述のような小さい病変や表面型の腫瘍は観察時に結腸半月ひだや腸管屈曲部位の裏側など観察困難部位（いわゆる"死角"）にあるか，同色調の病変で正常な大腸粘膜との区別が難しいことが見落としの一因になると考える。現在までに見逃しを減らすことを目的として様々な内視鏡機器の改良や開発がなされているが，大きく分けると観察時の死角を減らすことと健常粘膜との区別がつきにくい病変を強調することを目的としている。

本稿では，通常観察での病変の見逃しを減らし発見精度の向上に寄与すると考えられる内視鏡機器やデバイスの進歩を文献的報告と症例を通じて解説する。

I 内視鏡機器

1. 高画素・広視野角内視鏡

1983年にアメリカのWelsh-Allyn社からCCDを搭載した電子内視鏡が発表されて以降，改良が重ねられてより画素数の高い画像が得られるようになり拡大内視鏡に代表されるような詳細な観察を可能とした。高画素数の内視鏡が病変の拾い上げに効果があるかを検討したランダム比較試験のメタ解析では，一世代前の大腸内視鏡と比較して大腸ポリープの発見率が3.8％（95％信頼区間1～6.7％）向上したと報告された[4]。現在この報告がされた2011年当時よりも高画質の内視鏡が使用可能となっており，病変の発見率の向上が期待される。

従来，大腸内視鏡の視野角は最大で140°程度であったが，結腸半月ひだの裏側など死角にある病変は見逃しやすい背景からオリンパス社から発売された最新のEVIS LUCERA ELITE CF 290シリーズでは視野角が170°まで拡張された（図1）。従来型の視野角140°の大腸内視鏡との比較において，平均ポリープ発見個数が向上した（1.76 ± 2.31 vs 1.31 ± 1.90；$p=0.03$）とする報告があり，その有用性が示されている[5]。

2. 先端フード

先端フードを装着した大腸内視鏡検査は，腸管と指摘な距離を保ち視野を確保することで挿入や観察を容易にするだけでなく，粘膜を押さえこむことにより結腸半月ひだや腸管屈曲局部の裏側など通常観察で死角となる場所の観察を可能にする（図2）。先端フードに関するランダム化比較試験のメタ解析の結果によると，フード装着なしの群と比較してポリープ発見率は有意に向上（リスク比 1.08，95％信頼区間 1.00～1.07）したと報告されている[6]。また，前述の報告のサブグループ解析の結果で先端突出長が4mm以下のshort capはポリープ発見率の向上し，7mm以下のlong capは挿入時間の短縮に有用であったと報告された。病変の発見率向上や見逃し率低下の観点から先端フードの先端突出長が短い方が，視野の妨げにならず，内視鏡の視野に少し見える程度

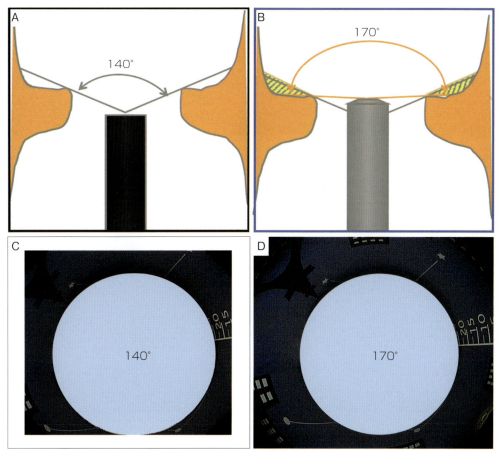

図1　広視野角内視鏡
A，B：視野角170°では側方視野が従来の内視鏡と比較して30°広がった。
C，D：同じ対象物を捉えた時に得られる視野の比較。視野角140°では余白の部分が捉えられない。

でもひだの押さえ込みや粘膜との距離を確保することが可能なために望ましい．

II　画像強調内視鏡

1．インジゴカルミン・コントラスト法

　インジゴカルミン・コントラスト法はインジゴカルミンが陥凹や腺窩に貯留することで病変を際立たせる性質を利用する方法である（図3）．消化管内視鏡検査全般に使用され，大腸内視鏡検査では病変の範囲診断のみでなく拡大内視鏡にも使用されその応用範囲は広い．散布チューブを用いたインジゴカルミン散布による全大腸色素内視鏡検査に関するランダム化比較試験では大腸内視鏡の質を評価する指標とされる腺腫発見率（adenoma detection rate：ADR）は通常観察と比較し向上した（46.2％ vs 36.3％；P＝0.02）と報告された[7]．また，本検討で表面型の腺腫性病変と Sessile Serrated adenoma/polyp（SSA/P）の同定に有用であったとも報告されている．本法の有用性は報告される一方で，インジゴカルミン散布に伴い検査時間が増加し，患者や術者の負担増加となることが短所であり，広く普及しているとは言えない．また，他の文献も参照すると，使用されるインジゴカルミンの濃度は0.2〜0.4％と報告により差異がある[7,8]．われわれの施設で腫瘍の質的診断や範囲診断に使用しているインジゴカルミンの濃度は0.2％であるが，0.4％程度のインジゴカルミンは大腸粘膜のコントラストを捉えるにはやや濃いように思われ，使用するインジゴカルミンの濃度についても検討が必要である．

2．NBI（narrow band imaging）

　NBIは酸化ヘモグロビンを識別しやすいように狭帯域化した415と540 nmの波長を照射光とし血管像とその他の領域のコントラストを明瞭化

7. 内視鏡観察法：見逃し病変を減らすための工夫

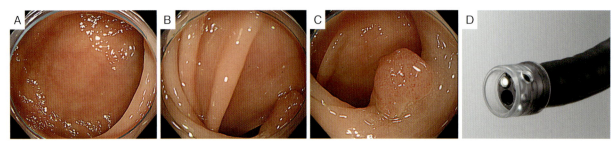

図2　先端フード
A：先端突出長が2mmの透明な先端フード（D-201シリーズ，オリンパス社製）を使用。病変はS状結腸の表面隆起型腫瘍で，腸管屈曲部位の裏側にある。
B，C：先端フードでひだを手前に押さえ込むようにめくると病変が見えてくる。さらに展開すると明瞭に観察できた。
D：プラスチック製の透明な先端フードを装着した内視鏡

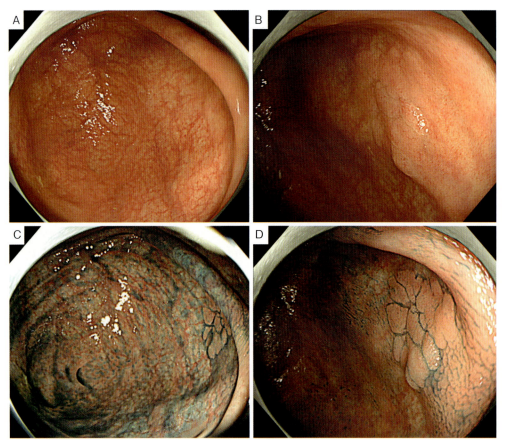

図3　インジゴカルミン・コントラスト法
A，B：盲腸の白色光観察像
　中景で病変の同定は困難である。近景では血管透見不良な領域として観察されるものの，同色調の病変のため境界は不明瞭である。
C，D：インジゴカルミン散布像
　中景で病変は表面隆起型腫瘍として同定される。近景では凹凸がより明瞭となる。

することを目標とした光デジタル法に分類される画像技術である。NBI非拡大観察像でSSA/Pなどの鋸歯状病変を除く腫瘍性病変は異常血管を多く含むため茶色に描出される（図4）。2012年に報告されたランダム化比較試験のメタ解析によると，NBIは腺腫発見率やポリープ発見率において通常観察を上回る効果は示せなかった[9]。その理由としてそれまでのNBIで得られる画像は暗いため，中・遠景での観察が不十分になることが考えられる。最新のEVIS LUCERA ELITEシステムでは内視鏡の光量と解像度が上がったことで，より明瞭なNBI画像が得られるようになっ

2）内視鏡機器およびデバイス使用の側面から

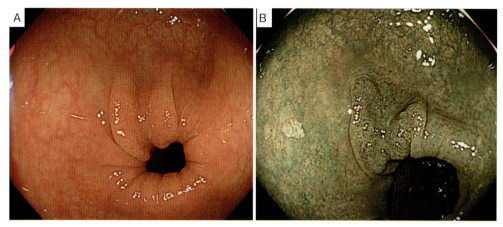

図4　NBI
　A：腫瘍発見時の白色光観察像
　　　蠕動による伸展不良もあり，病変の同定が困難である。
　B：NBI観察像（非拡大）
　　　白色光観察と比較し明瞭に同定される。

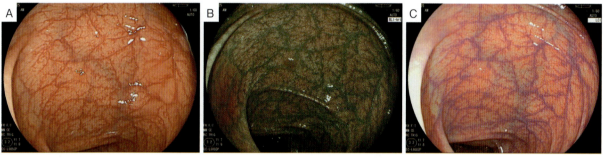

図5　BLI-brightとLCI（国立がん研究センター東病院　池松弘朗先生ご提供）
　A：白色光観察像
　　　2mmの表面隆起型ポリープ。
　B：BLI-bright観察像
　　　中景でポリープは茶色の病変として捉えられる。
　C：LCI観察像
　　　白色光観察より周囲の大腸粘膜はやや白色調に，ポリープは赤色に強調される。

た。実際，この新世代の内視鏡を使用したランダム化比較試験ではNBIは通常観察と比較し腺腫発見率が有意に向上した（48.3% vs 34.4%；P＝0.01）と報告された[10]。また，NBIで捉えやすい病変の特徴として，表面型の腫瘍であることと大きさが5mm未満であることが報告されている[11]。NBIなどの画像強調観察法はインジゴカルミン・コントラスト法と違い，薬剤を必要とせず，ボタン一つで瞬時に画像を切り替えることが可能であり，通常観察では捉えにくい病変の拾い上げが期待される。

3. BLI（blue laser imaging）-bright，LCI（linked color imaging）

BLIは通常の観察に適した白色用レーザー（450±10nm）と粘膜表層の微細血管を取得するために使用する狭帯域光観察用レーザー（410±10nm）の2種類のレーザー光源の光量比を変化させ粘膜表層の血管が高コントラストで得られるように調節された撮像方法で，主に近接での拡大観察に使用される。

BLI-brightはBLIよりも明るい画像が得られるように設定され，中・遠景での観察を可能にした画像強調内視鏡になる（図5B）。そのBLI-brightと通常観察を比較した多施設共同のランダム化比較試験の結果，平均ポリープ発見個数はBLI-bright群で有意に向上した（1.27±1.73 vs 1.01±1.36；p＜0.01）と報告された[12]。

また，LCIはBLI-brightで使用される白色用レーザーの光量をより強めることにより得られた

7. 内視鏡観察法：見逃し病変を減らすための工夫

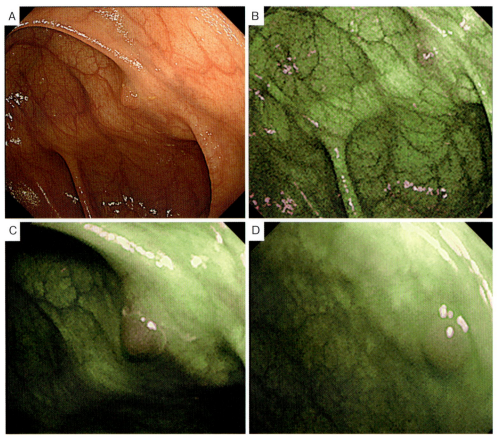

図6　AFI
　A：白色光観察像
　　　盲腸の3mmの表面隆起型腺腫。
　B，C：AFI観察像
　　　緑色の大腸粘膜を背景として病変はマゼンタ色に同定できる。
　D：AFI観察像
　　　直腸（Ra）の過形成ポリープ。非腫瘍病変は緑色に描出される。

画像に分光処理を加え白色と赤色成分を強調させることで腫瘍性病変などの発赤領域をより視認しやすくした中・遠景観察用の撮像方法である（図5C）。BLI-brightと比較しLCIでは正常な大腸粘膜は通常観察に似た色調の画像が得られる特徴をもつ。LCIと通常観察によるスクリーニング検査を交互に行ったクロスオーバー比較試験ではLCIはポリープの見逃しが少なく検査感度が高かった（91% vs 73%；p<0.01）と報告された[13]。また，撮像された過去の画像を用い表面型の肉眼型をとる病変の視認性を評価した研究では通常観察のみならずBLI-brightと比較しても視認性が高かったと報告され[14]，その良好な視認性が評価されている。

4．AFI（Autofluorescence imaging）

AFIは，390〜450nmの青色励起光が上皮下層に到達し発生する自家蛍光をCCDで捉えて画像化する画像強調観察法の一法である。通常大腸粘膜は緑色に観察されるが，大腸粘膜に何らかの異常があるとCCDで捉えられる自家蛍光が減弱し緑色からマゼンタ色へと色調変化をきたす（図6）。AFIはその他の形態学的な内視鏡診断法と異なり，腫瘍を色調変化として捉えることができる特徴をもつ。大腸内視鏡スクリーニングにおいてAFIに関するいくつかの論文では有効性の証明までには至らなかったが，右側結腸で通常観察とAFIを交互に行ったランダム化比較試験でAFIでのポリープ見逃し率は通常観察と比較して有意に低い結果であった（30% vs 49%；P=0.01）[15]。また，腺腫見落とし率に関して熟練度での比較をすると，熟練者ではmodality間の有意差はないのに対し初学者ではAFIで有意に見逃しが低かったとする報告があり[16]，AFIの腫瘍を色調

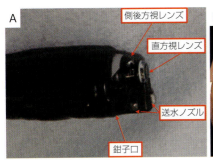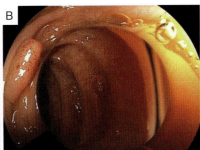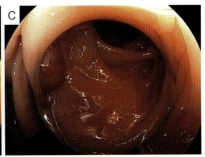

図7 広角内視鏡
　A：広角内視鏡
　　直方視レンズに加え，側後方レンズを搭載し2つのレンズから得られた画像が1つのモニターに表示される。
　B：S状結腸の無茎性隆起型腫瘍
　　広角内視鏡の側後方視レンズで発見された。
　C：直方視のレンズで観察した画像
　　病変はひら裏にあり捉えづらい。

変化として捉える特徴が経験の浅い内視鏡医の病変の拾い上げの向上に寄与していると考えられる。

Ⅲ　今後の展望

1．最新の内視鏡機器やデバイスの開発

　視野角の広がった最新の大腸内視鏡システムの使用や先端フードなどのデバイス装着は，病変の見逃し対策となる可能性がある。本章では，国内外で開発された新しい内視鏡機器やデバイスを紹介する。

1）広角内視鏡

　広角内視鏡（extra-wide-angle-view colonoscope，オリンパス社）は従来の直方視のレンズに加え，240°の視野角を持つ側後方の視野が得られるパノラマレンズを併用することで死角を減らす工夫がされている（図7）。複数の擬似ポリープを設置したコロンモデルを使用した検討では，広角内視鏡による擬似ポリープ発見率は従来の直方視のみの内視鏡と比較して有意に高い（68％ vs 51％；p＜0.01）と報告された[17]。また広角内視鏡を大腸癌スクリーニングに使用した多施設共同の前向きシングルアーム試験では，全例で回盲部へ到達し，穿孔などの偶発症はなかったと報告された[18]。広角内視鏡は従来型の内視鏡と同様に硬度可変機能を搭載していることに加え，広い側後方視野が挿入の際に屈曲部で次の管腔を探し易くするといった特徴が挿入性を担保したものと考える。さらに最新のプロトタイプでは，受動彎曲や高伝達挿入部も搭載されたためより操作性は向上したといえる。

2）海外での開発品

　広い視野角が得られる海外の大腸内視鏡システムとして，大きく分けると複数のCCDを搭載する機器とパノラマレンズを使用する機器が存在する。FUSE®（Boston Scientific社製）はスコープの先端に3つのCCDを搭載し，得られた画像がおのおののモニターに描出されることで330°の視野角を実現している。またthe Third Eye® Panoramic™（Avantis Medical社製）は，左右2つのCCDを搭載した先端デバイスで従来の大腸内視鏡に装着し使用することができる。これらの機器は広い視野角が得られる一方で，複数のCCDに撮像された画像が別々のモニターに表示されるため読影に習熟を要する。一方，Aer-O-Scope®（GI-View社製）はパノラマレンズを使用する自己推進型の使い捨て大腸内視鏡機器で，全周囲性の視野が得られることを特徴としている。

　デバイスにおいては，現在本邦で販売されていないが，内視鏡の先端に装着するENDOCUFF®（Arc Medical製）やEndoRings®（EndoAid社）は先端フードよりも効率的にひだを押さえることができ，観察困難部位にある病変を発見しやすくする可能性がある。

2．これまでの技術の併用

　前述のように内視鏡機器やデバイスが開発される一方で，画像強調観察法に従来の内視鏡機器を併用する試みも行われている。先端フードにAFIを併用したランダム化比較試験では，平均腫瘍発

見個数は通常観察と比較し有意に向上した（1.96 [1.50〜2.43] vs 1.19 [0.93〜1.44]；P＝0.02）と報告された[19]。この報告のように，各種画像強調内視鏡と内視鏡機器を併用し病変の見逃しを減らす工夫についても今後の検討が期待される。

おわりに

大腸内視鏡の見逃しを減らす工夫として，内視鏡機器およびデバイスの工夫の側面から様々な機器を紹介した。先端フード，170°の視野角が得られる大腸内視鏡，広角内視鏡は観察時の死角を減らすことを目的とした機器であり，高画素内視鏡やインジゴカルミン・コントラスト法などの各種画像強調内視鏡は正常な大腸粘膜との区別がつきにくい色調の差を同定することを目標とした技術となる。これらの有効性は示されているが，これまでの内視鏡機器およびデバイスの報告は主に従来の内視鏡システムおよび白色光観察を対象とした比較であるため，どのmodalityがベストなのかを結論づけることは困難である。しかし，各論に示したように，各modality間で描出の得意な病変は若干異なるようであり，modalityごとの特性を把握した上でスクリーニング検査に活用することが望まれる。

文献

1) Zauber AG, Winawer SJ, O'Brien MJ, et al：Colonoscopic polypectomy and long-term prevention of colorectal-cancer deaths. N Engl J Med 366：687-696, 2012
2) van Rijn JC, Reitsma JB, Stoker J, et al：Polyp miss rate determined by tandem colonoscopy：a systematic review. Am J Gastroenterol 101：343-350, 2006
3) Heresbach D, Barrioz T, Lapalus MG, et al：Miss rate for colorectal neoplastic polyps：a prospective multicenter study of back-to-back video colonoscopies. Endoscopy 40：284-290, 2008
4) Subramanian V, Mannath J, Hawkey CJ, et al：High definition colonoscopy vs. standard video endoscopy for the detection of colonic polyps：a meta-analysis. Endoscopy 43：499-505, 2011
5) Tribonias G, Theodoropoulou A, Konstantinidis K, et al：Comparison of standard vs high-definition, wide-angle colonoscopy for polyp detection：a randomized controlled trial. Colorectal Dis 12（10 Online）：e260-266, 2010
6) Ng SC, Tsoi KK, Hirai HW, et al：The efficacy of cap-assisted colonoscopy in polyp detection and cecal intubation：a meta-analysis of randomized controlled trials. Am J Gastroenterol. 107：1165-1173, 2012
7) Pohl J, Schneider A, Vogell H, et al：Pancolonic chromoendoscopy with indigo carmine versus standard colonoscopy for detection of neoplastic lesions：a randomised two-centre trial. Gut 60：485-490, 2011
8) Lee JH, Kim JW, Cho YK, et al：Detection of colorectal adenomas by routine chromoendoscopy with indigocarmine. Am J Gastroenterol 98：1284-1288, 2003
9) Pasha SF, Leighton JA, Das A, et al：Comparison of the yield and miss rate of narrow band imaging and white light endoscopy in patients undergoing screening or surveillance colonoscopy：a meta-analysis. Am J Gastroenterol 107：363-370；quiz 71, 2012
10) Leung WK, Lo OS, Liu KS, et al：Detection of colorectal adenoma by narrow band imaging（HQ190）vs. high-definition white light colonoscopy：a randomized controlled trial. Am Journal Gastroenterol 109：855-863, 2014
11) Uraoka T, Saito Y, Matsuda T, et al：Detectability of colorectal neoplastic lesions using a narrow-band imaging system：a pilot study. J Gastroenterol Hepatol 23：1810-1815, 2008
12) Ikematsu H, Sakamoto T, Togashi K, et al：Detectability of colorectal neoplastic lesions using a novel endoscopic system with blue laser imaging：a multicenter randomized controlled trial. Gastrointest Endosc 86：386-394, 2017
13) Min M, Deng P, Zhang W, et al：Comparison of linked color imaging and white-light colonoscopy for detection of colorectal polyps：a multicenter, randomized, crossover trial. Gastrointest Endosc 86：724-730, 2017
14) Suzuki T, Hara T, Kitagawa Y, et al：Linked-color imaging improves endoscopic visibility of colorectal nongranular flat lesions. Gastrointest Endosc 86：692-697, 2017
15) Matsuda T, Saito Y, Fu KI, et al：Does autofluorescence imaging videoendoscopy system improve the colonoscopic polyp detection rate?--a pilot study. Am J Gastroenterol 103：1926-1932, 2008
16) Moriichi K, Fujiya M, Sato R, et al：Back-to-back comparison of auto-fluorescence imaging（AFI）versus high resolution white light colonoscopy for

adenoma detection. BMC Gastroenterology 12：75, 2012
17) Uraoka T, Tanaka S, Matsumoto T, et al：A novel extra-wide-angle-view colonoscope：a simulated pilot study using anatomic colorectal models. Gastrointest Endosc 77：480-483, 2013
18) Uraoka T, Tanaka S, Oka S , et al：Feasibility of a novel colonoscope with extra-wide angle of view：a clinical study. Endoscopy 47：444-448, 2015
19) Takeuchi Y, Inoue T, Hanaoka N, et al：Autofluorescence imaging with a transparent hood for detection of colorectal neoplasms：a prospective, randomized trial. Gastrointest Endosc 72：1006-1013, 2010

（伴野繁雄，西澤俊宏，浦岡俊夫）

8 画像強調内視鏡，拡大内視鏡観察のエッセンス

1) 色素（拡大）観察による質的診断，深達度診断

はじめに

　大腸病変の拡大観察においては，narrow-band imaging（NBI）や blue lase imaging（BLI）等の image enhanced endoscopy（IEE）の開発以降，その有用性に関する臨床研究および positive result の報告が多くなされてきた。さらに，診断における簡便性もあって IEE は世界的にも広く普及してきている。

　IEE 開発以前の拡大内視鏡診断の主流は，色素法による pit pattern 診断であった。しかし，余剰薬剤の吸引，染色時間あるいは染色むらなどの短所を有する色素法よりも，簡便かつ比較的同じ条件下で観察可能な IEE の利点により，実臨床においては IEE による観察が色素法の前に行われることが多い。さらに，IEE で得られた所見によっては，あえて色素観察により追加情報を得る必要はないと判断され，色素観察を省略することも多くなってきている。実際に，IEE は色素法に近い診断能を有するため，そのような臨床上の利用法は理にかなったものと思われる。しかしながら，IEE による診断を正確に行うためには，色素法による所見の解釈は基本的知識として必須であることは間違いない。本稿では，色素観察による大腸病変の質的，深達度診断についてそれぞれの臨床的意義をふまえて概説する。

I　色素（非拡大）観察

1. 質的診断

　腫瘍性病変を主たる目的とした際の質的診断は，腫瘍－非腫瘍の鑑別ということになる。これに関しては，通常光非拡大観察でも多くの情報が得られ，実際には病変の表面模様や色調を観察することが大切であり，「正色調ないし白色調，表面平滑な柔らかい病変，粘液の付着」などの所見があれば過形成性ポリープあるいは sessile serrated adenoma/ polyp（SSA/P）であり，「やや発赤調，表面に凹凸を有する（不整），異出血性（高異形度癌）」などの所見があれば，腫瘍性病変の可能性が高い。また隆起病変であれば，色素散布や拡大をしなくても絨毛あるいは管状構造を主体とした組織構築であるか否かは推定できる。時に診断を間違える症例として炎症性ポリープがあげられるが，拡大観察を加味することで，診断を間違えることはほとんどなくなると思われる。

　実臨床においては深達度診断のための詳細な観察を要する病変よりも，単純に腫瘍－非腫瘍の鑑別をしたうえで，snare polypectomy にて摘除するような病変に遭遇する機会がほとんどで，実数も多いと予想される。そのような中で，発見病変すべてに色素散布をしたうえで病変を観察することは検査の時間的制約を考慮すれば悩ましいところである。さらに IEE を用いた観察により，色素観察より簡便に病変の病理組織像の推定ができるようになっていることを考慮すると，質的診断については原則的に IEE で行うことを第一選択として問題ないと考えられる。

　近年，病理診断のコスト削減等の観点から「Resect and Discard Strategy（DISCARD）」がトピックとしてあげられ，5mm 以下の微小ポリープ，あるいは 10mm 未満の病変に対する適用が議論されている。DISCRD を適用するためには real-time histology としての精度管理が必要で，NBI を用いた際の陰性的中率が指標として重視される。米国内視鏡学会（ASGE）から公表されている PIVI statement では腫瘍性病変に対する陰性的中率 90％以上が一つの指標としてあげられている[1]。ASGE のグループにより行われた IEE を用いた微小ポリープに対する診断精度に関するメタ解析[2]の結果をみると，非拡大 NBI でも質的診断に関する陰性的中率は担保されていることから，質的診断の主役は NBI であるといえ

1）色素（拡大）観察による質的診断，深達度診断

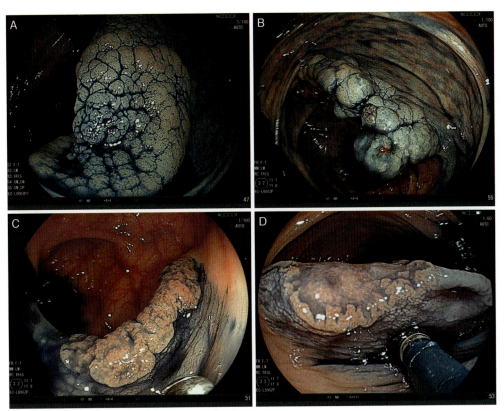

図1　laterally spreading tumor（LST）の亜分類
　　A：LST-G, homogeneous type
　　B：LST-G, nodular mixed type
　　C：LST-NG, flat elevated type
　　D：LST-NG, pseudo-depressed type

るのかもしれない。ただし，この statement について注意しなければならないのは，NBI に関して使い慣れた医師が，高い確信度で診断した際の話であるということである。すなわち，確信度が低い病変については，熟練医であっても色素散布による評価を追加することもあるし，NBI を用いた診断に不慣れな医師においては，まず色素法も併用する方が無難である。

また，ごく稀にではあるが5mm前後程度の浸潤癌の報告もある[3]。このような症例では形態的な不整（陥凹形態）を有することがある。肉眼形態的に何らかの違和感がある際にも，色素散布により丁寧に観察し，相対的なものも含めて陥凹形態を有するような場合には，拡大観察による詳細な評価が必要となり，安易な cold snare polypectomy による DISCARD は避けるべきである。

2．量的（深達度）診断

深達度診断は内視鏡治療適応の判断基準として最も重要であり，一般的には表面型腫瘍がその対象となる。さらに，表面型大腸腫瘍の中でも，平坦型，陥凹型およびそれらの混合型についてはその詳細を非拡大で観察することが重要である。

平坦陥凹型病変は，Laterally spreading tumor（LST）と呼称され LST-granular/ non-granular type に大別される。さらに前者は homogeneous type（顆粒均一型）と nodular mixed type（結節混在型）に，後者は flat elevated type（扁平隆起型）と pseudo-depressed type（偽陥凹型）へ亜分類される（図1）。この亜分類は深達度診断する過程で考慮されるべき重要因子であり，内視鏡治療の手技的困難性を測るうえでも肝要である。簡潔に表すと，LST-NG は LST-G よりも比較的小さな段階から粘膜下層浸潤傾向を有することが報告されており，担癌割合でみれば，LST-NG は 10 〜 19mm の段階で85％とされ，腫瘍径の増大とは相関せず高い担癌割合を示している[4, 5]。LST-G では同径範囲内では63％で，腫瘍径の増大におおむね平行して担癌割合は増加するようである。また，LST を亜分類に従い粘膜

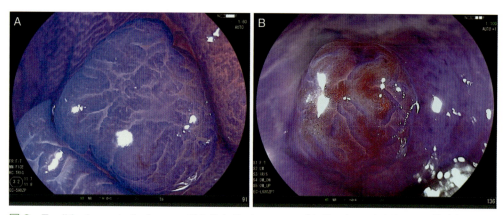

図2 Traditioal serrated adenoma でみられる pit pattern(クリスタルバイオレット染色)
A:III$_H$型 pit
B:IV$_H$型 pit

下層浸潤割合を検討したOkaらの報告によれば，LST-G, homogeneous type は 0.9%, nodular mixed type は 13.3%であったのに対し，LST-NG, flat elevated type は 6.1%, pseudo-depressed type は 42.1%とされ，pseudo-depressed type の臨床的悪性度が顕著となっている[6]。さらに，肉眼形態別に浸潤部位にも特徴がある。Yamada らは，LST-G では粗大結節部または陥凹部で 84%，多巣性浸潤が 16%であったのに対し，LST-NG では 55%が粘膜下腫瘍様隆起部，45%が多巣性浸潤であったと報告している[7]。すなわち，肉眼形態により浸潤部位の特性が異なることが明らかとなっており，LST 病変の深達度診断における肉眼形態の必要性が理解される。

また，内視鏡治療の技術的観点からみれば，LST-NG, pseudo-depressed type の病変は粘膜下局注後の病変全体の膨隆が得られにくいことが比較的多く，内視鏡的粘膜下層剥離術(ESD)の適応となることが多い。前述のように臨床的悪性度が比較的高い病変であることもかんがみると，内視鏡治療を施行するうえでは一括切除し，正確な病理組織診断を得ることが必須である。逆に，担癌割合が非常に低い LST-G, homogeneous type であれば，拡大内視鏡所見で III$_L$型 pit 主体であれば，分割切除が適用できるものと考えられる。

このように，平坦陥凹型の病変では肉眼形態の解釈が重要であることは理解に難くないところであり，肉眼形態の評価にはインジゴカルミン撒布によるコントラスト法が最も正確である。

II 色素拡大観察

1. 質的診断

前述のように，質的診断は非拡大観察でもおおむね可能である。ただし，近年注目されている SSA/P を腫瘍性病変として扱うならば，非腫瘍の典型である過形成性ポリープとの鑑別が必要になってくる。実際に過形成性ポリープと SSA/P は非拡大での肉眼形態は類似しており，精度高く鑑別することは難しいと思われる。一方で，SSA/P に着目した拡大所見について近年 Type II-open pit pattern が特異的な所見として方向されている[8]。同所見は，非拡大観察よりも拡大観察によって認識しやすいものであり，質的診断における色素拡大観察の有用性を示唆するケースの一つといえる。さらに，同様の鋸歯状病変として鋸歯状腺腫があり，これについても III$_H$ または V$_H$型 pit pattern が特徴的な所見との報告がある[9]。III$_H$型 pit は，III$_L$型あるいは IV 型 pit に類似するが詳細を観察すると個々の pit の辺縁がまさに鋸歯状にぎざぎざとした模様を呈するものを，IV$_H$型 pit は絨毛状腫瘍にみられる IV 型 pit よりも被覆上皮が大きく松毬状を呈するものである(図2)。これらのうち III$_H$型でみられる羊歯状の模様については，IEE でも観察できることもないわけではないが，より明瞭に観察するためには色素法による pit 観察の方が確実である。また，先にあげた Type II-open pit pattern も，III$_H$・IV$_H$型 pit と同様に，色素観察法を用いることで，より明瞭に認識することが可能である。

Ⅲ 量的（深達度）診断

前述のように，非拡大での色素観察でも深達度診断はある程度の精度向上は期待できる。しかし，非拡大観察では粘膜下層浸潤を疑うべき関心領域を絞り込むことはできるものの，実際には同部を構成する組織によって浸潤のリスクは異なる。すなわち，関心領域に一致して高異形度癌の所見があれば粘膜下層深部以深への浸潤癌を疑うべきであるし，腺腫相当もしくは低異形度癌相当であれば，非深部浸潤癌の可能性を考慮し内視鏡治療の適応と考えることになる。このように，注目すべき関心領域に対する病理組織像を推測し，さらに診断精度を高めることが拡大内視鏡観察の意義といえる。

Ⅳ 深部浸潤癌の所見

色素拡大観察による所見分類は，工藤・鶴田分類が普遍的分類としてある[10]。この分類における深部浸潤に対応する所見は，V_I型高度不整およびV_N型 pit とされる。V_I型高度不整あるいはV_N型 pit は同部が高異形度癌（構造異型）からなることを反映している。V_I型高度不整 pit の定義は，2004年4月の箱根シンポジウムにて定義され，「内腔狭小」「辺縁不整」「輪郭不明瞭」「stromal area の染色性低下，消失」「scratch sign」を有する場合とされている[11]。これらは，高異形度癌の構造異型を主に反映した所見であり，そのような組織構築を有する病変が浸潤しやすい傾向にあることを考えれば，妥当なところではある。大腸腫瘍の病変内における組織学的heterogeneityを考慮すると，軽度不整から高度不整，またはそのボーダーラインと考えられる所見が混在することがあり判断に迷うことがある。よって内視鏡観察による深達度診断については，まず非拡大観察により関心領域を絞り込み，この領域に対する組織学的異型度を診断することで，最終的な推定深達度とすることは，大腸癌の浸潤形式を考慮すると非常に理に適っている。非拡大観察による領域性を加味した診断分類が藤井らにより提唱された「invasive/ non-invasive pattern」分類である。その診断精度に関する検討はMatsudaらにより報告されている[12]。同研究は，腫瘍性病変に対し色素拡大内視鏡観察を行った4,215病変を対象に，non-invasive pattern と invasive pattern の診断基準に基づき深達度診断を行った診断精度に関する横断研究である。結果，SM深部浸潤に対する診断能は，感度85.6%，特異度99.4%，正診率98.8%であり，その有用性が示唆されている。

Ⅴ 深達度診断能におけるNBI拡大と色素拡大の比較

NBI拡大観察の有用性は，質的診断のみならず深達度診断でもその有用性が報告されつつある[13,14]。ならば，「NBI拡大と pit pattern 観察でどちらの深達度診断能が高いのか？」を比較することで，実臨床における診断ストラテジーが提示できると考えられる。

そこで，著者らは表面型大腸腫瘍の深達度診断能を直接的に比較するために，静止画像読影試験を行った[15]。本研究の特徴は，確信度を加味して6段階の判断基準を設け，Receiver Operating Characteristic (ROC) 解析により診断精度を測ったことにある。臨床においては，高い確信度で診断できるものから，迷いながら判断するものまで主観に応じた幅があり，必ずしも明確な二者択一の判断ができているわけではない。すなわち，より臨床に近い判断基準を精度に反映することを試みた点にある。結果は，pit pattern の深達度診断能は Area Under the Curve (AUC) 値で0.88，NBI拡大は0.83で，有意に pit pattern 診断が優れていた（図3）。また，非拡大観察からの上乗せ効果についても，両モダリティーで確認しており，NBIでは通常白色光観察からの上乗せは有意差がなかったものの（WLI 0.82, NBI拡大 0.83），pit pattern では有意に上乗せ効果がみられていた（WLI 0.80, pit pattern 0.87）。副次的解析をしてみると，NBIで上乗せ効果がなかったのは，隆起型病変での診断能が想像よりも高くないことに起因していた。逆に，平坦陥凹型病変では，両モダリティーともに非拡大観察からの上乗せ効果は確認できた。

今回の試験の結果をかんがみると，深達度診断能は現状では pit pattern 診断が優れており，最終判断は pit pattern 観察所見に拠るのが最も信

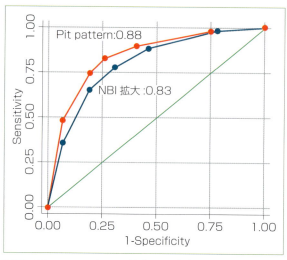

図3 Pit patternとNBI拡大の深達度診断能の比較

頼性が高いといえる。すなわち，NBI拡大観察でType2Bと判断されるような病変であれば，基本的にはクリスタルバイオレット染色によるpit pattern診断を追加することが推奨される（図4）。

VI 深達度診断における内視鏡診断の限界

表面型腫瘍の深達度診断については，特に平坦陥凹型では拡大内視鏡を用いた評価が非常に有用であることは多くの臨床研究から報告されており，多くの先進施設では内視鏡治療前の評価として適用されているものと思われる。しかしながら，隆起型病変に関してはその診断能力が比較的低いことも理解しておく必要がある。

実例として，当施設での隆起病変に対する内視鏡治療の成績を提示する（表1）[16]。2005年から2017年6月までの期間において施行した隆起病変に対する大腸ESD症例についての短期成績を調査した。対象症例は，112例（平均年齢62歳，男女比67：45），平均病変径36mm，病変局在は盲腸6例，上行結腸～S状結腸43例，直腸S状部16例，上下部直腸46例であった。病理学的深達度は，腺腫およびTis 75例，T1a 5例，T1b 24例，T2 6例，T3 1例であった。すなわち，治療前診断として内視鏡治療適応（cTis-T1a）と診断した症例であるにも関わらず，6%（7/112）がT2以深癌であり，28%（31/112）がT1b以深癌であった。この成績から，治療前拡大内視鏡観察をルーチンとして行っている当施設でも，大きな

隆起病変に対する診断精度は満足できるものではないことを示している。

組織学的に腫瘍内部で深部浸潤があっても腫瘍病変が粘膜病変としての形態を維持している場合には，内視鏡観察で診断することが難しいのは理解しやすいところである。特に，villous componentを主体とした大きな病変で深達度診断が難しいことが多く経験される。深達度診断における今後の課題といえるだろう。

VII 拡大内視鏡診断の発展

拡大能を最大520倍まで拡げた超拡大内視鏡の開発により，内視鏡検査時に細胞レベルでの生体内観察が可能となってきている[11]。拡大倍率が上がれば，より緻密な画像情報が得られるものの，診断の客観性に問題点が生じる可能性が否定できない。そのような問題を克服しうるものが近年脚光をあびている人工知能による自動診断技術である。超拡大内視鏡のみならず，共焦点内視鏡などにも同様の技術が適用される可能性はあり，近未来の拡大内視鏡診断は，正確なin vivoでの組織構築診断へと向かっていくのかもしれない。ただし，これらの技術はスクリーニングレベルの観点からみれば，普遍的な技術として拡大するのはコストパフォーマンス等を考慮すると難しく，やはり既存の拡大内視鏡診断が基本であり，その重要性はしばらく変わることはないだろう。

おわりに

腫瘍性病変の観察における色素観察に関して概説した。IEEの開発と診断学の発展に伴い，色素内視鏡観察がある程度省略される機会がでてきていることは間違いない。しかしながら，色素法が最も明瞭に解釈できる「肉眼形態」の評価は非拡大とはいえ，その重要性を認識できるところである。また，診断学としての歴史の長さもあって，深達度診断における最終判断は，現状ではIEEよりも色素拡大後のpit pattern診断が最も鋭敏である。これは，色素法が，内視鏡観察している部位の病理組織学的な構造異型を反映していることも一因であろう。

また，IEEによるvesselあるいはsurface pat-

1) 色素（拡大）観察による質的診断，深達度診断

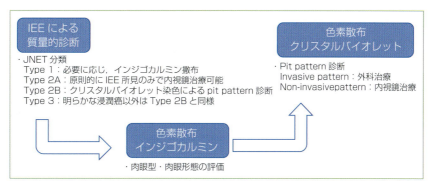

図4 拡大内視鏡を用いた深達度診断のフローチャート

表1 当院における隆起病変に対する内視鏡的粘膜下層剥離術の短期成績

病変径，mm，中央値（四分位範囲）	32（25～43）
En bloc resection, no.（％）	88（82）
治療時間，分，中央値（四分位範囲）	80（53～120）
En bloc R0 resection, no.（％）	82（77）
En bloc curative resection, no.（％）	59（55）
穿孔, no.（％）	11（10）
後出血, no.（％）	5（4.7）
治療中止, no.（％）	5（4.5）

総病変数＝112

tern の正しい理解にも色素法による pit pattern 観察は重要であると考えらえれ，これから拡大観察を学ぼうとする初学者においては，色素法の手間を省略することなく，丁寧な内視鏡観察を心掛けていただきたい．

文　献

1) Rex DK, Kahi C, O'Brien M, et al：The American Society for Gastrointestinal Endoscopy PIVI (Preservation and Incorporation of Valuable Endoscopic Innovations) on real-time endoscopic assessment of the histology of diminutive colorectal polyps. Gastrointest Endosc 73：419-422, 2011
2) ASGE Technology Committee, Abu Dayyeh BK, Thosani N, et al：ASGE Technology Committee systematic review and meta-analysis assessing the ASGE PIVI thresholds for adopting real-time endoscopic assessment of the histology of diminutive colorectal polyps. Gastrointest Endosc 81：502, e1-502, e16, 2015
3) Nakajima T, Saito Y, Matsuda T, et al：Minute depressed-type submucosal invasive cancer-5 mm in diameter with intermediate lymph-node metastasis：report of a case. Dis Colon Rectum 50：677-681, 2007
4) 斎藤　豊，坂本　琢，福永周生，他：治療法選択からみた側方発育型大腸腫瘍（LST）の分類と意義 ESD の立場から．胃と腸 45：1001-1010, 2010
5) 山田真善，春山　晋，眞一まこも，他：直腸 LST の内視鏡診断と治療成績．消化器内科 55：737-743, 2012
6) Oka S, Tanaka S, Kanao H, et al：Therapeutic strategy for colorectal laterally spreading tumor. Dig Endosc 21：S43-46, 2009
7) Yamada M, Saito Y, Sakamoto T, et al：Endoscopic predictors of deep submucosal invasion in colorectal laterally spreading tumors. Endoscopy 48：456-464, 2016
8) Matsushita HO and Yamano HO：What is type Ⅱ-open pit pattern? Dig Endosc 28：60, 2016
9) 浦岡俊夫，東　玲治，大原信哉，他：大腸鋸歯状病変の内視鏡診断 pit pattern 所見を中心に．胃と腸 46：406-416, 2011
10) Kudo S, Hirota S, Nakajima T, et al：Colorectal tumours and pit pattern. J Clin Pathol 47：880-805, 1994
11) 工藤進英，笹島圭太，井上晴洋，他：拡大内視鏡診断，微細診断の進歩—超拡大内視鏡 EC 分類—．日本内科学会雑誌 2：56-69, 2007
12) Matsuda T, Fujii T, Saito Y, et al：Efficacy of the invasive/non-invasive pattern by magnifying chromoendoscopy to estimate the depth of invasion of early colorectal neoplasms. Am J Gastroenterol 103：2700-2706, 2008

13) Ikematsu H, Matsuda T, Emura F, et al : Efficacy of capillary pattern type ⅢA/ⅢB by magnifying narrow band imaging for estimating depth of invasion of early colorectal neoplasms. BMC Gastroenterol 10 : 33, 2010
14) Kanao H, Tanaka S, Oka S, et al : Narrow-band imaging magnification predicts the histology and invasion depth of colorectal tumors. Gastrointest Endosc 69 : 631-636, 2009
15) Sakamoto T, Nakajima T, Matsuda T, et al : Comparison of the diagnostic performance between magnifying chromoendoscopy and magnifying narrow-band imaging for superficial colorectal neoplasm : an online survey. Gastrointest Endosc 5 : 2018（Epub ahead of print）
16) Sakamoto T, Saito Y, Nakamura F, et al : Short-term outcomes following endoscopic submucosal dissection of large protruding colorectal neoplasms. Endoscopy 13 : 2017（Epub ahead of print）

（坂本　琢，関口正宇，高丸博之，山田真善，中島　健，松田尚久，斎藤　豊）

8 画像強調内視鏡，拡大内視鏡観察のエッセンス

2) IEE（拡大）観察による質的診断，深達度診断

はじめに

　大腸癌は食生活の欧米化や人口の高齢化の影響もあり，死亡者数は年々増加傾向にある。国立がん研究センターがん対策情報センターの2017年がん統計予測によると，大腸癌は部位別罹患者数で149,500人と第1位，死亡者数では53,000人と第2位になることが予測されている。大腸癌の発生予防において，その前駆病変である大腸腺腫の早期発見・治療は極めて重要であり，大腸内視鏡検査は広く普及してきた。しかし，大腸腫瘍性病変を発見することができたとしても，通常観察のみでは正確な質的診断・深達度診断が困難な場合があるため，内視鏡診断の精度向上を目的とした様々な観察法がこれまで導入されている。近年，内視鏡装置自体で照射光の波長を変えたり，撮像した画像に信号処理を加えたりすることにより画像強調効果を得る画像強調観察法（image enhancement endoscopy：IEE）が開発され，実臨床にも導入されている[1〜3]。IEEは，内視鏡を入れ替えることなくボタン一つで白色光観察から切り替えることができ，観察に特殊な染色を必要としない利便性から普及している。

　そのようなIEEのうち，代表的なものが光学デジタル法に分類されるNarrow Band Imaging（NBI；オリンパスメディカルシステムズ社）とBlue Laser Imaging（BLI；富士フイルムメディカル社）である。これらは光源が異なるという大きな違いがあるが，狭帯域光を用いることで病変表面の微小血管および微細構造の視認性を高めている点では類似している。これらのIEEの臨床的有用性は，大腸腫瘍の発見（detection）から腫瘍・非腫瘍の鑑別における質的診断（characterization），深達度診断などの量的診断（staging）に至るまで，これまで数多く報告されている[4〜7]。本稿では，下部消化管におけるNBIおよびBLIといったIEE拡大観察による腫瘍性病変の質的診断・深達度診断について，当院での検討を含めて解説する。

I　IEEの特徴とJNET分類

　NBIの特徴は，光学フィルターを用いてヘモグロビンの吸収領域である狭帯域の波長（415nmおよび540nm）を抽出することにより，粘膜表面の微小血管および微細構造が強調して観察されることである。特に，腫瘍性病変は一般的に血管増生を伴い，暗茶色領域（brownish area）として視認される。NBIを用いた拡大内視鏡観察による分類として，佐野分類・広島分類・昭和分類・慈恵分類といった複数の分類が一時乱立し，所見の定義・呼称や診断方法の不一致など数多くの問題点から混乱を招いていた。一方，2012年には国際NBI研究グループが，非拡大内視鏡観察でも使用可能なNarrow-band imaging International Colorectal Endoscopic（NICE）分類を提唱した[8]。この混沌とした状況を打開するため，2011年全国の大腸内視鏡エキスパートを中心に「国立がん研究センター研究開発費研究班」（斎藤豊班）においてThe Japan NBI Expert Team（JNET）が結成され，2014年に大腸NBI統一拡大分類としてJNET分類が提唱された[9]（図1）。

　JNET分類は，拡大内視鏡が必須であり，vessel patternとsurface patternの2つの因子に関する所見を元に，Type 1/2A/2B/3のいずれかに分類し，組織型を予想する。JNET Type 1は，Vessel patternとして認識できない，あるいはsurface patternとして規則的な黒色または白色点を認める病変で，過形成性ポリープと診断する。JNET Type 2Aは，口径は整で均一な分布のvessel patternを認める，あるいは整な管状・樹枝状・乳頭状のsurface patternを認める病変で，腺腫〜低異型度癌（Tis）の指標としている。

8. 画像強調内視鏡，拡大内視鏡観察のエッセンス

	Type 1	Type 2A	Type 2B	Type 3
Vessel pattern	・認識不可[*1]	・口径整 ・均一な分布 （網目・らせん状）[*2]	・口径不同 ・不均一な分布	・疎血管野領域 ・太い血管の途絶
Surface pattern	・規則的な黒色 または白色点 ・周囲の正常な 粘膜と類似	・整（管状，樹枝状，乳頭状）	・不整または 不明瞭	・無構造領域
予想組織型	過形成性 ポリープ 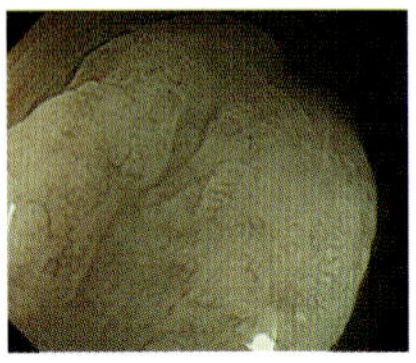	腺腫～低異型度癌 （Tis） 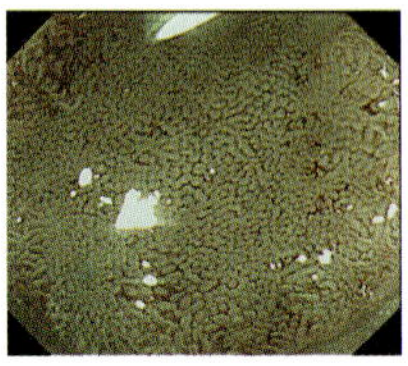	高異型度癌 （Tis/T1a）[*3] 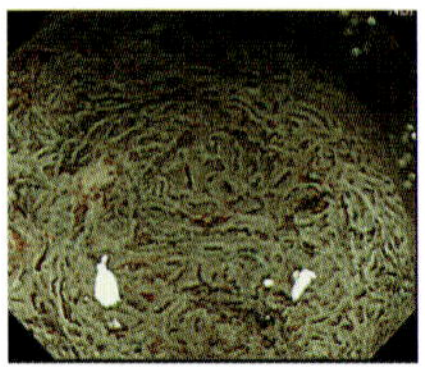	高異型度癌 （T1b-） 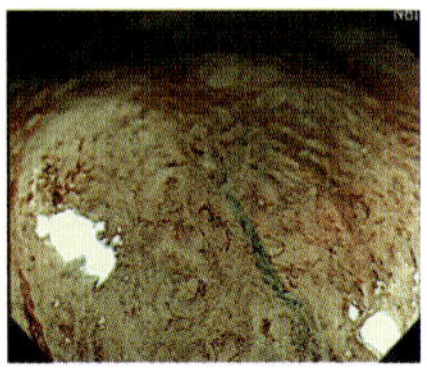

[*1] 認識可能な場合，周囲正常粘膜と同一径。
[*2] 陥凹型については，微細血管が点状に分布されることが多く，整った網目・らせん状血管が観察されないこともある。
[*3] T1b が含まれることもある。

図1 JNET 分類

JNET Type 2B は，口径が不同で不均一な分布の vessel pattern，あるいは不整または不明瞭な surface pattern を認める病変で，高異型度癌（Tis/T1a）の指標としている。JNET Type 3 は，疎血管野領域や太い血管の途絶を認める，あるいは surface pattern として無構造領域を認める病変で，高異型度癌（T1b 癌以深）の指標としている。特に，JNET Type 2B には Tis から T1b 癌まで含まれる可能性があるため，NBI 観察のみでの診断は不十分であり，後述する色素拡大観察を用いた pit pattern 診断を加味する必要がある。

また，従来の消化器内視鏡システムにはキセノンランプが光源として用いられてきたが，2012年にレーザーを光源とするシステムが初めて登場した（LASEREO；富士フイルムメディカル社）。本システムでは，2種類の波長のレーザー（410nm および 450nm）を発光強度比を調整して組み合わせることで，BLI や LCI（linked color imaging）といった狭帯域光観察モードを可能としている。BLI には，さらに微小血管や微細構造のコントラストが強い BLI モードと，明るさを増した BLI-bright モードが存在するが，前者は近接や拡大観察，後者は中遠景観察に適している。狭帯域光観察である BLI は，その近似した波長からも，NBI と同様に拡大観察を用いた病変の評価が可能であると考えられる。すなわち，BLI 拡大観察においても，JNET 分類を用いた質的診断・深達度診断が可能であると考えられる。一方，LCI は赤色成分を強調した観察モードであるが，白色光観察以上の明るい視野が得られることが特徴で，病変の視認性が向上するという報告も多い[10,11]。

II Pit pattern 診断

Pit pattern 診断では，インジゴカルミン，クリスタルバイオレット染色によって観察された pit（腺管開口部）の所見をもとに I～V 型に分類される[11]（図2）。正常粘膜にみられる類円形 pit の I 型，過形成性病変にみられる星芒状 pit の II 型，隆起型・平坦型腫瘍に多く認める管状型 pit の III_L 型，陥凹型腫瘍に多くみられる小型の類円形 pit の III_S 型，隆起型・平坦型腫瘍に多く認め，樹枝状や脳回転状を呈する pit の IV 型，大小不同・内腔狭小・不規則な配列を認めるなど不整な pit である V_I 型，pit pattern が消失し無構造な表面構造を呈する V_N 型に分けられる。また pit pattern と病理組織所見との対比では，III_L 型はほぼ腺腫に対応し，III_S 型・IV 型も腺腫が主体だが，粘膜内癌が一部含まれる。V_I 型に関しては，pit の不整所見の程度に応じて V_I 型軽度不整と V_I 型高度不整に亜分類されるが，前者は Tis/T1a 癌，後者

2）IEE（拡大）観察による質的診断，深達度診断

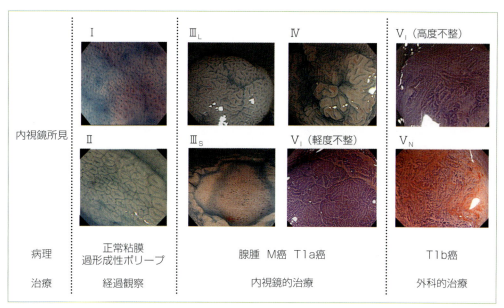

図2　Pit pattern 分類

はT1b癌である可能性が高い。V_N型はほぼT1b癌に相当する。また，藤井らは，より臨床的意義を重視するため，V_I型が通常観察，インジゴ散布後において認識可能な陥凹面や結節・発赤等の領域性を有し，その領域に一致してV_I型高度不整を認める場合はInvasive patternと定義し，T1b癌の指標とした[13]。Matsudaらは，Invasive patternを認めた病変の93.3%がT1癌，86.5%がT1b癌でありその有用性を報告した[14]。

Ⅲ　JNET分類を用いた腫瘍・非腫瘍の鑑別および癌の深達度診断

国立がん研究センター東病院で2014年3月〜2016年9月の期間においてNBI併用拡大観察もしくはBLI併用拡大観察で診断し，最終的に内視鏡的もしくは外科的切除がされた大腸上皮性病変に対する診断能を比較検討した[15]。最終的にNBIは1,127病変，BLIは572病変を検討した。当院での検討においてJNET分類Type 1の正診を過形成性病変，Type 2Aを低異型度腺腫からTis癌，Type 2Bを高異型度腺腫からT1a癌，Type 3をT1b癌とした。NBIとBLIのそれぞれのJNET分類における病理組織所見の内訳を提示する（表1，2）。NBIを用いたJNET分類の正診率は92.3%，BLIを用いたJNET分類の正診率は92.0%と両者で差を認めなかった。病変の内訳を見てみると，NBIとBLIともにType 1の多くは過形成性病変であった。Type 2AはTis癌までの病変が大半を占めており，Type 3は大部分がT1b癌であった。Type 2Bに関してはNBI・BLIともに低異型度腺腫からT1b癌まで様々な病変が一定の割合で含まれていた。そこで，われわれはType 2Bを呈した病変に対してpit pattern診断を加味し，実臨床上重要な指標となる陽性適中率検討にて検討を行った。NBI単独でのType 2Bの陽性適中率は77.8%であり，pit patternを加味すると陽性適中率は87.2%に上昇した。また，BLI単独のType 2Bの陽性適中率は83.8%であり，pit patternを加味すると陽性適中率は89.2%に上昇した。NBI・BLIのどちらもpit pattern診断を付加することで深達度診断の上乗せ効果を認めた（表3，4）。以上から，NBI，BLIのJNET分類での診断成績は同様であり，また腫瘍・非腫瘍の鑑別である質的診断は良好であり，量的診断においては，JNET Type 2Bを認めた病変は，pit pattern診断を追加する必要があることがわかった。

Ⅳ　LCIによる拡大内視鏡観察の有用性

LCIの大腸腫瘍に対しては，上述のようにvisibilityについての報告はなされているが，質的・量的診断に関する報告はまだない。当院での経験ではLCI併用拡大観察で腫瘍性病変を観察すると血管構造は強調され明瞭となるが，相対的に腺管構造は不明瞭となるのではないかと考えてい

表1 NBIのJNET分類における病理組織所見

JNET分類	n, (%)	Histological findings					
		HP	LGA	HGA	Tis	T1a	T1b
Type 1	44 (100)	39 (88.6)	5 (11.4)				
Type 2A	875 (100)	32 (3.7)	772 (88.2)	42 (4.8)	26 (3.0)	0 (0)	3 (0.3)
Type 2B	149 (100)		11 (7.4)	25 (16.8)	61 (40.9)	19 (12.8)	33 (22.1)
Type 3	59 (100)				1 (1.7)	1 (1.7)	57 (96.6)

HP: hyperplastic lesion, SSP: sessile serrated polyp, LGA: low grade adenoma, HGA: high grade adenoma

表2 BLIのJNET分類における病理組織所見

JNET分類	n, (%)	Histological findings					
		HP	LGA	HGA	Tis	T1a	T1b
Type 1	52 (100)	46 (88.5)	6 (11.5)				
Type 2A	476 (100)	26 (5.4)	423 (88.9)	17 (3.6)	9 (1.9)	0 (0)	1 (0.2)
Type 2B	37 (100)		7 (18.9)	9 (24.3)	11 (29.7)	4 (10.8)	6 (16.2)
Type 3	7 (100)						7 (100)

HP: hyperplastic lesion, SSP: sessile serrated polyp, LGA: low grade adenoma, HGA: high grade adenoma

表3 NBIにおけるJNET Type 2B病変のpit pattern加味前後での病理組織所見

	Histological findings				
	LGA	HGA	Tis	T1a	T1b
Type 2B	11	25	61	19	33

陽性適中率：77.8%

	Histological findings				
	LGA	HGA	Tis	T1a	T1b
Type 2B + Vi invasive			1	2	17
Type 2B + Vi non invasive	11	25	60	17	16

陽性適中率：87.2%

表4 BLIにおけるJNET Type 2B病変のpit pattern加味前後での病理組織所見

	Histological findings				
	LGA	HGA	Tis	T1a	T1b
Type 2B	15	2	11	3	6

陽性適中率：83.8%

	Histological findings				
	LGA	HGA	Tis	T1a	T1b
Type 2B + Vi invasive					2
Type 2B + Vi non invasive	8	9	11	3	4

陽性適中率：89.2%

る．同様の理由で，クリスタルバイオレット染色下でWLIとLCIの腺管開口部の視認性を比較すると，LCIは血管が強調されるため，相対的に腺管開口部の視認性が劣る印象がある．しかしながら病変によってはWLIとLCIともに腺管開口部を明瞭に観察できることもあり，診断能をめぐる

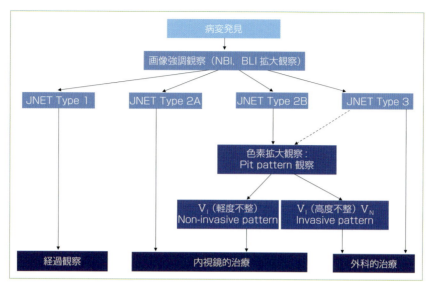

図3 治療までのストラテジー

LCI の有用性についてはまだまだ議論の余地がある．今後は症例を蓄積していく必要がある．

V IEE 拡大観察を用いた診断の流れ

IEE は，ボタン一つで切り替えるだけで病変の情報を付加し，かつ観察に特殊な染色を必要としない利便性が特徴である．そこで，まず病変を発見後，通常観察と IEE 拡大観察の両方を用いて腫瘍・非腫瘍の質的診断を行う．Pit pattern 診断を行う前であれば，インジゴカルミン散布を併用することで，陥凹面などの形態変化もより明瞭に認識することができる．次に，通常観察で T1b 癌が疑われる病変，および IEE 拡大観察で JNET Type 2B または確信度の低い JNET Type 3 が疑われる病変に関して pit pattern 診断を加え，invasive pattern（領域性のある V_I 高度不整および V_N 型）が認められる病変を T1b 癌と最終診断して外科的切除を選択し，それ以外は内視鏡的切除を選択している（図3）．つまり，JNET 分類を使用することで，pit pattern 診断が必要な病変を抽出することができ，色素拡大観察を行う病変を減らすことが期待される．

2 例症例を提示する．1 例目は RS に認めた 12mm 大の Is 病変．NBI 拡大観察下では病変中心部に口径不同，不規則な血管分布を認め JNET Type 2B と診断．同部位の Pit pattern 診断は，V_I 高度不整であり cT1b 癌と診断し外科的手術が施行された．病理結果は，Adenocarcinoma, tub1, pT1b（SM; 2,500μm），budding grade 2, ly1, v0, pN0 であった（図4）．2 例目は下部直腸（Rb）に認めた 10mm 大の IIa＋IIc 病変．病変の一部に陥凹を認め，その部位の BLI 観察では，口径不同，不規則な血管分布を認め JNET Type 2B と診断．Pit pattern 診断は，V_I 軽度不整であり cTis 癌と診断し内視鏡的摘除が施行された．病理結果は，Adenocarcinoma in tubular adenoma, tub1, pTis, ly0, v0 であった（図5）．

VI 拡大内視鏡観察は必要か？

深達度診断においては，通常観察より拡大内視鏡診断の方が正診率が高いと報告されており，拡大内視鏡は必須と考えている．しかし，実際スクリーニング検査で発見される病変は，10mm 以下の過形成性ポリープまたは腺腫がほとんどであり，スクリーニング検査においても拡大内視鏡が必要であろうか？

腫瘍，非腫瘍の鑑別に有用性に関して多くの報告があるが，拡大観察が必要かどうかに関して consensus は得られていない．そこでわれわれは 2013 年 7 月から 12 月に国立がん研究センター中央・東病院で認めた 10mm 未満の 100 病変に関して，白色光，NBI 非拡大観察，NBI 拡大観察それぞれの正診率を調査した[16]．白色光と比較し NBI 観察の正診率は良好であった．NBI 非拡大観察，NBI 拡大観察では差を認めなかったが，病変の診断を 90％以上の確信をもって診断した

8. 画像強調内視鏡，拡大内視鏡観察のエッセンス

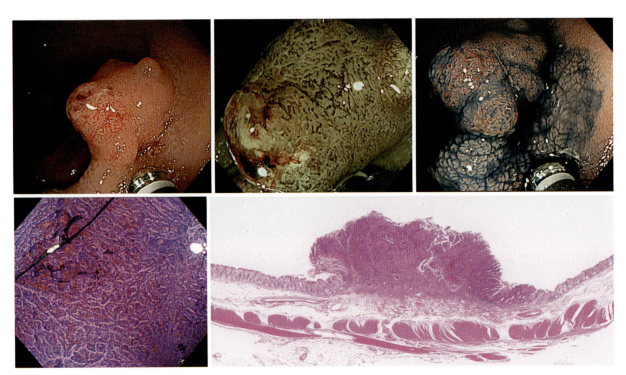

図4　症例1

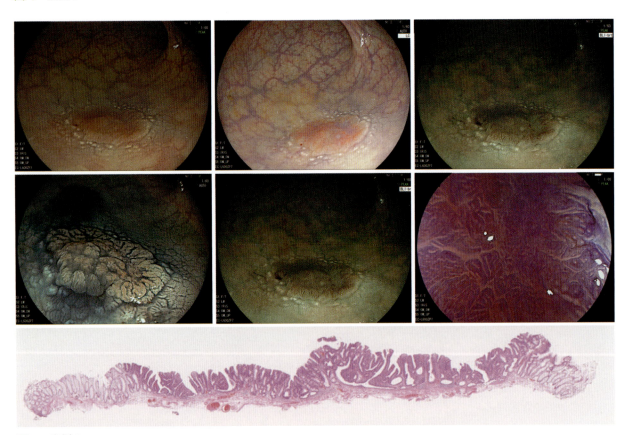

図5　症例2

か（high confidence）の割合は，NBI 非拡大観察が 78％，NBI 拡大観察 93％ と有意差を認めた。また病変を 1～5mm，6～10mm に分けて検討すると，high confidence として診断した割合は，1～5mm の病変において有意に NBI 拡大観察が高かった。以上から腫瘍・非腫瘍の鑑別において

2) IEE（拡大）観察による質的診断，深達度診断

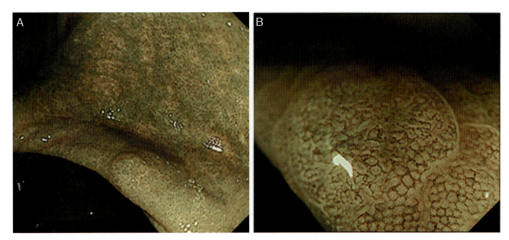

図6 NBIによる腫瘍・非腫瘍の鑑別
NBI非拡大観察では，腫瘍・非腫瘍の鑑別に迷うが，拡大観察では高い確信をもって腫瘍と診断可能。
A：非拡大観察
B：拡大観察

も，丁寧にNBI拡大観察をすることでより確信をもって診断できる病変も少なくないため，腫瘍，非腫瘍の鑑別においても拡大内視鏡観察が必要であると考える（図6）。

おわりに

IEE観察による質的診断，深達度診断について概説した。IEEにより，病変表層血管に着目した新しい大腸診断学が登場し，また色素散布が必要でなく，より簡便な診断が可能となり，国内外でその有用性が報告されている。ただし，JNET分類での診断を含め拡大内視鏡での観察が必須であり，また深達度診断の最終診断はpit patternであることは忘れてはいけない。

文献

1) Sano Y, Ikematsu H, Fu KI, et al: Meshed capillary vessels by use of narrow-band imaging for differential diagnosis of small colorectal polyps. Gastrointest Endosc 69: 278-283, 2009
2) McCallium AL, Jenkins JT, Gillen D, et al: Evalution of autofluorescence colonoscopy for the detection and diagnosis of colon polyps. Gastrointest Endosc 68: 283-290, 2008
3) Yoshida N, Yagi N, Inada Y, et al: Ability of a novel blue laser imaging system for the diagnosis of colorectal polyps. Dig Endosc 26: 250-258, 2014
4) Horimatsu T, Sano Y, Tanaka S, et al: Next-generation narrow band imaging system for colonic polyp detection: a prospective multicenter randomized trial. Int J Colorectal Dis 30: 947-954, 2015
5) Leung WK, Lo OS, Liu KS, et al: Detection of colorectal adenoma by narrow band imaging (HQ190) vs. high-definition white light colonoscopy: a randomized controlled trial. Am J Gastroenterol 109: 855-863, 2014
6) Ikematsu H, Sakamoto T, Togashi K, et al: Detectability of colorectal neoplastic lesions using a novel endoscopic system with blue laser imaging: a multicenter randomized controlled trial. Gastrointest Endosc 86: 386-394, 2017
7) Ikematsu H, Matsuda T, Emura F, et al: Efficacy of capillary pattern type ⅢA/ⅢB by magnifying narrow band imaging for estimating depth of invasion of early colorectal neoplasms. BMC Gastroenterol 10: 33, 2010
8) Hayashi N, Tanaka S, Hewett DG, et al: Endoscopic prediction of deep submucosal invasive carcinoma: validation of the narrow-band imaging international colorectal endoscopic (NICE) classification. Gastrointest Endosc 78: 625-632, 2013
9) Sano Y, Tanaka S, Kudo SE, et al: Narrow-band imaging (NBI) magnifying endoscopic classification of colorectal tumors proposed by the Japan NBI Expert Team. Dig Endosc 28: 526-533, 2016
10) Yoshida N, Naito Y, Yasuda R, et al: Linked color imaging improves the visibility of various featured colorectal polyps in an endoscopist's visibility and color difference value. Int J Colorectal Dis 32: 1253-1260, 2017

11) Suzuki T, Hara T, Kitagawa Y, et al：Linked-color imaging improves endoscopic visibility of colorectal nongranular flat lesions. Gastrointest Endosc 86：692-697, 2017
12) 和田祥城, 工藤進英, 三澤将史, 他：早期癌深達度診断のストラテジー, 拡大診断重視の立場から. 消化器内視鏡 25：1204-1212, 2013
13) 藤井隆広, 松田尚久, 神津隆弘, 他：V型 pit pattern の診断とその臨床的意義拡大内視鏡による臨床分類 – invasive pattern の診断基準. 早期大腸癌 5：541-548, 2001
14) Matsuda T, Fujii T, Saito Y, et al：Efficacy of the invasive/non-invasive pattern by magnifying chromoendoscopy to estimate the depth of invasion of early colorectal neoplasms. Am J Gastroenterol 103：2700-2706, 2008
15) 伊藤錬磨, 新村健介, 池松弘朗：BLI・LCI による拡大内視鏡観察の可能性. Intestine, 日本メディカルセンター, 東京, pp.449-454, 2017
16) Ikematsu H, Matsuda T, Osera S, et al：Usefulness of narrow-band imaging with dual-focus magnification for differential diagnosis of small colorectal polyps. Surg Endosc 29：844-850, 2015

（池松弘朗, 南出竜典, 新村健介）

9 ポリープに対するマネジメント

1）微小・小型ポリープの取り扱い

はじめに

本邦の大腸癌による死亡は近年若干低下傾向があるものの，2016年の悪性腫瘍部位別死亡率の男性の第3位，女性の第1位であり，男性では11人に1人，女性では14人に1人が大腸癌に罹患するリスクがある[1]。一方で米国では大腸癌による死亡率は1980年代から明らかに低下しており，治療の進歩やリスクファクターの除去よりもポリープの摘除を含めた大腸癌検診が奏功している[2]。近年，大腸腺腫の摘除が大腸癌の発生および死亡を減少させる科学的根拠が続々と報告されており[3〜5]，10mm未満の小さなポリープも積極的に摘除して大腸癌の発生を予防する気運が高まっているが，もちろんポリープ摘除に伴うリスクなどのデメリットも考慮する必要がある。本項ではこれらの背景を元に，下部消化管内視鏡スクリーニングの際に遭遇することの多い5mm以下の"微小ポリープ"と6〜9mmの"小型ポリープ"の取り扱いについて解説する。

I 適応

世界的には発見された腫瘍性ポリープを全て摘除することが基本的な方針ではあるが[6]，日本消化器内視鏡学会のESD/EMRガイドラインでは，5mm以下の隆起型および表面隆起型ポリープは必ずしも早急な治療を要しない，としている[7]。さらに日本消化器病学会の大腸ポリープ診療ガイドライン2014では，摘除せずに経過観察を提案する，とやや強めの文言で摘除を推奨していない[8]。もちろん，いずれのガイドラインでも，径6mm以上の腫瘍性病変や5mm以下の病変でも平坦陥凹型腫瘍および癌との鑑別が困難な病変は担癌割合が高くなるため内視鏡摘除を提案する，としている。つまり，ポリープの中に一定頻度含まれる癌の治療を念頭において治療適応を推奨している。

大腸ポリープの大きさと担癌割合については数多くの研究が報告されている。海外からは，微小ポリープにおける癌の相対危険率を1とすると，小型ポリープは7.2，11〜20mm大の中型ポリープは12.7，20mm以上の大型のポリープでは14.6と上昇することが報告されている[9]。粘膜内癌を考慮する本邦からの報告でも，微小ポリープの担癌割合は0.46％，小ポリープは3.3％，10mm以上では28.2％とされており，同様の傾向がみられる[10]。これらの担癌割合とポリープ摘除に伴う危険性や労力，コスト増もふまえ，現行の治療適応が推奨されているわけである。しかし，adenoma-carcinoma sequence[11]に基づけば前癌病変である腺腫の摘除は理論上発癌予防となりえ，実際前述の通りポリープの摘除によりその後の発癌，および癌死亡が抑制されているというデータは枚挙にいとまがない[3〜5]。英国消化器病学会のpractical guideでも，"ほとんどのポリープは患者の害にはならず，adenoma-carcinoma sequenceは緩徐にしか進まないため，全てのポリープが喫緊に迫った発癌のリスクがあるわけではない。内視鏡医は常にそのようなポリープの自然史と患者の生命予後や併存疾患などを考えて対応をする必要がある。しかし，ポリープ個々の悪性化のポテンシャルは予測できないため，腫瘍性ポリープと考えられる病変は微小ポリープでも摘除することを推奨する"と記載している[6]。すなわち，欧米のガイドラインでは将来的な発がんのリスクを抑えるための予防的治療として適応を考えており，本邦のそれとはやや狙いが異なるわけである。

確かに微小大腸ポリープを放置し数年間経過観察してもほとんど変化がなかったとする報告が散見されるが，いずれもサンプル数が大きくない観察研究であり[12〜14]，5mm以下のポリープを放置した際の安全性，危険性については明確な科学的

根拠に乏しい。Vleugels らによるシステマティックレビューでは，2～3年の観察期間で10mm 未満のポリープが浸潤癌になる可能性は0.1%，advanced adenoma（10mm 以上の病変，粘膜内癌，絨毛成分を含む腺腫）が発生する可能性が6%としている[15]。高い可能性ではないが，大腸内視鏡は忍容性の高い検査とも言い難く，ポリープ摘除後には定期的なサーベイランスが推奨されるものの患者が必ずしも次のサーベイランス内視鏡検査を受診するわけではないため，できるだけ安全で労力のかからない方法で摘除し，少しでも発癌のリスクを低減しておくことは患者のメリットになりうる。内視鏡医はそのような背景を考慮し，微小・小型ポリープの治療適応を検討する必要がある。

II 各種治療法の解説

微小・小型ポリープの摘除法としては，ホットバイオプシー，ポリペクトミー，内視鏡的粘膜切除術（Endoscopic mucosal resection：EMR），コールドフォーセプスポリペクトミー（Cold forceps polypectomy：CFP），コールドスネアポリペクトミー（Cold snare polypectomy：CSP），Underwater EMR などがある。また，アルゴンプラズマ凝固療法（Argon plasma coagulation：APC）や高周波発生装置の凝固モードを用いた組織挫滅法もある。

1. ホットバイオプシー（図1）

専用の，通電可能な生検鉗子（ホットバイオプシー鉗子）を用いて病変を把持し，通電をしたうえで（もしくはしながら）病変を牽引摘除する方法である。通電を行うことで摘除面がタンパク変性し摘除時の出血を抑制できること，および周囲粘膜がタンパク変性することにより物理的に摘除する領域以上に白色の組織障害（burn effect）が生じ，鉗子のカップの中に収まらない腫瘍も死滅させることでより完全な摘除を期待する方法である。ポリープ全体をできるだけカップの中に収めた上で，深部への熱損傷を避け電流をできるだけ局所に集中させるため少し牽引しながら通電し，周囲が十分白色に変化したことを確認した上で摘除するのがコツである[16]。ただし通電しすぎると大腸壁の深部まで熱損傷が生じるため，通電し

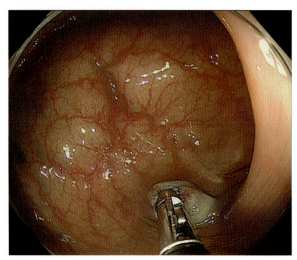

図1　Hot biopsy の実際
通電可能な鉗子で病変を把持し，少し牽引した上で周囲粘膜が白色調に変化するまで通電する。

すぎないような配慮も必要である。

2. ポリペクトミー（図2）

ポリペクトミーは局注をせずに通電可能なスネアを用いて病変もしくは周囲粘膜を絞扼し，通電して摘除する，従来から行われてきた手技である。スネアを用いるためホットバイオプシーよりも大きい領域を確実に摘除でき，ホットバイオプシーと同様に止血効果と burn effect が期待できる。局注をしないので簡便である反面，筋層への熱損傷が直接大腸壁に波及しやすいため穿孔のリスクが危惧される。穿孔を避けるためにスネアを強く粘膜面に押さえつけるのは慎むべきであり，有茎性であれば茎の部分，非有茎性であれば大腸壁の浅い部分を優しく絞扼するようなイメージでスネアを締めて通電すると良い。

3. 内視鏡的粘膜切除術（Endoscopic Mucosal Resection：EMR，図3）

日本消化器内視鏡学会の大腸 ESD/EMR ガイドラインでは，粘膜下に液体を局注した上で通電可能なスネアを用いて病変およびその周囲粘膜を絞扼し，通電摘除する手技を EMR と定義している[7]。ポリペクトミー同様，止血効果と burn effect を期待できる以上に，局注によって平坦な病変でもより大きな領域をスネアで絞扼できる効果があり，また，局注で粘膜下層にスペースを設けることによって筋層の巻き込みを防ぎ，深部へ

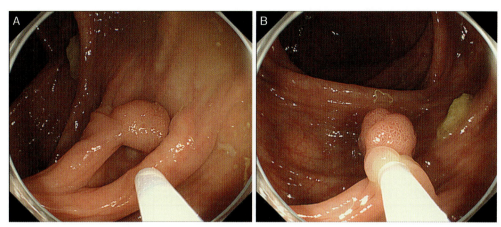

図2　Polypectomy の実際
　　A：上行結腸の有茎性ポリープ
　　B：通電可能なスネアで茎の部分を絞扼し，通電摘除する。

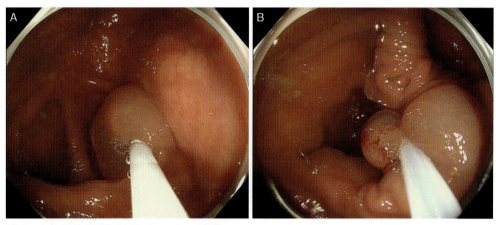

図3　内視鏡的粘膜切除術（EMR）の実際
　　A：生理食塩水の局注で十分に挙上させる。
　　B：スネアをしっかり押し付け絞扼し，通電摘除する。

の熱損傷を低減する効果が期待できる。陥凹型病変や浸潤癌が疑われるような病変でも，粘膜下層を十分含めて絞扼できるように強くスネアを大腸壁に押し付けられるメリットがある。その反面深い層を切除することになるため，やはり穿孔や深部の太い血管を損傷することによる後出血などのリスクが存在する。周囲粘膜や粘膜下層を十分摘除するためには，硬めのスネアを用いることがコツである。

4. コールドフォーセプスポリペクトミー（Cold forceps polypectomy：CFP，図4）

コールドバイオプシーやコールドバイオプシーフォーセプスなどとも呼ばれる，通電なしで生検鉗子を用いてポリープを摘除する方法であり，手技としては通常の生検と同じである。しかしながらCFPの目的はポリープの摘除であり，組織検査のためのサンプリングを目的としている生検とは異なる手技ともいえる。用いる鉗子は日常的に使用している生検鉗子でもよいが，大きく確実に病変を摘除するためにはカップの大きいJumbo biopsy 鉗子を用いるほうがよい[17]。生検鉗子は鉗子のカップの部分で組織を把持して切除するようにデザインされているため，根元の蝶番部分では病変を摘除できない。CFPの際には，鉗子を押し付けるのではなくカップを半開き程度にしてその中に病変を納めるような繊細な操作が必要である（図4b）[18]。またカップの長軸方向でより多く組織がとれるため，病変に対しては垂直方向よりも接線方向でのアプローチの方が，より広い面積での摘除を期待できる。

9. ポリープに対するマネジメント

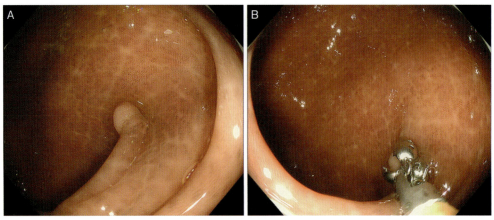

図4　コールドフォーセプスポリペクトミー（CFP）の実際
　　A：S状結腸の3mm大，Isポリープ
　　B：スネアを半開きにしてカップの中にポリープを納めるように，丁寧に把持して牽引摘除する。

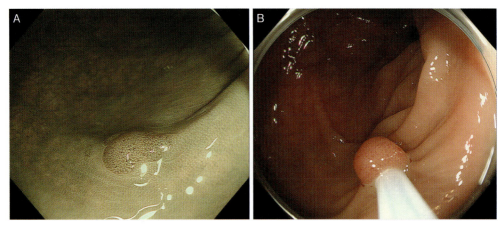

図5　コールドスネアポリペクトミー（CSP）の実際
　　A：直腸6mm大の0-Ⅱa病変
　　B：周囲粘膜も含めて絞扼し摘除する。

5. コールドスネアポリペクトミー（Cold Snare polypectomy：CSP，図5）

　CSP専用の通電不能なスネア，もしくは従来からある通電可能な通常のスネアを用い，通電せずに病変および周囲粘膜を絞扼してポリープを物理的にちぎりとる処置である。CSP用に設計されたスネアは径が細く切れ味が鋭いのが利点だが，通電が必要な病変に遭遇した場合，もしくはCSPで切りきれない場合には新たに通電できるスネアが必要となり，コストが増える可能性がある。

　実際の手技としては，病変を観察した上でスネアを展開し，病変よりやや大きく周囲の正常粘膜も含めるつもりで若干管腔内の空気を吸引しながらそのまま一気にスネアを絞扼し摘除する[18]。切りきれない場合は，一旦スネアを展開させて粘膜下層のより浅い部分で絞扼しなおしてから再度摘除を試みる，スネアのシースをポリープごと鉗子チャンネルの中に引き込み引きちぎる，切れない場合はスコープの外でシースがたわんでいることが多いためシースのたわみを延ばす，などの工夫を行うと切れることがある。どうしても切除できない場合には，高周波装置を用いて通電して摘除する。

6. 浸水下内視鏡的粘膜切除術（Underwater EMR：UEMR，図6）

　Binmoellerらが考案した，消化管内に水を注入し，局注をせずに浸水下でスネアを用いて病変を絞扼し，通電してポリープを摘除する方法である[19]。送水機能付きの内視鏡を用いれば大腸内に水を満たすのは難しくなく，水が溜まりにくい

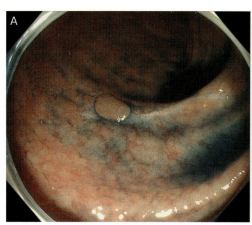
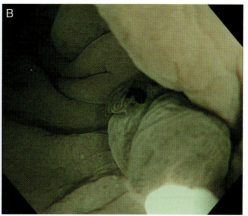

図6 浸水下内視鏡的粘膜切除術（UEMR）の実際
A：直腸8mm大の2度の内視鏡的粘膜切除が施行された後の遺残病変
B：浸水下では局注なしでスネアリングが可能であり，絞扼後通電摘除する．

場所でも，体位変換を利用する，もしくは水が逃げていっても常に浸水するように持続的に送水すれば，浸水下の処置が可能である．十二指腸UEMRの有害事象として低ナトリウム血症が報告されていたことと[20]，万が一穿孔した際でもより清潔な環境にしておく目的で，当院では浸水させる液体に生理食塩水を用いている．浸水下では腸管の緊張が弱まりポリープが水中で浮かぶような状態となるため，スネアでの絞扼が容易である．局注をしないため，腸管壁にスネアを強く押し付けるような絞扼ではなく，軽く浮いているポリープを捕まえる程度に絞扼するのが穿孔を回避するコツである．

7．組織挫滅法

アルゴンプラズマ凝固療法（Argon plasma coagulation：APC）やソフト凝固などの高周波発生装置の凝固モードを用い，病変を熱凝固して組織を挫滅させる方法である．APCは粘膜浅層までしか凝固できないため穿孔の危険性は低い反面，深部で病変が遺残する可能性が否定できない．高周波発生装置の凝固モードは，深部まで焼灼効果が期待できる反面，貫壁性の熱損傷により遅発性穿孔の危険性が危惧される．何より，摘除法と異なり組織の回収ができないため，病変の組織診断ができないのが一番のデメリットである．

Ⅲ　各種治療法の使い分け

鉗子を用いた摘除法であるCFPとホットバイオプシーは鉗子のサイズに摘除できるサイズが制限されてしまうため，5mm以下の微小ポリープの摘除の際に用いられることが多い[16]．特にCFPはburn effectが期待できないため，より小さな3mm以下の病変に限り適応するのが一般的である[21]．ただしESGEのガイドラインでは，CFPは不完全摘除割合の高さから1〜3mmのポリープであっても推奨せず，技術的にCSPで摘除できないような状況でのみの利用に止めるべきとしている[22]．また，ホットバイオプシーも不完全摘除割合が高く，病理診断のための組織採取が不十分で，貫壁性の熱損傷や後出血のリスクも高いため，推奨していない[22]．

スネアを用いた微小・小型ポリープに対する摘除法では，その簡便性と安全性からCSPが第一選択となり得る．当初は病変遺残を危惧する声もあったものの，いくつかの前向き試験の結果から遺残のリスクは従来の通電する摘除法に劣るわけではないことが報告されている[23,24]．ただし，有茎性病変に対しては出血のリスクが理論上高くクリップでの止血の必要性が出てくるため，CSPのメリットである簡便性や安全性が軽減されてしまう．局注も不要な有茎性病変は，従来のポリペクトミーのいい適応である．またCSPは粘膜筋板を遺残させる可能性があり，腺腫の治療には全く問題ないものの稀に存在する粘膜筋板以深に浸潤するような癌は取り残してしまう恐れがあるため，癌を疑うような病変に対してはEMRでしっかり粘膜下層を含めた摘除を行うべきである．

10mm未満の小さな内視鏡治療後の遺残再発病

変に対してはAPCなどの組織挫滅法が行われることもあるが[25]，浸水下では瘢痕を伴う病変でもスネアリング可能であり，UEMRの良い適応である[26]。

IV 摘除後の病理診断

10mm未満の小型ポリープの場合，摘除後に内視鏡で粘膜欠損部を丁寧に観察すれば遺残がないことを確認するのは難しくない。また，従来は通電をするポリープ摘除法が主流であったためburn effectが期待できた。さらに言えば10mm未満の小型ポリープの担癌割合は低く，稀に病変が遺残したとしても臨床的に問題となる可能性は低い。そのため，実際には小型ポリープを摘除した後の追加生検による検討などで，3.4〜6.8%程度の遺残病変がありうると報告されてきたものの[27,28]，従来は小型ポリープの切除断端評価について，臨床的に問題にすることは少なかった。しかし，通電をしないコールドポリペクトミーではburn effectが期待できないためにポリープの遺残を危惧する声があった。そこでCSP直後に粘膜欠損部の辺縁粘膜を追加EMRで切除し，病理学的に遺残がどの程度あるかを調べた前向き検討では，307病変のポリープ自体の切除断端は67.1%で不明（HMX）であったが，追加EMR標本で腫瘍性病変の遺残を認めたのは12病変（3.9%）のみであった。すなわち，CSPの際には標本上の断端が不明であってもポリープが遺残することは稀と考えられた[23]。また，CSPとHSPの完全切除割合を切除辺縁の追加生検で比較した多施設ランダム化比較試験（CRESCENT study）では，CSPの完全摘除割合は98.2%であり，HSPの97.4%と比較して非劣性が証明された[24]。すなわち，通電してもしなくても，摘除標本での断端評価について心配する必要はなく，従来のポリペクトミーやEMRの際と同様に摘除後の粘膜欠損部の観察を丁寧に行い，遺残の有無を確認すれば，今まで以上に遺残を心配する必要はないと考えられた。

また前述の通り，微小ポリープの担癌割合は極めて低く，また小ポリープであっても浸潤癌は稀である。さらに近年はNBIや拡大内視鏡の出現により腫瘍非腫瘍，さらには組織学的異型度の診断精度が向上し，病理診断に迫るようになってきた。そのため，近年では欧米を中心に，微小もしくは小型大腸ポリープの摘除後の回収および病理診断を省略し，病理診断にまつわる労力やコストを軽減する"Resect and Discard" strategyが提案された[29〜32]。病理診断の腫瘍非腫瘍に関する正診割合は90%と言われており[33,34]，それを凌駕するような診断能のある内視鏡診断があれば実現可能かもしれないが，保険診療などの全体的な制度の整備のもとで実施されなければ意味のないことであり，現時点では個々の診療で導入するメリットは少ない[32,35]。ただ，日常診療で時に経験する微小・小型ポリープを摘除した後に検体を見失って右往左往するような際に，常日頃より正確な術前診断をもともと心がけていて"Resect and Discard" strategyを適応可能と判断できれば，そのようなポリープの回収に無駄に時間をかけることなく効率の良い診療ができる可能性がある。

おわりに

下部消化管内視鏡スクリーニングで遭遇する機会の多い微小・小型大腸ポリープの取り扱いについて解説した。そのほとんどが良性ポリープのため，無駄な危険性や労力をかけることなく，効率の良い大腸がん予防につなげられるように，治療の意義や各治療法，切除組織の取り扱いについて心にとどめ，状況に応じて使い分けるべきである。

文　献

1) 国立がん研究センター　がん情報サービス：https://ganjoho.jp/reg_stat/statistics/stat/summary.html
2) Takeuchi Y, Hanafusa M, Kanzaki H, et al：Proposal of a new 'resect and discard' strategy using magnifying narrow band imaging : pilot study of diagnostic accuracy. Dig Endosc 26（Suppl 2）：90-97, 2014
3) Winawer SJ, Zauber AG, HoMN, et al：Prevention of colorectal cancer by clonoscopic polypectomy. N Engl J Med 329：1977-1981, 1993
4) Zauber AG, Winawer SJ, O'brien MJ, et al：Colonoscopic polypectomy and long-term prevention of colorectal-cancer deaths. N Engl J Med 366：687-696, 2012
5) Nishihara R, Wu K, Lochhead P, et al：Long-term colorectal-cancer incidence and mortality after lower endoscopy. N Engl J Med 369：1095-1105, 2013

6) Stuart A Riley : Colonoscopic polypectomy and endoscopic mucosal resection : A practical guide. United Kingdom, 2008
7) 田中信治, 樫田博史, 斎藤 豊, 他:大腸ESD/EMRガイドライン. Gastroenterol Endosc 56:1598-1617, 2014
8) 日本消化器病学会編:大腸ポリープ診療ガイドライン2014. 南江堂, 東京, 2014
9) Aldridge AJ and Simson JN : Histological assessment of colorectal adenomas by size : are polyps less than 10mm in size clinically important? Eur J Surg 167 : 777-781, 2001
10) Sakamoto T, Matsuda T, Nakajima T, et al : Clinicopathological features of colorectal polyps : evaluation of the "predict, resect and discard" strategies. Colorectal Dis 15 : e295-300, 2013
11) Morson B : Precancerous and early malignant lesions of the large intestine. Br J Surg 55 : 725-731, 1968
12) Hofstad B, Vatn MH, Andersen SN, et al : Growth of colorectal polyps : redetection and evaluation of unresected polyps for a period of three years. Gut 39 : 449-456, 1996
13) 西澤 護, 稲田正之, 加茂章二郎, 他:大腸腺腫の経過観察, 特に大腸m癌との関係. 胃と腸 30:1519-1530, 1995
14) 中嶋孝司, 工藤進英, 田村 智, 他:大腸腺腫の経過例の検討. 胃と腸 31:1607-1615, 1996
15) Vleugels JLA, Hazewinkel Y, Fockens P, et al : Natural history of diminutive and small colorectal polyps. Gastrointest Endosc 85 : 1169-1176, 2017
16) 竹内洋司, 上堂文也, 飯石浩康:べからずHot Biopsy/Cold Polypectomy. 消化器内視鏡 27:272-274, 2015
17) Draganov PV, Chang MN, Alkhasawneh A, et al : Randomized, controlled trial of standard, large-capacity versus jumbo biopsy forceps for polypectomy of small, sessile, colorectal polyps. Gastrointest Endosc 75 : 118-126, 2012
18) 竹内洋司, 松浦倫子, 上堂文也, 他:Cold Polypectomyに使用する処置具を使いこなすコツ. 消化器内視鏡 27:1281-1283, 2015
19) Binmoeller KF, Weilert F, Shah J, et al : "Underwater" EMR without submucosal injection for large sessile colorectal polyps (with video). Gastrointestinal endoscopy 75 : 1086-1091, 2012
20) Binmoeller KF, Shah JN, Bhat YM, et al : "Underwater" EMR of sporadic laterally spreading non-ampullary duodenal adenomas (with video). Gastrointest Endosc 78 : 496-502, 2013
21) Singh N, Harrison M and Rex DK : A survey of colonoscopic polypectomy practices among clinical gastroenterologists. Gastrointest Endosc 60 : 414-418, 2004
22) Hassan C, Quintero E, Dumonceau JM, et al : Post-polypectomy colonoscopy surveillance : European Society of Gastrointestinal Endoscopy (ESGE) Guideline. Endoscopy 45 : 842-851, 2013
23) Matsuura N, Takeuchi Y, Yamashina T, et al : Incomplete resection rate of cold snare polypectomy : a prospective single-arm observational study. Endoscopy 49 : 251-257, 2017
24) Kawamura T, Takeuchi Y, Asai S, et al : A comparison of the resection rate for cold and hot snare polypectomy for 4-9 mm colorectal polyps : a multicentre randomised controlled trial (CRESCENT study). Gut : 2017 (Epub ahead of print)
25) Tsiamoulos ZP, Bourikas LA and Saunders BP : Endoscopic mucosal ablation : a new argon plasma coagulation/injection technique to assist complete resection of recurrent, fibrotic colon polyps (with video). Gastrointest Endosc 75 : 400-404, 2012
26) Kim HG, Thosani N, Banerjee S, et al : Underwater endoscopic mucosal resection for recurrences after previous piecemeal resection of colorectal polyps (with video). Gastrointest Endosc 80 : 1094-1102, 2014
27) Sugisaka H, Ikegami M, Kijima H, et al : Pathological Features of Remnant or Recurrent Colonic Lesions after Endoscopic Mucosal Resection. Endoscopia Didestiva 15 : 951-956, 2003
28) Pohl H, Srivastava A, Bensen SP, et al : Incomplete polyp resection during colonoscopy-results of the complete adenoma resection (CARE) study. Gastroenterology 144 : 74-80, 2013
29) Ignjatovic A, East JE, Suzuki N, et al : Optical diagnosis of small colorectal polyps at routine colonoscopy (Detect InSpect ChAracterise Resect and Discard ; DISCARD trial) : a prospective cohort study. Lancet Oncol 10 : 1171-1178, 2009
30) DK Rex : Narrow-band imaging without optical magnification for histologic analysis of colorectal polyps. Gastroenterology 136 : 1174-1181, 2009
31) Takeuchi Y, Hanafusa M, Kanzaki H, et al : An alternative option for "resect and discard" strategy, using magnifying narrow-band imaging : a prospective "proof-of-principle" study. J Gastroenterol 50 : 1017-1026, 2015
32) 竹内洋司, 花房正雄, 上堂文也, 他:"Resect & Discard" strategy (内視鏡診断に基づく大腸ポリープ摘除後の病理診断省略) の現況. Gastroenterol Endosc 57:2623-2632, 2015
33) Demers RY, Neale AV, Budev H, et al : Pathologist agreement in the interpretation of colorectal polyps. Am J Gastroenterol 85 : 417-421, 1990

34) Rex DK, Alikhan M, Cummings O, et al：Accuracy of pathologic interpretation of colorectal polyps by general pathologists in community practice. Gastrointest Endosc 50：468-474, 1999

35) 竹内洋司，花房正雄，上堂文也，他：Resect and Discard strategy は患者さんの治療に貢献しうる（内視鏡医の立場から）大腸がん．Perspective 3：20-24, 2016

（竹内洋司，七條智聖，上堂文也）

9 ポリープに対するマネジメント

2) 鋸歯状病変の取り扱い

I 大腸鋸歯状病変の頻度

大腸鋸歯状病変は，病理組織学的に過形成性ポリープ（hyperplastic polyp：HP），sessile serrated adenoma/polyp（SSA/P），鋸歯状腺腫（traditional serrated adenoma：TSA）に分類される。

われわれは，2013年6月から2014年5月までの間に，当センターで大腸内視鏡検査を受ける40歳以上の患者を対象として，大腸鋸歯状病変（特にSSA/P）の頻度に関する前向き研究を行った[1]。この研究では，informed consentの得られた343人の患者に，0.05%インジゴカルミン液を用いた全大腸色素内視鏡検査を行い，検出された病変はNBI拡大観察で診断後，内視鏡的あるいは外科的に全て切除し，病理組織学的に解析した。ただし，直腸，S状結腸の5mm以下の過形成様内視鏡所見を呈するポリープ（endoscopically diagnosed colorectal polyp with hyperplastic features：内視鏡的HP*）については，全て切除するには数が多すぎるため，直腸およびS状結腸におけるポリープ数をそれぞれカウント，記録し，各部位ごとに1～数個のみ切除して解析した。

内視鏡的HPのサイズ別，部位別の病理組織を表1に示す。内視鏡的HPは343人中294人（85.7%）に認められた。Yanoらも同様の検討により，内視鏡的HPは263人中226人（86%）に認められたと報告している[2]。したがって，表1に示すように内視鏡的HPの全てが病理組織学的にHPというわけではないが，実臨床におけるHPの頻度（1個以上の病理組織学的HPを有する患者の割合）はおおむね80%以上はあるものと思われる。一方，SSA/Pは17人に21個，TSAは12人に13個検出され，SSA/PおよびTSAの頻度は，それぞれ5.0%，3.5%であった。過去の報告をみると，研究デザインや人種差，組織学的診断基準の違いがあり，大腸鋸歯状病変の頻度にはばらつきがあるが，近年注目されているSSA/Pの頻度は，実臨床においてそれほど稀なものではないものと思われる[3～5]。

*内視鏡的HP：内視鏡的にHPあるいはSSA/Pが疑われる全ての病変がこれに含まれる。

II 大腸鋸歯状病変の内視鏡診断

大腸鋸歯状病変のうち，HPは通常観察において左側大腸（主に直腸，S状結腸）の5mm以下のやや褪色調の平坦隆起性病変として検出される（図1A）。NBI観察では，腺腫にみられるような通常より拡張した茶色の網目状の血管（meshed capillary vessels：MC vessels[6]）は描出されず，周囲と同等，あるいはやや白色調の病変として認識される（図1B, C）。色素観察では，星芒状のII型pitが認められる（図1D）。

一方，SSA/Pは右側結腸に多く，(1) 白色光観察における粘液付着（mucous cap），(2) NBI観察における粘液付着（red cap sign），(3) NBI観察におけるexpanded crypt openings（開II型pitに相当する開大したpit様構造），(4) NBI観察におけるdilated and branching vessels（粘膜表層の拡張した樹枝状血管），(5) 色素観察における開II型pit（豊富な粘液産生を反映し開大したII型pit）などがSSA/Pに特徴的な内視鏡的所見として報告されている（図2）[7～11]。

TSAは，HP同様，左側大腸に多く，通常観察では，やや発赤調の隆起性病変として認識され，その肉眼形態は"松毬様"や"枝サンゴ様"と称される（図3A）。亜有茎性や有茎性の形態をとることも多い。色素観察におけるpit patternは，III_L様の管状pitに鋸歯状所見を伴うシダの葉様のIII_H型pitや松毬様に肥大する絨毛状IV型pitに鋸歯状所見を伴うIV_H型pitが特徴的である（図3B, C）。NBI観察では，通常の腺腫でみられる腫瘍血管（MC vessels）とは形状が異なるが，

9. ポリープに対するマネジメント

表1 内視鏡的 HP のサイズ別，部位別の病理組織

Size and histopathology	Right colon	Left colon	Rectum
≤5mm, n	114	1,954	1,729
HP/HN/CM, n (%)	78 (68.4)	305 (94.1)	309 (98.7)
SSA/P, n (%)	2 (1.8)	3 (0.9)	0 (0)
TSA, n (%)	1 (0.9)	0 (0)	1 (0.3)
Conventional adenoma, n (%)	33 (28.9)	16 (4.9)	3 (1.0)
Not resected*, n		1,630	1,416
6〜9mm, n	16	9	6
HP/HN/CM, n (%)	8 (50)	7 (77.8)	6 (100)
SSA/P, n (%)	7 (43.8)	2 (22.2)	0 (0)
TSA, n (%)	1 (6.3)	0 (0)	0 (0)
Conventional adenoma, n (%)	0 (0)	0 (0)	0 (0)
≥10mm, n	7	2	1
HP/HN/CM, n (%)	1 (14.3)	1 (50)	1 (100)
SSA/P, n (%)	6 (85.7)	1 (50)	0 (0)
TSA, n (%)	0 (0)	0 (0)	0 (0)
Conventional adenoma, n (%)	0 (0)	0 (0)	0 (0)
Total, n	137	1,965	1,736

A total of 3,838 lesions were endoscopically diagnosed as colorectal polyps with hyperplastic features (E-HPs). The overall prevalence of E-HPs, defined as the proportion of patients with ≥1 E-HP, was 85.7% (294/343). The prevalence of E-HPs ≤5mm, 6〜9mm, and ≥10mm was 85.7%, 6.1%, and 2.6%, respectively. The prevalence of right- and left-sided E-HPs was 23.9% and 85.1%, respectively.
*Among 3,838 E-HPs, 3,046 rectosigmoid E-HPs ≤5mm were not resected. Remaining 792 E-HPs were endoscopically resected and histopathologically analyzed.
HP：hyperplastic polyp, HN：hyperplastic nodule, CM：colorectal mucosa, SSA/P：sessile serrated adenoma/polyp, TSA：traditional serrated adenoma

腺管周囲の幅広い間質に拡張した毛細血管の増生が確認され，病変は腺腫同様，brownish area として認識される（図 3D，E）。

このように大腸鋸歯状病変は，それぞれ好発部位や内視鏡的特徴が異なり，典型例では鑑別は比較的容易であるが，非典型例では鑑別が難しいことも少なくない。

Ⅲ 大腸鋸歯状病変に対する治療方針

欧米では，大腸鋸歯状病変に限らず，直腸，S状結腸の 5mm 以下の HP 以外の全ての病変が切除対象とされている。

本邦では，大腸鋸歯状病変のうち HP の取り扱いについて，「(1) 直腸，S状結腸に好発する径 5mm 以下の HP は放置することを提案する，(2) 右側結腸に好発する径 10mm 以上で，SSA/P との鑑別が困難な病変については内視鏡的摘除を提案する」と大腸ポリープ診療ガイドラインに記載されている[12]。

これらのステートメントについて，われわれが行った前述の大腸鋸歯状病変の頻度に関する前向き研究によれば，左側大腸の 5mm 以下の内視鏡的 HP が病理組織学的 SSA/P である確率はわずか 0.5% であった（表 2）。Ponugoti らも，直腸，S状結腸の内視鏡的 HP が病理組織学的 SSA/P である確率は 0.6〜2.1% であったと報告している[13]。したがって，直腸，S状結腸の 5mm 以下の内視鏡的 HP が病理組織学的に SSA/P である確率は極めて低く，放置可能と考える。一方，われわれの研究によれば，右側結腸の 10mm 以上の内視鏡的 HP が病理組織学的に SSA/P である確率は 85.7% と高かった（表 2）。Shida らも，本邦の多施設共同研究において，右側結腸の

2）鋸歯状病変の取り扱い

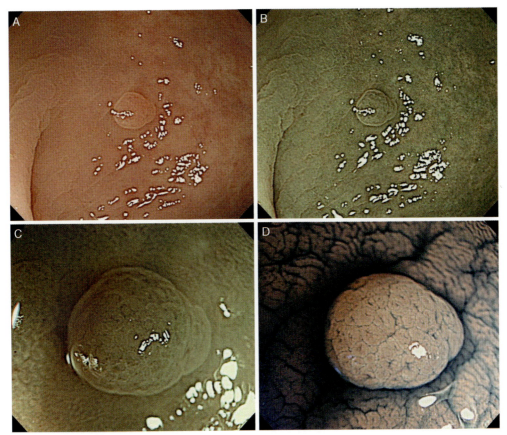

図1 過形成性ポリープの内視鏡像
　A：通常観察像
　　　S状結腸に3mm大，やや褪色調の平坦隆起性病変を認める。
　B，C：NBI観察像
　　　病変は腺腫のような茶色の腫瘍血管（meshed capillary vessels：MC vessels）を
　　　認めず，暗茶色のシミ様（brownish area）には描出されない。
　D：色素拡大観察像
　　　星芒状のⅡ型pitが認められる。

10mm以上のLarge hyperplastic polyp（LHP）が病理組織学的SSA/Pである確率は73.2%であったと報告している[14]。したがって，右側結腸の10mm以上の内視鏡的HPについては臨床的にSSA/Pと同等に取り扱うべきであり，内視鏡的摘除の適応と考える。

当センターでは，内視鏡的HPが病理組織学的にSSA/Pである確率が6mmを境に有意に上昇することから（表2），内視鏡的にHPと診断されても6mm以上の病変は部位を問わず全て切除対象としているが，この確率が左側大腸に比べて右側結腸で有意に高いことを考慮すると，内視鏡的にSSA/PではなくHPと診断される病変については，右側結腸の（6mm以上あるいは）10mm以上の病変のみを切除するのが一般臨床では妥当と思われる。

次にSSA/Pの取り扱いについては，「SSA/Pは癌化の可能性を有しており，治療を行うことを提案する」と大腸ポリープ診療ガイドラインに記載されている[12]。しかし，このステートメントの中には，欧米のように見つかったSSA/Pを全て切除するのか，あるいは何らかの基準をもって選択的に切除するのかについては言及されていない。解説の中で，「SSA/Pでは，径10mm以上の病変を治療の適応とするものが多い」と紹介されているが，実臨床では全て切除する施設もあれば，右側結腸の10mm以上の病変のみ，あるいは細胞異型や癌の合併が疑われる病変のみ切除など治療方針は施設によって様々と思われる。

当センターでは，欧米のガイドラインに従い，サイズ，部位を問わず見つかった全てのSSA/Pを切除しているが，当センターで2011年1月か

9. ポリープに対するマネジメント

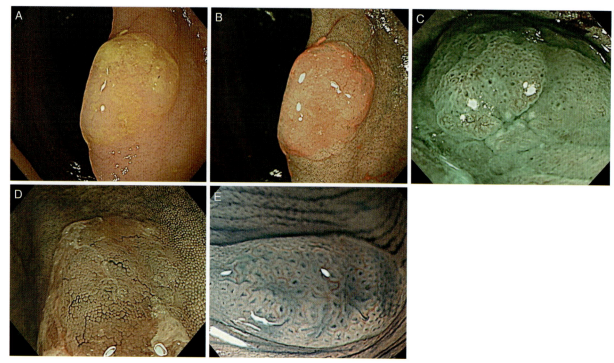

図2 SSA/P に特徴的な内視鏡所見
A：白色光観察における粘液付着（mucous cap）
B：NBI 観察における粘液付着（red cap sign）
C：NBI 観察における expanded crypt openings（開Ⅱ型 pit に相当する開大した pit 様構造）
D：NBI 観察における dilated and branching vessels（粘膜表層の拡張した樹枝状血管）
E：色素観察における開Ⅱ型 pit（豊富な粘液産生を反映し開大したⅡ型 pit）

ら2016年12月に切除した326個のSSA/Pの解析によると，細胞異型（conventional adenoma-like dysplasia あるいは serrated dysplasia）はそのうち26個（8.0%）に認められた[15]。この細胞異型率は，病変サイズの増大とともに有意に上昇したが（5mm以下：0%，6〜9mm：6.0%，10mm以上：13.6%），部位別には有意差を認めなかった（表3）。日常診療においてSSA/Pは決して稀な病変ではなく，癌化までの期間が約10〜15年と腺腫のそれより長いことから[16]，SSA/Pを病変発見時に全て切除するべきかどうかには議論があるが，内部に細胞異型を伴うと急速に癌化する可能性が指摘されており[17]，部位を問わず6mm以上のSSA/Pを全て切除するのが実臨床では妥当と考える。一方，5mm以下のSSA/Pが細胞異型を伴う確率は極めて低く，放置（経過観察）も許容され得るものと思われる。

TSA の取り扱いについては，「TSA は癌化の可能性を有しており，治療を行うことを提案する」と大腸ポリープ診療ガイドラインに記載されているが[12]，SSA/P 同様，このステートメントの中には，見つかった TSA を全て切除するのか，あるいは何らかの基準をもって選択的に切除するのかについては言及されていない。当センターでは，欧米のガイドラインに従い，サイズを問わず見つかった全ての TSA を切除しているが，TSA の担癌率は通常腺腫（conventional adenoma）と同等あるいはそれ以下と考えられており[18]，本邦のガイドライン上，通常腺腫では 6mm 以上の病変が内視鏡的摘除の適応とされていることを考慮すれば[12]，TSA においても 6mm 以上の病変を治療対象病変とするのが一般臨床では妥当であろう。ただし，5mm 以下の病変においても，通常腺腫同様，癌との鑑別が困難な病変は摘除すべきと考える。

Ⅳ Serrated polyposis syndrome (SPS)

SPS とは大腸に鋸歯状ポリープが多発する疾患である。WHOの診断基準によれば，(1) 少なくともS状結腸より口側に5個以上の鋸歯状ポリー

2）鋸歯状病変の取り扱い

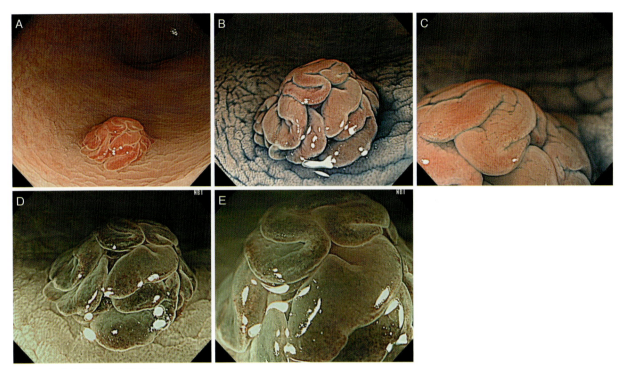

図3　鋸歯状腺腫の内視鏡像
　　A：通常観察像
　　　　直腸に6mm大，発赤調の隆起性病変を認める。
　　B, C：色素観察像
　　　　鋸歯状所見を伴う絨毛状Ⅳ型（Ⅳ$_H$型）pitが認められる。
　　D, E：NBI観察像
　　　　腺管周囲の幅広い間質に毛細血管の増生が確認され，病変は暗茶色のシミ様（brownish area）として認識される。

表2　内視鏡的HPにおける病理組織学的SSA/Pの割合

Size	Right colon	Left colorectum	Total
≤5mm, %	1.8	0.5	0.7
(95%CI)	(0.2〜6.2)	(0.1〜1.4)	(0.2〜1.5)
6〜9mm, %	43.8	13.3	29.0*
(95%CI)	(19.8〜70.1)	(1.7〜40.5)	(14.2〜48.0)
≥10mm, %	85.7	33.3	70*,**
(95%CI)	(42.1〜99.6)	(0.8〜90.6)	(34.8〜93.3)
Total, %	10.9***	0.9	2.7
(95%CI)	(6.3〜17.4)	(0.3〜2.0)	(1.7〜4.0)

CI：confidential interval
The overall proportion of SSA/Ps in endoscopically diagnosed colorectal polyps with hyperplastic features (E-HPs) was 2.7% (21/792). This proportion significantly increased with the size of E-HPs (≤5mm: 0.7%; 6〜9mm: 29.0%; ≥10mm: 70%) and was significantly higher in the right colon than in the left colorectum (10.9% vs. 0.9%).
*P<0.01 vs. ≤5mm, **P<0.05 vs. 6〜9mm, ***P<0.01 vs. left colorectum, the chi-square test or Fisher's exact test.

プが存在し，そのうち2個は10mm以上の大きさを有していること，(2) SPSに罹患している1親等以内の近親者でS状結腸より口側に鋸歯状ポリープが発生していること，この場合，数は問わない（any number），(3) 大きさは問わないが（any size），全大腸に20個以上の鋸歯状ポリー

9. ポリープに対するマネジメント

表3 サイズ別，部位別のSSA/Pの細胞異型率

Size	Right colon	Left colorectum	Total
≤5mm, %	0	0	0
(95%CI)	(0〜5.0)	(0〜25.9)	(0〜4.2)
6〜9mm, %	5.9	6.3	6.0*
(95%CI)	(2.2〜12.5)	(0.2〜30.2)	(2.4〜11.9)
≥10mm, %	14.1	8.3	13.6**,***
(95%CI)	(8.6〜21.3)	(0.2〜38.5)	(8.4〜20.4)
Total, %	8.3****	5.3	8.0
(95%CI)	(5.4〜12.1)	(0.6〜17.7)	(5.3〜11.5)

CI：confidential interval
The overall rate of cytological dysplasia (conventional adenoma-like dysplasia and/or serrated dysplasia) within SSA/Ps was 8.0% (26/326). This rate significantly increased with lesion size (≤5mm：0%；6〜9mm：6.0%；≥10mm：13.6%) but exhibited no significant difference between the right colon and left colorectum.
*$P < 0.05$ vs. ≤5mm, **$P < 0.01$ vs. ≤5mm, ***$P < 0.05$ vs. 6〜9mm, ****$P = 0.39$ vs. left colorectum, the chi-square test or Fisher's exact test.

プを有していること，のうち，1つ以上の基準を満たしていればSPSと診断される。

大腸癌の高リスク群とされ，内視鏡的には6mm以上の全ての鋸歯状ポリープの切除と，毎年のサーベイランス内視鏡が推奨されている[19〜21]。ただし，対象病変が多い場合には，まず10mm以上の病変，次いで6mm以上の病変と，何度かの内視鏡で段階的に切除しても構わない。なお，内視鏡的に鋸歯状ポリープあるいは大腸癌の発生をコントロールができない場合や患者が生涯にわたる頻回の大腸内視鏡検査を望まない場合は大腸全摘術も考慮される。

文献

1) Sano W, Sano Y, Iwatate M, et al：Prospective evaluation of the proportion of sessile serrated adenoma/polyps in endoscopically diagnosed colorectal polyps with hyperplastic features. Endosc Int Open 3：E354-358, 2015
2) Yano T, Sano Y, Iwasaki J, et al：Distribution and prevalence of colorectal hyperplastic polyps using magnifying pan-mucosal chromoendoscopy and its relationship with synchronous colorectal cancer：prospective study. J Gastroenterol Hepatol 20：1572-1577, 2005
3) Spring KJ, Zhao ZZ, Karamatic R, et al：High prevalence of sessile serrated adenomas with BRAF mutations：a prospective study of patients undergoing colonoscopy. Gastroenterology 131：1400-1407, 2006
4) Buda A, De Bona M, Dotti I, et al：Prevalence of different subtypes of serrated polyps and risk of synchronous advanced colorectal neoplasia in average-risk population undergoing first-time colonoscopy. Clin Transl Gastroenterol 3：e6, 2012
5) Hazewinkel Y, de Wijkerslooth TR, Stoop EM, et al：Prevalence of serrated polyps and association with synchronous advanced neoplasia in screening colonoscopy. Endoscopy 46：219-224, 2014
6) Sano Y, Ikematsu H, Fu KI, et al：Meshed capillary vessels by use of narrow-band imaging for differential diagnosis of small colorectal polyps. Gastrointest Endosc 69：278-283, 2009
7) Tadepalli US, Feihel D, Miller KM, et al：A morphologic analysis of sessile serrated polyps observed during routine colonoscopy. Gastrointest Endosc 74：1360-1368, 2011
8) Nakao Y, Saito S, Ohya T, et al：Endoscopic features of colorectal serrated lesions using image-enhanced endoscopy with pathological analysis. Eur J Gastroenterol Hepatol 25：981-988, 2013
9) Yamashina T, Takeuchi Y, Uedo N, et al：Diagnostic features of sessile serrated adenoma/polyps on magnifying narrow band imaging: a prospective study of diagnostic accuracy. J Gastroenterol Hepatol 30：117-123, 2015
10) Yamada M, Sakamoto T, Otake Y, et al：Investigating endoscopic features of sessile serrated adenomas/polyps by using narrow-band imaging with optical magnification. Gastrointest Endosc 82：108-117, 2015

11) Kimura T, Yamamoto E, Yamano HO, et al：A novel pit pattern identifies the precursor of colorectal cancer derived from sessile serrated adenoma. Am J Gastroenterol 107: 460-469, 2012
12) 日本消化器病学会：大腸ポリープ診療ガイドライン 2014. 菅野健太郎編，南江堂，東京，2014
13) Ponugoti P, Lin J, Odze R, et al：Prevalence of sessile serrated adenoma/polyp in hyperplastic-appearing diminutive rectosigmoid polyps. Gastrointest Endosc 85: 622-627, 2017
14) Shida Y, Ichikawa K, Fujimori T, et al：Differentiation between sessile serrated adenoma/polyp and non-sessile serrated adenoma/polyp in large hyperplastic polyp: A Japanese collaborative study. Mol Clin Oncol 1: 53-58, 2013
15) Sano W, Fujimori T, Ichikawa K, et al：Clinical and endoscopic evaluations of sessile serrated adenoma/polyps with cytological dysplasia. J Gastroenterol Hepatol. 2018 Jan 29. doi：10. 1111/jgh. 14099.
16) Lash RH, Genta RM and Schuler CM：Sessile serrated adenomas: prevalence of dysplasia and carcinoma in 2139 patients. J Clin Pathol 63: 681-686, 2010
17) Bettington M, Walker N, Rosty C, et al：Clinicopathological and molecular features of sessile serrated adenomas with dysplasia or carcinoma. Gut 66: 97-106, 2016
18) 八尾隆史，王寺　裕，古賀　裕，他：鋸歯状病変由来の大腸癌（"serrated carcinoma"）の頻度とその臨床病理学的特徴．胃と腸 42: 299-306, 2007
19) Lieberman DA, Rex DK, Winawer SJ, et al：Guidelines for colonoscopy surveillance after screening and polypectomy: a consensus update by the US Multi-Society Task Force on Colorectal Cancer. Gastroenterology 143: 844-857, 2012
20) Syngal S, Brand RE, Church JM, et al：ACG clinical guideline: Genetic testing and management of hereditary gastrointestinal cancer syndromes. Am J Gastroenterol 110: 223-262, 2015
21) Hassan C, Repici A and Rex DK：Serrated polyposis syndrome: risk stratification or reduction? Gut 65: 1070-1072, 2016

（佐野　亙，佐野　寧）

9 ポリープに対するマネジメント

3) 家族性大腸腺腫症（FAP）/リンチ症候群症例への対応
① 家族性大腸腺腫症の診断とマネジメント

I 家族性大腸腺腫症の概要

　家族性大腸腺腫症（familial adenomatous polyposis：FAP）は，大腸に腺腫が多発することを主徴とする常染色体優性遺伝性疾患である。臨床的には，家族歴の有無にかかわらず，大腸に100個以上の腺腫を有する，または，大腸の腺腫数が10から100個未満だが本疾患に矛盾しない家族歴を有する場合はFAPと診断される。生殖細胞系列にAPCの病的変異が認められれば，大腸腺腫数や家族歴にかかわらずFAPと診断される。本邦における患者数は約7,000人と推定されている。

　大腸癌のみならず甲状腺癌，副腎腫瘍，肝芽腫，胃腺腫，胃癌，十二指腸腺腫，空腸・回腸腺腫，脳腫瘍などが一般の人々と比較して発生しやすい体質を持ち，それらの発癌に対して丁寧な全身サーベイランスが必要である。非腫瘍性病変として胃底腺ポリープ，骨腫，先天性網膜色素上皮肥厚などもみられることが多い。皮下の軟部腫瘍，骨腫，デスモイド腫瘍などを伴うFAPはガードナー症候群と呼ばれ，以前にはFAPと別疾患として扱われていた時期もあったが，ガードナー症候群もAPC遺伝子の変異が原因であることが明らかになったこと，多くのFAPは精査するとこれらの随伴病変を認めることより，最近はガードナー症候群の名称は使われなくなる傾向にある。

　FAPと診断された場合には一般に20歳台で手術を行うことが多いが，最近では内視鏡的に大腸ポリープを摘除しつつ経過を見る試みも行われるようになってきた。本稿では，本疾患と疑うべき所見と，本疾患のマネジメント法について記す。

　なお，FAPは，大腸癌研究会より出版されている「遺伝性大腸癌診療ガイドライン2016年版」[1]に極めて重要な情報が記されているので，診療の際にはこの診療ガイドラインもぜひとも参照してほしい。本章において，引用文献のない情報は，この診療ガイドラインからの情報である。

II 家族性大腸腺腫症を疑うべき所見

　大腸腺腫は10歳頃より発生し必ず多発する。以前には下血や貧血，腹痛など進行大腸癌による症状で診断されることが多かったが，最近では検診の便潜血検査陽性やドックにおける大腸内視鏡検査で偶然，診断されることも増えてきた。大腸に多数のポリープを認める疾患には，FAP以外にもPeutz-Jeghers症候群，Cowden症候群，若年性ポリポーシスなどがあるが，それらのポリープは腺腫ではないため，ポリープの組織が腺腫であるか否かが極めて重要である。若年者では，正常でもリンパ濾胞が目立つことがあり，それをFAPと誤ることもあるので，注意が必要である。

　上部消化管内視鏡検査において，体部大弯から穹窿部にかけて極めて密生する胃底腺ポリープ（図1）を認めたり，多発する十二指腸腺腫（図2）を認めたりした場合にも，FAPを疑い，大腸内視鏡検査を実施すべきである。

　また，甲状腺に稀な組織型である乳頭腺癌篩型亜型を認めた場合，FAPである可能性が高い。FAPに併存する乳頭腺癌篩型亜型は，若い女性に多い。

　それ以外にも，歯科治療時に骨腫が見つかったり，眼科検査にて網膜色素肥厚症を認めた場合もFAPの可能性がある。

　これらの所見を認めた場合には，大腸内視鏡検査の実施を検討することになるが，その前に家族歴聴取を行い，血縁者にFAPや若年で大腸癌に罹患した人がいないかどうかなどを確認する必要がある。また，大腸内視鏡検査でFAPと診断された場合には，その後，一生涯にわたり本疾患とつきあう必要があるため，家系構成員への遺伝子検査を行う際の遺伝カウンセリングと同程度の説明を行うことが望ましい。

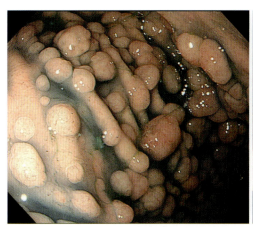 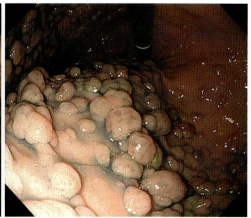

図1　FAPで認められる典型的な胃底腺ポリープ

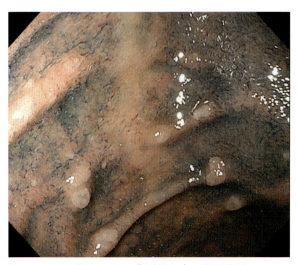

図2　FAPで認められる典型的な十二指腸腺腫

腺腫数がおよそ10個以上100個未満であっても，FAPの家族歴がある，または，AP遺伝子に病的変異を認める場合にはattenuated FAP（AFAP）と診断される。臨床の場で大腸内視鏡検査を実施していると，腺腫数が10個以上100個未満の症例を経験することが多々あるが，その場合には，血縁者にFAP患者がいるか否かについて確認し，AFAPの鑑別診断をするべきである。しかし，家族歴のない10個以上の腺腫多発患者に対してAPC遺伝子検査（保健未収載）をすべきか否かは，いまだ意見の分かれるところである。しかし，多発腺腫症例はAFAPでなくとも大腸癌高危険度群であるため，いずれにしても大腸内視鏡検査による厳重な経過観察が必要である。

Ⅲ　家族性大腸腺腫症の大腸癌予防のためのマネジメント法

　FAP患者の大腸癌発生を予防する標準治療は外科的大腸全摘術のみである。しかし，大腸を全摘することにより，永続する頻回の下痢や軟便，脱水，肛門機能障害，デスモイド発生，腸閉塞など大きく生活の質を低下させる後遺症が残り，また，回腸ポーチからの腺腫の発生などにも注意が必要となる。標準治療として，予防的大腸切除術は一般に20歳台で手術を行うことが多いが，大腸腺腫の密度や癌化の有無，患者の社会的背景などを総合的に考慮した上で，患者と十分に相談して治療方針を決定することが大切である。予防的大腸切除術は，大腸全摘・回腸嚢肛門吻合術や結腸全摘・回腸直腸吻合術などが行われる。直腸を温存する結腸全摘・回腸直腸吻合術を行った場合，長期観察では24〜43％で残存直腸に癌が発生すると報告されている。そのため生涯にわたり摘除残存直腸に発生する腺腫に対して厳重な経過観察を行い，必要に応じて直腸腺腫の内視鏡的摘除を行う。術後には，回腸嚢に腺腫が発生することがあり，また，術後5年以内には腹腔内デスモイド腫瘍も発生する可能性が高まるため，大腸切除後も生涯にわたって全身のサーベイランスが必要である。

　近年，大腸内視鏡による大腸ポリープ摘除技術の大幅な進歩により，かなり安全にポリープを内視鏡的に摘除することが可能となってきた。また，

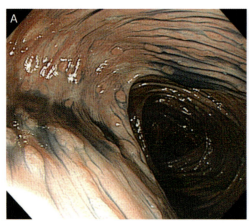
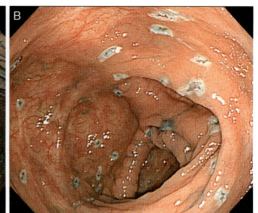

図3　A：典型的なFAP大腸内視鏡写真
　　　B：同部位の徹底的摘除後内視鏡写真

　FAPにおいて結腸全摘・回腸直腸吻合術を施行した患者に対して，残存直腸を大腸内視鏡検査にてポリープを摘除しつつ厳重に経過観察することにより，直腸癌の発生を抑制できることが報告されている[2]。さらに大腸内視鏡検査の普及などにより，大腸ポリープの比較的少ないAFAPも多く診断されるようになり，大腸手術をせずに大腸ポリープを内視鏡的に摘除して経過をみることも，臨床的に試みられるようになってきている[3,4]。ただし，本治療は研究的治療でありまだ標準治療にはなっていないことに注意が必要である。

　筆者は，20年ほど前から手術を希望しないFAP患者に対して，内視鏡的にできるだけ多数の大腸ポリープを摘除しつつ経過観察している。大腸未切除のFAP患者を診察した場合，まずは標準治療である予防的大腸切除術が大腸癌を予防するための唯一の治療であること，手術を行わない場合のリスクを説明し，それでも，その時点で手術を希望しない患者に対して定期的な大腸内視鏡検査時にできるだけ多数のポリープを内視鏡的に摘除している。内視鏡治療前後の代表的な内視鏡写真を図3に示す。

　筆者の単施設の結果では，内視鏡的に摘除することで大腸癌の発生が予防できる可能性が示唆されたため，厚生労働省の第3次対がん総合戦略研究事業「がん化学予防剤の研究開発とその臨床応用に関する研究（班長：武藤倫弘）」の多施設研究として「家族性大腸腺腫症に対する大腸癌予防のための内視鏡介入試験（略称；J-FAPP Study Ⅲ, UMIN000009365）」を2013年から開始している。

　本試験は2012年9月から2014年9月までエントリーが行われ，223人に参加を呼び掛け，222人が同意し，現在，エントリーを終了し，試験は継続進行中である。2021年頃に過去の資料[5]と比較する最初の解析が行われ，FAPに対する内視鏡治療の安全性，有効性の評価を示すことができると考える。

おわりに

　大腸内視鏡検査，上部消化管内視鏡検査や各種臨床所見によりFAPを疑った場合にはFAPであった場合の注意事項を適切に説明してから診断を確定することが重要である。内視鏡的大腸ポリープ徹底的摘除による研究的治療や，大腸ポリープ抑制を目的とした治療薬の開発も進んでいるため，近い将来にはFAPの大半が外科的手術をする必要がなくなることが期待される。

文　献

1) 大腸癌研究会編：遺伝性大腸癌診療ガイドライン2016年版．金原出版，東京，2016
2) Vasen HF, van Duijvendijk P, Buskens E, et al：Decision analysis in the surgical treatment of patients with familial adenomatous polyposis：a Dutch-Scandinavian collaborative study including 659 patients. Gut 49：231-235, 2001
3) Cordero Fernández C, Pizarro Moreno A, Garzón Benavides M, et al：Follow-up after surgical treatment of patients with familial adenomatous polyposis：results in a southern Spanish population.

Rev Esp Enferm Dig 99：440-445, 2007

4) Ishikawa H, Mutoh M, Iwama T, et al：Endoscopic management of familial adenomatous polyposis in patients refusing colectomy. Endoscopy 48：51-55, 2016

5) Iwama T, Tamura K, Morita T, et al：A clinical overview of familial adenomatous polyposis derived from the database of the Polyposis Registry of Japan. Int J Clin Oncol 9：308-316, 2004

（石川秀樹）

9 ポリープに対するマネジメント

3) 家族性大腸腺腫症 (FAP) / リンチ症候群症例への対応
② リンチ症候群症例への対応

I リンチ症候群の概要

リンチ症候群 (Lynch Syndrome：LS) は遺伝性大腸癌の一つで常染色体優性遺伝形式をとり、大腸癌、子宮体癌、胃癌、十二指腸癌、卵巣癌、胆道系の癌、膵癌、尿路癌等のリスクが相対的に高くなる。ミスマッチ修復 (Mismatch repair：MMR) 遺伝子 (*MLH1*, *MSH2*, *MSH6*, *PMS2*, *EPICAM* 等) の生殖細胞系列の病的変異を原因とし、遺伝性腫瘍疾患の中で遺伝性卵巣癌乳癌 (Hereditary brest and ovarian cancer：HBOC) とともに最も多く、一般人口において 300〜400 人に1人の頻度と言われている。家族性大腸腺腫症 (Familial adenomatous polyposis：FAP) と異なり、ポリポーシスのような特徴的な表現型を示さないため、認知度の低い日本では見過ごされている可能性がある。全ての大腸癌患者に対して遺伝学的検査を行うことは実質無理であるので、費用対効果を考慮し各種拾い上げ基準を設定し段階的にスクリーニングを実施する方法が海外では推奨されている。

大腸癌研究会の家族性大腸癌委員会より「遺伝性大腸癌診療ガイドライン (GL)」が 2012 年に出版され 2016 年に改訂された[1]。FAP および LS に関して国内外のエビデンスおよびその推奨度を示しクリニカルクエスチョン (CQ) が設定されているので、詳細を参照していただきたい。本章において引用文献のない情報は、この診療 GL からの情報である。一般的には、改訂ベセスダガイドラインに掲載されている基準を満たす患者に対してマイクロサテライト不安定 (Microsatellite instability：MSI) 検査を行うことが、本 GL でも推奨されている。悪性腫瘍遺伝子検査として本邦でも保険収載済みだが (約 2,000 点)、実際はあまり普及されていないことが問題である。その後 MSI 陽性患者に対して、遺伝カウンセリングにて MMR 遺伝子の遺伝学的検査 (生殖細胞系列での遺伝子検査) を施行し、病的変異が同定されれば LS の確定診断となる。

本稿では、消化器内視鏡医が LS 診断後の患者に対して大腸内視鏡 (Colonoscopy：CS) を実施する際の注意事項、および消化管内視鏡専門医の役割に関して私見を述べたい。

II リンチ症候群患者に対する大腸内視鏡

1. CS サーベイランスに対する文献的考察

GL では CQ9 として「LS 患者に対する CS によるサーベイランスは有効か？」が設定されている。その答えは、「CS における腺腫の摘除は大腸癌の発生と死亡率を減少させる (推奨カテゴリーB)」としている。大きさにかかわらず、腫瘍性病変の発見の際には積極的な内視鏡的摘除を推奨している。CS サーベイランス間隔に関しては、欧米からの報告が多い。GL にも記載されているが、従来推奨の CS サーベイランス開始時期は 20〜25 歳で、推奨検査間隔は 1〜2 年であった[2]。Engel らはドイツの LS 患者に対する多施設前向きコホート研究にて、年一回の CS サーベイランス結果を報告し、1年の検査間隔が有効であると推奨した[3]。その報告でも、発見された異時性多発癌の Interval cancer に浸潤癌を多く認めていた。昨年、Lindberg らはオランダの 24 年間にわたる 2 年ごとの前向き CS コホート研究にて、LS 患者群では非 LS 患者と比較して、腺腫の発生率は同等であったが浸潤癌の発生率はより高いことを報告している {Lindberg, 2017 #10}。読者ら日本の消化管内視鏡の専門家は、「日本の CS サーベイランスならば Interval Cancer の深部浸潤を予防できるはず」とお考えかもしれない。しかし残念ながら、日本においても、年一回の CS サーベイランスにて Interval cancer が粘膜下層への深部浸潤をきたし外科的切除が必要となった症例報

告がされている。当院においても，横行結腸癌部分切除後2年後の年一回のCSにて，深部浸潤をきたした横行結腸癌にて再手術となった症例を経験した[4]。前回手術の吻合部肛門側の病変であった。吻合部に伴う癒着・屈曲にて前回の観察が不十分だった可能性がある。またUtsumiらは50歳台男性のLS患者に毎年CSを施行し，50歳台に3回程，粘膜内病変に対するEMRを実施できたが，患者が60歳台の時についに横行結腸に深部浸潤癌をきたした，と報告している。一部のLS患者では外科切除が必要となってしまう場合があり，それを防ぐために，より短期間のCSの必要性を述べている[5]。Kochiらは，胃癌外科手術，上行結腸癌外科手術歴のある50歳台のLS男性患者で，毎年のCSスクリーニングにて結果的に進行大腸癌をきたし，全大腸切除術が選択された症例を報告している。LS患者には，「毎年のCSでも外科手術になってしまう可能性」を説明する必要がある。

一方で未発症変異保持者においては，長期間に一度も大腸癌が出現しないLS患者も存在する。「どのくらいの頻度で」「何歳から，何歳まで」にCSサーベイランスを実施するべきか判断が難しいが，個々の患者とよく相談し，コンプライアンスのよい検査間隔でのCS実施を心がけている。

2. 実際の注意点

LSの発端者であれば，大腸癌以外にも子宮体癌，胃癌に対するPoly-surgeryの既往を持つ患者もいる。当然ながら腸管癒着のリスクを考慮し，愛護的なCS挿入が望まれる。それに応じた内視鏡機種の選択が望ましい。一方で，未発症変異保持の血縁者の場合は，子であれば発端者よりも当然若年であり，検査に対する恐怖心も強い。辛いCSを経験した場合，その後のサーベイランスに対する嫌悪感を生じてしまうので留意する。

また適宜，NBIや色素撒布を用いて小さな腫瘍性病変の発見および摘除が推奨される。

3. 症例提示

70歳台女性の回盲部切除後のCSサーベイランス結果（図1）。術後吻合部の肛門側の血管透見像が周囲と比較し目立つ部分がある（図1A白矢印），その手前にも発赤調の隆起性病変を認める（図1A黒矢印）。近接にて血管像がよりはっきり同定可能である（図1B破線），NBI観察にてBrownishなエリアが同定され腺腫であることがわかる（図1C破線）。その病変に対してEMR施行後，手前の病変も色素撒布にてより明瞭に認識できた（図1D黒矢印）。LS患者では，病変が多発するので，小さな病変も見逃さないように留意する必要がある。少なくとも腸管洗浄液を吸引し，NBIも併用した観察が望ましい。

Ⅲ 消化管内視鏡医の役目（LSのスクリーニングおよびサーベイランスの実際）

欧米では本邦と比較し遺伝性腫瘍を含めた遺伝性疾患の登録制度が整備されている。また遺伝カウンセリング実施状況も先進的である。日本においてはGLにてLSのスクリーニング方法が提示され，MSI検査は保険診療で実施可能であるが，その実施数は極めて少ない。確定検査である遺伝学的検査は自費診療か研究ベースでの実施でしか方法がなく実施のハードルは高い。「LS患者をどのようにサーベイランスするか」よりも「大腸癌患者の中からどのように効率よく，LS疑いの患者を同定し確定検査に結びつけるか」が問題となっている。術後のLS疑い患者のスクリーニングやその後のサーベイランスは消化管内視鏡医が積極的に関与するべきと考える。その理由を以下に列挙する。

1. 内視鏡医は大腸内視鏡中に患者に問診ができる

CS実施時は絶好の問診の場である。鎮静剤の使用量が少なければ，検査中に患者の家族歴，既往歴を再確認できる。また過去のCS所見も含めて腫瘍性病変の発生数等も検査医が実感として捉えることができる。当院ではMSI検査未実施患者に対して，検査日にMSI検査の説明用のリーフレット等を紹介しLSに対する患者リテラシーの向上を図っている（図2）。希望があれば，読者に雛形を提供する。

2. 内視鏡医は大腸の腫瘍性病変の早期発見，早期治療の利点を知っている

LS拾い上げの目的は，診断後のサーベイラン

9. ポリープに対するマネジメント

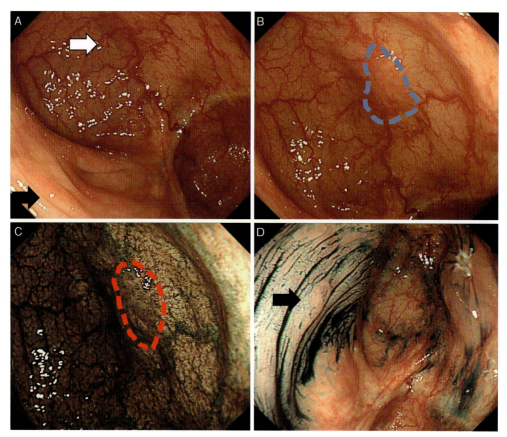

図1　A：回盲部切除後の吻合部遠景像
　　B：白矢印の近接通常観察像
　　C：白矢印のNBI観察像
　　D：Aの黒矢印の色素撒布像

スによるLS関連癌の早期発見実施である。もちろん現時点では化学予防や遺伝子治療は推奨されていないが，少なくともCSサーベイランスにて，異時性大腸癌の発生および外科的切除を予防することはできる。何度も手術を経験後やっとLSと診断されるのではなく，初発の大腸癌にてLSの確定診断を行い，その後一般患者より頻度の高いCSサーベイランスを行い，本邦の高い内視鏡治療技術の恩恵を受けていただけるようにするのが内視鏡医の使命である。

3. 外科医は多忙である（もちろん内視鏡医も多忙だが）

大腸癌術後患者の担当医は外科医であり，やはりその外来での関心は大腸癌術後再発・合併症の有無が中心になる。改訂ベセスダガイドラインを満たす患者の頻度は高く，外科外来で対応することは難しい。今後はいわゆるユニバーサルスクリーニングといって，術前の要点を絞った遺伝カウンセリングを行い，広くMSI検査やMMR蛋白質の免疫組織学的検査を実施することが効率的であると考える。

4. 術後管理を卒業した後も担当医として関わる

大腸癌術後外来は通常5年間程度で終了する施設が多い。LS患者においては，そのような時期をすぎれば再発でなく他臓器を含めたサーベイランスが主目的となる。当院では「遺伝相談外来（消化器）」を設定し，大腸外科外来を"卒業"されたLS患者とその家族のサーベイランスを担当し，LSに対するチーム医療の中心的な役割を果たすことを目指している。

おわりに

LSの診療の普及には，遺伝学的検査の保険収載が不可欠で，今後の実現が望まれる。ただし，

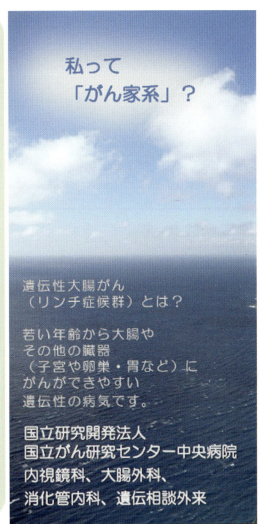

図2 国立がん研究センター中央病院で使用しているリンチ症候群に関する患者向けリーフレット（一部抜粋）

　MSI検査は現状でも実施可能であるので，各施設の状況に応じてMSI検査をなるべく実施することがGLでは推奨されていて，その後のLS診療には消化管内視鏡医が中心的な役割を果たすべきである．

文　献

1) 大腸癌研究会：遺伝性大腸癌診療ガイドライン2016年版．金原出版，東京，2016
2) Lindor NM, Petersen GM, Hadley DW, et al：Recommendations for the care of individuals with an inherited predisposition to Lynch syndrome：a systematic review. JAMA 296：1507-1517, 2006
3) Engel C, Rahner N, Schulmann K, et al：Efficacy of annual colonoscopic surveillance in individuals with hereditary nonpolyposis colorectal cancer. Clin Gastroenterol Hepatol 8：174-182, 2010
4) Inoki K, Nakajima T, Sekine S, et al：Depressed-type submucosal invasive colorectal cancer in a patient with Lynch syndrome diagnosed using short-interval colonoscopy. Dig Endosc 28：749-754, 2016
5) Utsumi M, Tanakaya K, Mushiake Y, et al：Metachronous colorectal carcinoma with massive submucosal invasion detected by annual surveillance in a Lynch syndrome patient：a case report. World J Surg Oncol 15：140, 2017

（中島　健）

9 ポリープに対するマネジメント

4）内視鏡的ポリープ摘除後のサーベイランスについて

I ポリープ摘除後サーベイランスの問題点

1. サーベイランスの現状

便潜血検査を用いた大腸がん検診の導入により，精密検査としての大腸内視鏡検査の必要性，重要性は広く認識されることとなったが，検査後にどのようなサーベイランスが適切なのかについては，十分な議論がなされてこなかった。以前は，上部消化管内視鏡検査に準じて毎年検査を繰り返すことを推奨する医師も多かったが，明確なエビデンスもないままに頻回の検査を行うことに関して疑問視する意見も多く，最近では，欧米のガイドライン等を参考に，数年間のインターバルを設定するのが一般的となっている。しかし，日本においてはそのサーベイランス間隔を明確に定めたガイドラインが存在せず，医師の裁量に委ねられている部分が大きかった。2014年にJapan Polyp Studyの結果が公表されると，ポリープ摘除後サーベイランスに関するルール作りの重要性が注目され，ガイドライン策定の機運が急速に高まることとなった。

2. スクリーニングとサーベイランス

本書は，「スクリーニング検査マニュアル」であるが，本稿はサーベイランスをテーマとしている。この2つの用語はしばしば混同して用いられているため，その違いを簡潔に述べることとする。スクリーニングとはリスクの高い対象者を選別することであり，大腸がん検診における便潜血検査がこれに相当する。これに対してサーベイランスとは，抽出されたハイリスク群に対して監視を行うことであり，大腸癌や大腸ポリープの治療歴がある患者，炎症性腸疾患や家族性大腸腺腫症の患者など，大腸癌発症の危険性が高い対象への検査がこれに相当する。欧米では大腸がん検診の選択肢の一つとしてスクリーニング大腸内視鏡検査が行われているが，日本における大腸内視鏡検査の多くはサーベイランス目的であり，スクリーニングとしての大腸内視鏡検査は，人間ドックなどで限定的に行われているのが現状である。

II 欧米の現状

1. National Polyp Study

米国で大腸内視鏡検査が臨床に導入されたのは1970年代初頭であったが，当時はポリープ摘除後のサーベイランスに関する指針は存在せず，逐年で経過観察を行うのが一般的であった。大腸内視鏡検査を行い発見したポリープを摘除した患者は大腸癌発生リスクが低下しているはずであり，また増加が予想される大腸内視鏡検査の需要に対応するためにも，このまま逐年検査を続けるのは現実的ではなく，1977年には米国消化器病学会（AGA）と米国内視鏡学会（ASGE）が共同で委員会を組織し，大腸内視鏡検査による大腸癌抑制効果と適切なサーベイランス間隔を明らかにすることを目的としたプロジェクトが開始された。National Polyp Study（NPS）と命名されたこの研究は，7施設による多施設共同前向き試験であり，1980年から10年間かけて，初めての大腸内視鏡検査で腺腫性ポリープを内視鏡的に摘除された患者1,418名が登録された。患者は，経過観察を初回検査後1年目と3年目の2回行う群（2回検査群）と，3年目の1回のみ行う群（1回検査群）の2つに無作為に割り付けられ，3年間で発見された全腺腫性ポリープ数と臨床的に重要性が高いとされるAdvanced adenoma（この研究では10mm以上の腺腫，High grade dysplasia［日本の粘膜内癌相当の病変］，浸潤癌と定義）数について比較を行った。結果は，全腺腫性ポリープ数は検査回数を反映して2回検査群で有意に多かったものの（41.7% vs 32.0%，P=0.006），Advanced adenomaの頻度は両群ともに3.3%であり，このデータから，大腸ポリープ摘除後の経

過観察は3年後で十分であることが証明された[1]。

さらにこれらのデータから，初回内視鏡検査時の所見とその後のポリープ発生との関連についても検討された。初回検査でのポリープ数，ポリープの大きさ，年齢（60歳以上）の3つの項目が，経過観察中に腺腫性ポリープが多く発見される危険因子として抽出されたが，Advanced adenomaに関しては，ポリープ数（3個以上）のみが多変量解析で有意な危険因子として抽出された。

次に，この研究によって得られたコホートデータから，大腸内視鏡検査によるポリープ摘除が大腸癌罹患をどの程度抑制できるかが検討された[2]。平均5.9年の経過観察期間中に5例の浸潤癌が発見されているが，これを3つの外部対照のデータから推測される大腸癌発生頻度と比較した。対照群として設定されたのは，①Mayo Clinicの注腸検査で1cm以上のポリープを指摘されながら摘除しなかった患者，②St. Mark's Hospitalで直腸ポリープを摘除された患者，③米国のSEER program（NCIによる地域がん登録を統合したデータベース）のデータであり，少なくとも①，②は大腸癌のハイリスク群である。その方法論については議論のあるところではあったが，大腸内視鏡で介入しポリープを摘除することによって，大腸癌罹患が76～90％程度抑制できることが報告された。

最後にNPSグループから報告されたのが，2012年に発表された大腸癌死亡抑制効果に関するものである[3]。NPSに登録可能な条件を満たしていた全ポリープ摘除後患者の消息調査を行い，その大腸癌死亡率と前出のSEER programから算出された一般人口における大腸癌死亡率とを比較した結果，15.8年（中央値）の観察期間において53％の大腸癌死亡抑制効果が確認された。また，もう一つの対照群として，NPSへの登録を念頭に検査を行ったが腺腫性ポリープを認めなかったために登録できなかった患者のデータも提示されているが，初回検査後10年間はポリープ摘除後患者とほぼ同等の大腸癌死亡率であり，大腸内視鏡による大腸癌抑制効果は10年程度有効であることも示唆された。

2. 米国のガイドライン

NPSをはじめとする様々な研究成果をまとめる形で，米国では1997年に大腸癌スクリーニングに関する最初のガイドラインが策定された[4]。この中では，便潜血検査，注腸X線検査などと並んで10年ごとの大腸内視鏡も検診の選択肢の一つとして推奨されており，またポリープ摘除後の経過観察についても3年後でよいことが明記されている。大腸内視鏡に関するエビデンスが不十分な中で策定されたため，間接的なエビデンスや専門家の話し合いによって推奨が決められている印象であったが，改訂を重ねるごとに肉付けされ，最新のガイドラインでは，患者のポリープ発生リスク別に十分な根拠を示しながらサーベイランス間隔が推奨されている。

このガイドラインを理解するうえで重要なのは，患者が初めて受けた大腸内視鏡検査の所見に基づいて，その次のサーベイランスの検査間隔を推奨するという形式をとっている点である。よって，初回検査以外の所見をこのガイドラインに当てはめて判断することはできない。これは，初回検査がその患者の大腸癌発生リスクを最も正確に反映するという考え方に基づいているからで，2回目のサーベイランス（患者にとって人生3度目の検査）にも，直近の1回目のサーベイランス結果だけでなく初回検査の結果が影響することが報告されている[5, 6]。そのため，ガイドラインに引用されている論文の多くは同一の方法論に基づいており，前癌あるいは初期癌病変と考えられているAdvanced neoplasia（High grade dysplasia，浸潤癌，Villous adenoma，10mm以上の腺腫）をターゲットとし，初回検査でどのような所見を有する患者から何年後に何％のAdvanced neoplasiaが発生するかを明らかにすることにより，最適な検査間隔を設定しようとしている。発生率が低ければ検査間隔をさらに広げ，発生率が高ければより早期に検査を行うことが推奨されるわけだが，何％までを許容するかについては明記されておらず，各国の医療事情により目標値を調整する必要がある。ちなみに米国では5％程度のAdvanced neoplasiaの発生は許容されている印象であるが，検査費用が安く検査処理能力の高い日本では，より厳格な基準が必要となる可能性もある。

最新版である2012年のガイドラインの概要を解説すると，初回検査で腫瘍性ポリープを認めなかった患者に関しては10年後，10mm未満の管

表1 米国のガイドライン（初回サーベイランス）

初回検査所見	推奨検査間隔（年）
腫瘍性ポリープなし	10
10mm 未満の管状腺腫，1〜2個	5〜10
管状腺腫，3〜10個	3
10mm 以上の管状腺腫	3
絨毛状腺腫	3
High grade dysplasia	3
10個を超える管状腺腫	<3
Sessile serrated polyp（異型なし）	5
Sessile serrated polyp（異型あり or 10mm 以上 or 鋸歯状腺腫）	3
Serrated polyposis syndrome	1

状腺腫が1個もしくは2個であれば5〜10年後，それ以外の腺腫性ポリープを有する場合には原則3年後の経過観察が推奨されており，個数が10個を超える場合のみ3年以内での検査が推奨されている（表1）。特に大腸癌リスクが低いと考えられるグループに対する推奨検査間隔は，米国における保険制度や検査処置能力の問題も考慮して策定されている印象もあるが，医師間の判断のばらつきを是正する意味でも重要な指標となっている。なお，Serrated polyp に関する記載もあるが，現時点では十分な推奨を行うだけのエビデンスに乏しく，暫定的なものとされている。また，2回目以降のサーベイランスの時期に関しても一応の記載はあるものの，同様にエビデンスは不十分であり，今後の検討を要することが付記されている[7]。

3. EU のガイドライン

欧州においても同様のガイドラインの必要性は認識されており，米国を手本にいくつかの国において独自のガイドラインが策定されてきたが，欧州全体の共通認識ともいえるものが"European guidelines for quality assurance in colorectal cancer screening and diagnosis" として2012年に発表された[8]。検査の質，診断，治療など内容は多岐にわたるが，ポリープ摘除後のサーベイランスに関しては，英国のガイドラインを基本とし，各国の事情を考慮して作成されたようである。

10mm 未満の腺腫が1〜2個であれば（Low risk）通常の検診へ戻り，腺腫の個数が3〜4個あるいは大きさが10〜19mm のものがあれば（Intermediate risk）3年後，個数が5個以上あるいは大きさが20mm 以上のものがあれば（High risk）1年後の検査を推奨しているが，米国との大きな違いは，組織診断をあまり重視していない点である。Villous あるいは High grade dysplasia といった所見はその後のポリープ発生に関与している可能性はあるものの，個数や大きさに比べてその影響は小さいと判断しているようであり，Intermediate risk に含めるか Low risk として扱うかどうかは，意見の一致には至らなかったようである（表2）。

なお，このガイドラインでは，2回目以降のサーベイランス時期についても米国より詳細に記載されている。やはり十分なエビデンスがあるとは言えないが，直近の検査だけでなくその前の検査所見も加味したものになっているところは米国と同様である。

III Japan Polyp Study

1. Workgroup の立ち上げと遡及的検討

NPS の結果公表，米国でのガイドライン策定といった流れを受けて，日本でもポリープ摘除後サーベイランスに関する議論が活性化することとなり，前向きに多施設共同研究を行い，ポリープ摘除後の大腸内視鏡検査間隔を検討することを目的とし，2000年に Japan Polyp Study Workgroup が立ち上げられた[9]。その手始めとして，国内6施設で初回大腸内視鏡検査を施行され3年以上経過観察がなされた患者5,309名を対象に，遡及的な解析が行われた[10]。対象者を初回検査所見によって，Group A：腫瘍性ポリープを認めない，

4）内視鏡的ポリープ摘除後のサーベイランスについて

表2　EUのガイドライン（初回サーベイランス）

初回検査所見	推奨検査間隔(年)
腫瘍性ポリープなし	通常の検診へ
10mm未満の腫瘍性ポリープ，1～2個*	通常の検診へ
腫瘍性ポリープ，3～4個	3
10～19mmの腫瘍性ポリープ	3
5個以上の腫瘍性ポリープ	<1
20mm以上の腫瘍性ポリープ	<1

*絨毛状腺腫かHigh grade dysplasiaを含む場合には，3年後を推奨することもある。

Group B：5mm以下の腫瘍性ポリープを有する，Group C：6mm以上の腫瘍性ポリープを有する，Group D：粘膜内癌を有する，の4群に分け，グループ別に経過観察時に発見されるポリープの頻度を比較検討した。なお本検討では，大腸癌のサロゲートマーカーとしてAdvanced adenomaではなくIndex lesion（IL）という用語を用いている。これは「癌と10mm以上の腺腫」と定義されており，Advanced adenomaと異なり絨毛状腺腫は含まれていない。これは，日本においては絨毛状腺腫が特に悪性度の高いものと認識されていないことや，明らかに欧米と人種差が存在することを考慮した結果である。

対象者の平均年齢は62歳，男性が63％，平均観察期間5.1年，平均検査回数4.1回であり，当時は逐年内視鏡検査が標準であった状況を反映したデータとなっている。Group A～DにおけるILの発生率はそれぞれ，2.6％（52/2,006），6.7％（111/1,655），13.3％（150/1,123），12.6％（66/525）であり，Group A+Bと比べてGroup C+Dで有意に発生頻度が高いことが示された（5％ vs 13％，P<0.0001）。これは，初回検査所見がその後のポリープ発生リスクに影響することを日本においても示した最初の大規模研究であり，Japan Polyp Study（JPS）のデザインを検討する上でも貴重なデータとなっている。すなわち，仮に5％以内のILの発生を許容範囲とした場合，Group C+Dにおいては，3年後の累積IL発生率が5％を超えたことから，日本においては，1回のClean colon（発見した全腺腫性ポリープを摘除すること）後に3年後の経過観察を設定したランダム化比較試験を行うことは難しいと考えられた。加えて，初回検査から1年以内に浸潤癌が0.13％（7/5,309）発見されていることもあり，初回検査から1年後にもう一度検査を行った上で，NPS同様に3年後の経過観察を設定するデザインが採用されることとなった。さらに，割り付け前の検査で腺腫性ポリープを認めなかった患者も3年間経過をみることとし，ポリープ発生リスクが低い患者の経過観察法を検討するだけでなく，ポリープを認めた患者と比較して，そのリスクを推定する際の対照群として用いることも想定している。また，欧米の不良な前処置，日本では常識である表面陥凹型腫瘍に対する理解の低さなどが研究結果に影響することも考慮に入れながらプロトコールが作成され，2003年より試験開始となった（図1）。

2. Japan Polyp Study

本研究は，2年連続2回の大腸内視鏡検査を行って発見された腺腫性ポリープを全て摘除した上で，患者を1年目と3年目の2回検査を行う群（2回検査群）と，3年目の1回のみ行う群（1回検査群）にランダムに割り付け，両群間におけるILの発生頻度に差がないことを検証する非劣性試験である。約4年間の登録期間で，11施設（国立がん研究センター中央病院・国立がん研究センター東病院・藤井隆広クリニック・昭和大学横浜市北部病院・昭和大学病院・佐久総合病院・服部胃腸科・栃木県立がんセンター・静岡がんセンター・北里大学東病院・大阪国際がんセンター［現在の名称］）において3,926名の患者から同意を取得し，その70％にあたる2,757名が割り付け前の2回の検査を完遂した。いずれかの検査で腺腫性ポリープを認めた2,166名がランダムに1回もしくは2回検査群に割り付けられ，腺腫性ポリープを認めなかった残りの591名は，一律3年後に

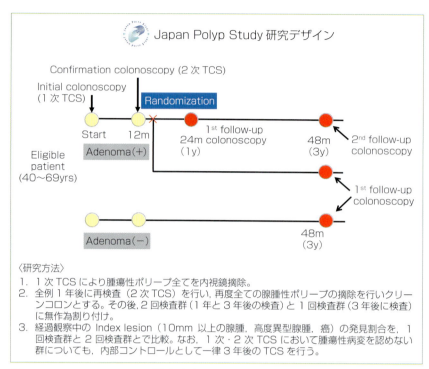

図1 Japan Polyp Study の試験デザイン

経過観察が予定された。2012年に予定したすべての検査が終了し，2014年5月のシカゴでのDDWにて結果が公表された[11]。

最終的に，2回検査群の701名と，1回検査群の763名がプロトコール通りに検査を完遂した。割り付け後に発見された病変を比較すると，すべての腺腫性ポリープの頻度は2回検査群で有意に高かったが（50.1% vs 37.9%），ILの頻度は両群で差がないという結果であった（1.7% vs 2.1%）。この結果により，日本においても腺腫性ポリープ摘除後の経過観察は3年で十分であることが示された。

3. Index lesion の特徴

無作為割り付け後に29例のILが発見されているが，局在に関しては，直腸5例，左半結腸11例，右半結腸13例とやや右半結腸に多い印象であった。肉眼型に着目すると18例（62%）がいわゆる表面陥凹型腫瘍であり，さらにそのうちの15例（83%）は側方発育型腫瘍非顆粒型（Laterally spreading tumor non-granular：LST-NG）であった。これらの病変が見逃されたものなのか新規に発生したものなのかを推測することは難しいが，良好な前処置のもとで表面陥凹型病変に関する十分な知識を有する術者が検査を行わなくては発見されなかった可能性がある。欧米からは，定期的な検査の合間の時期に症状を契機に発見される中間期癌（Interval cancer）あるいは Post-colonoscopy colorectal cancer（PCCRC）の成因として，特に右半結腸の鋸歯状病変からのがん化が大きな割合を占めている可能性が報告されているが，JPSの結果からはILの約半数を占めるLST-NGがその責任病変である可能性も示唆される。今後，NPS以上にJPSで大腸がん罹患率がより強く抑制されていることが証明されれば，表面陥凹型腫瘍の重要性が再注目されるかもしれない。

4. 初回検査所見からみたポリープ発生リスク

海外ガイドラインの手法を参考に，JPSデータからも初回検査所見に基づいたその後のポリープ発生リスクの検討が行われた[12]。JPS登録以前に大腸内視鏡検査歴のない患者のうち，無作為割付前の2回の検査を完遂した2,041名を対象として，初回検査の所見と1年後に発見されるIndex lesionの関係を検討した。患者の年齢，性別，大腸癌の家族歴，検査の前処置，腺腫性ポリープ数，ポリープの最大径，Villous adenomaの有無，High grade dysplasiaの有無別に検討したところ，1年後の検

4）内視鏡的ポリープ摘除後のサーベイランスについて

表3 米国のガイドライン（2回目のサーベイランス）

初回検査所見	初回サーベイランス所見	2回目サーベイランス間隔（年）
LRA	HRA	3
	LRA	5
	No adenoma	10
HRA	HRA	3
	LRA	5
	No adenoma	5

表4 EUのガイドライン（2回目以降のサーベイランス）

初回検査所見	サーベイランスでの所見	次回サーベイランス間隔（年）
Intermediate risk	Adenoma（−）	5
	2回連続Adenoma（−）	通常の検診へ
	LowまたはIntermediate risk adenoma	3
	High risk adenoma	1
High risk	Adenoma（−）	3
	LowまたはIntermediate risk adenoma	3
	2回連続Adenoma（−）	5
	High risk adenoma	1

査でIndex lesionが発見される危険因子として，男性，ポリープ3個以上，最大径20mm以上の3つが抽出された。このような患者の層別化とさらなる経過観察データの蓄積により，検査間隔を3年より延ばせる群と逆に早めたほうがよい群を選別することができれば，個々の患者の大腸癌発生リスクに応じたより効率的なサーベイランス体制を構築できる可能性がある。

5. 2回目以降のサーベイランス

初回ポリープ摘除後の1回目のサーベイランスに関しては，JPSの結果より早くとも3年後でよいことが明らかとなった。では，その後はどうすればよいのであろうか。前出の米国のガイドラインには2回目のサーベイランス時期に関しても記載されているが，その中で初回検査と1回目のサーベイランスのいずれかでもHigh risk adenoma（HRA：Advanced neoplasiaもしくは3個以上の腺腫）がみられた場合，ポリープ発生リスクが高いと判断し3年後の検査が推奨されている（表3）。同様にEUのガイドラインでも，初回検査でHigh risk（1年後の検査を推奨される群）とされた患者のサーベイランスは，より慎重に設定されている（表4）。JPSのデータからも同様に，2年連続2回行ったRCT前検査の結果がその後のポリープ発生リスクと相関することが示されている[13]。RCT前検査において2回連続でHRAがあった患者はその後の経過観察でも25％でHRAを認めており，続いて2回のうち1回でHRAがあった患者で10.8％，HRAでない腺腫性ポリープがあった患者で5.1％，腺腫性ポリープがなかった患者で1.8％と，2回のBaseline検査の所見に応じてその後のポリープ発生リスクが低くなることが示された。海外からの報告と同様に，サーベイランスの時期は直近の検査結果だけでなく初回検査の所見も加味する必要があることが示されたが，JPSでBaselineの検査を2回行ったことが，その後のポリープ発生リスクのより明確な層別化につながる可能性もあり，今後の検討が期待される。

Ⅳ 今後の展望

JPSでは，登録患者の長期予後を見るためのコホート研究を継続中であり，今後，さらなるエビデンスが提供される予定である。大腸内視鏡検査による真の大腸癌予防効果が明らかになるのはもう少し先のことだが，すべての腺腫性ポリープを摘除するいわゆる"クリーンコロン"にかかる労

9. ポリープに対するマネジメント

力や安全性の検討，海外ガイドラインとの整合性の確認など，今後多くの知見がこの研究から発信されることが期待されている。これらの研究結果に基づいて日本独自のサーベイランスに関するガイドラインが整備されると，現状では各医師の裁量で行われている内視鏡的ポリープ摘除後のサーベイランスを，共通のルールに基づいて効率的に行うことが可能となる。限られた資源である大腸内視鏡検査の効率的な利用が促進されることは，検査の有効な配分につながり，最終的に大腸癌罹患・死亡の減少につながることが期待される。

文　献

1) Winawer SJ, Zauber AG, O'Brien MJ, et al：Randomized comparison of surveillance intervals after colonoscopic removal of newly diagnosed adenomatous polyps. The National Polyp Study Workgroup. N Engl J Med 328：901-906, 1993
2) Winawer SJ, Fletcher RH, Miller L, et al：Colorectal Cancer Screening：Clinical Guidelines and Rationale. Gastroenterology 112：594-642, 1997
3) Zauber AG, Winawer SJ, O'Brien MJ, et al：Colonoscopic Polypectomy and Long-Term Prevention of Colorectal-Cancer Deaths. N Engl J Med 366：687-696, 2012
4) Winawer SJ, Fletcher RH, Miller L, et al：Colorectal cancer screening：clinical guidelines and rationale. Gastroenterology 112：594-642, 1997
5) Morelli MS, Glowinski EA, Juluri R, et al：Yield of the second surveillance colonoscopy based on the results of the index and first surveillance colonoscopies. Endoscopy 45：821-826, 2013
6) Robertson DJ, Burke CA, Welch HG, et al：Estimated Risk of Advanced and Multiple Adenomas Based on the Results of Two Prior Colonoscopies. Ann Intern Med 15：103-109, 2009
7) Lieberman DA, Rex DK, Winawer SJ, et al：Guidelines for colonoscopy surveillance after screening and polypectomy：a consensus update by the US Multi-Society Task Force on Colorectal Cancer. Gastroenterology 143：844-857, 2012
8) Atkin WS, Valori R, Kuipers EJ, et al：European guidelines for quality assurance in colorectal cancer screening and diagnosis. First Edition－Colonoscopic surveillance following adenoma removal. Endoscopy 44：SE151-163, 2012
9) Sano Y, Fujii T, Matsuda T, et al：Study design and patient recruitment for the Japan Polyp Study. Open Access Journal of Clinical Trials 6：37-44, 2014
10) Matsuda T, Fujii T, Sano Y, et al：Five-year incidence of advanced neoplasia after initial colonoscopy in Japan：a multicenter retrospective cohort study. Jpn J Clin Oncol 39：435-442, 2009
11) Matsuda T, Fujii T, Sano Y, et al：Randomized Comparison of Surveillance Intervals After Colonoscopic Removal of Adenomatous Polyps：Results From the Japan Polyp Study. Gastroenterology 146：S161-S162, 2014
12) Kobayashi N, Matsuda T, Fujii T, et al：Risk Factors for Recurrent Colorectal Neoplastic Lesions One-Year After Baseline Colonoscopy：Results From the Japan Polyp Study. Gastrointestinal Endosc 79：AB558-AB559, 2014
13) Kobayashi N, Matsuda T, Fujii T, et al：Predictive Factors of High-risk Adenomas at Surveillance Colonoscopy Based on the Findings of Two-times Baseline Colonoscopies：Results from the Japan Polyp Study. Gastroenterology 148：S746, 2015

（小林　望，松田尚久）

10 内視鏡の洗浄と管理，処置具の取り扱い

はじめに

　安全で確実な内視鏡診療において，確実な内視鏡洗浄と管理は非常に重要な事項である．今般日本消化器内視鏡学会から『消化器内視鏡の洗浄・消毒標準化にむけたガイドライン[1]』が上梓される予定となっている（執筆時現在）．特に年々施行件数が増加し，大規模病院からクリニックでも積極的に治療も行われるようになってきた大腸内視鏡診療における洗浄管理の重要性は非常に大きいといえる．これまで「消化器内視鏡の洗浄・消毒マルチソサエティガイドライン」などの発行に加え[2]，内視鏡機器取扱い講習が全国各地で開催されてきたが，結果的にこれらの啓発が行き届いていない施設も多いという意見もある．さらに本邦では洗浄導入費用が保険点数に包括されているという側面もあり，十分な対応がなされていない場合もある．本稿では改めて大腸内視鏡診療における洗浄管理に関して記載する．

I 分類に応じた洗浄管理の必要性

洗浄管理に必要な基礎

1）Spaulding 分類

　適正な再生処理の機器分類に関しては，滅菌・消毒において Spaulding 分類が広く用いられている[1〜5]（表1）．これは Spaulding 分類が合理的でわかりやすいため，提案した米国だけでなく，本邦や欧州でも感染管理の基本的な考え方になっている．消化器内視鏡すなわち軟性鏡においても Spaulding 分類に準じて洗浄・消毒を行うべきである．

2）滅菌組織や血管内に使用する可能性のあるもの

　Spaulding 分類では，血液に触れる可能性のあるものは，芽胞を含む病原体の殺滅効果を得る必要があるとされている[1〜4]．無菌組織内に直接進入する生検鉗子，細胞診用ブラシ，ポリペクトミースネア，消化管治療用ナイフ，ERCP 用カテーテル，十二指腸乳頭処置用ナイフ，穿刺針などは感染の危険性が高いと認識して，ディスポーザブル製品を使用すべきである．再使用可製品を使用する場合は，再使用可製品メーカーの取扱い説明書に従った十分な洗浄・滅菌が必要である．

　具体的には洗浄処理においては，処置具が微細で複雑な構造を有することから超音波洗浄を行うことが求められる．滅菌において重要な点は管腔内の水分や潤滑剤を可能な限り取り除いてから滅菌バッグに入れ高圧蒸気滅菌を行うことである．高圧蒸気滅菌は細長い管腔を持つ処置具の滅菌に有効である．

3）内視鏡本体

　粘膜に触れるものとして軟性鏡は semi-critical に分類され，芽胞以外の病原体の殺滅を目的として，高水準消毒が推奨されている．消毒剤としてグルタールアルデヒドが推奨されてきたが，最近次世代の高水準消毒剤としてオルトフタルアルデヒド（フタラール）と過酢酸が市販され，グルタールアルデヒドに比べ後者2剤は抗酸菌（結核菌，非定型抗酸菌）に対して有意に高い殺菌力を示し，また過酢酸は芽胞菌に対しても強い殺菌力を持ち，抗酸菌に対してはオルトフタルアルデヒドよりさらに短時間で菌の陰性化が認められると報告されている[6,7]（表2）．

　使用後の内視鏡に対して適切なタンパク除去剤等を用いてベッドサイド洗浄することにより，汚染度を減らしてから次工程に移すことができる（表3）．スコープの材質に影響を与えない中性または弱アルカリ性の酵素洗浄剤を使用し，吸引チャンネルの洗浄には 200mL 以上の洗浄液の吸引を行うことが必要である．さらに送気・送水ボタン，吸引ボタンは構造が複雑であるため，使用後には取り外してくぼみや穴をブラッシングにより洗浄する必要がある[3]．

10. 内視鏡の洗浄と管理，処置具の取り扱い

表1　Spaulding 分類と消毒水準（文献5より引用改変）

器具分類	用途	例	消毒水準
クリティカル器具 (critical items)	無菌の組織や血管に挿入するもの	手術用器具，循環器または尿路カテーテル，移植埋め込み器具，針など	滅菌が必要。
セミクリティカル器具 (semi-critical items)	粘膜または健常でない皮膚に接触するもの	呼吸器系療法の器具や麻酔器具，軟性内視鏡，喉頭鏡，気管内挿管チューブ，体温計など	高水準消毒が必要。ただし，一部のセミクリティカル器具（健常でない皮膚に接触する水治療タンク，粘膜に接触する体温計）は中水準消毒でよい。
ノンクリティカル器具 (non-critical items)	健常な皮膚とは接触するが，粘膜とは接触しないもの	ベッドパン，血圧計のマンシェット（カフ），松葉杖，ベッド柵，テーブルなど環境表面を含めてノンクリティカル表面と言う	低水準〜中水準消毒または洗浄，清拭を行う。

表2　高水準消毒薬の特徴（文献1より引用改変）

毒薬	特徴	消毒に要する時間	使用期限 （使用期限に影響する因子）
過酢酸	殺菌効果が高い 金属腐食性が高い 酢酸様の刺激臭があるが，カセット方式のため，充填時の蒸気曝露がない	5分	25回もしくは7〜9日間 （経時的な失活，水による希釈）
グルタラール	アルデヒド系消毒薬 材質を傷めにくい 刺激臭が強い 曝露限界値 0.05ppm 以下で使用する	10分	3.5%製品：28日間もしくは50回 （経時的な失活，水による希釈）
フタラール	アルデヒド系消毒薬 材質を傷めにくい グルタラールより刺激臭が少ない 有機物と強固に結合する 芽胞形成菌への使用は勧められない	10分	30〜40回 （水による希釈）

表3　内視鏡洗浄・消毒の工程（文献2より引用改変）

行程	行うべき対応
1）ベッドサイドでの洗浄・消毒	①検査終了直後に，内視鏡外表面の清拭と吸引・鉗子チャンネルの吸引洗浄を行う。 ②送気・送水チャンネルへの送水は，専用チャンネル洗浄アダプターを装着して，送水チャンネルと送気チャンネルの両方に送水する。 ③内視鏡に接続したケーブルおよび吸引チューブは，消毒用エタノール清拭により消毒するとともに，汚染が拡大しないように抜去する。
2）洗浄室での用手による洗浄	①漏水テストの実施：検査終了後，症例ごとに漏水テストを行う。 ②内視鏡外表面の洗浄：鉗子起上装置を含め，内視鏡外表面の汚れを十分に除去する ③送気・送水ボタン，吸引ボタン，鉗子栓などの洗浄は，それぞれの内視鏡から外して行う。 ④吸引・鉗子チャンネルの洗浄：洗浄ブラシを用いて，全チャンネルをブラッシングする。 ⑤洗浄液のすすぎ：洗浄後，内視鏡外表面，チャンネル内のすすぎを十分に行う。
3）消毒	①高水準消毒薬である過酢酸，グルタラールおよびフタラールを用いる。 ②過酢酸，グルタラールおよびフタラールは付着や蒸気曝露に注意して取り扱う。 ③消毒薬の使用期限は，経時的な分解や水による希釈率などを考慮して決定する。 ④消毒後の内視鏡はすすぎを十分に行う。 ⑤すすぎ後は内視鏡の吸引・鉗子チャンネルにアルコールフラッシュを行い，送気や吸引を行ってすべての管路を乾燥させる。
4）洗浄・消毒の履歴管理	洗浄・消毒の記録を残す（実施年月日，時刻，患者氏名，内視鏡番号，担当者氏名，内視鏡自動洗浄・消毒装置番号，消毒薬濃度，内視鏡自動・洗浄装置の運転状況など）。
5）保管	内視鏡は，送気・送水ボタン，吸引ボタン，鉗子栓などを外して保管庫に保管する。

内視鏡本体消毒において重要な点は消毒薬中の有効成分の濃度，接触時間，温度に大きな影響を受ける。不適切な洗浄，消毒による感染事例があるためWGO（World Gastroenterology Organization）は内視鏡自動洗浄消毒機の使用を推奨している[8]。洗浄，消毒の質の均霑化，人体への薬液暴露防止，作業量の軽減の意味において，自動洗浄消毒機の使用が必要と思われる[9,10]。

　高水準の用いる消毒薬を用いる場合は消毒後のすすぎが不十分な場合，残留消毒液によって有害作用が生じることがある。グルタラール消毒後の内視鏡を用いた下部消化管内視鏡検査後に直腸結腸炎を生じ，チャンネル内にグルタラールが残留していた例などが報告[11]されている。同様に残留した過酢酸が原因と考えられる大腸炎の報告[12]がある。高水準消毒液の使用後は十分なすすぎが必須であることからも自動洗浄消毒機の利用は重要なポイントであるといえる。内視鏡自動洗浄消毒機を用いない場合は，洗浄消毒後，スコープ外表面，チャンネル内のすすぎを十分に行う必要がある。

　高水準消毒以外の方法として機能水（強酸性電解水・オゾン水）を用いた方法をとられている場合がある。しかしながら機能水（強酸性電解水・オゾン水）の特性，欠点および内視鏡機器の殺菌効果に関して科学的根拠の裏付けが乏しいことを理解し，各施設の責任において使用することが望ましい。米国食品医薬品局で高水準消毒薬として認可されている電解酸性水は，650ppm以上の塩素を含有するものであり，機器への影響を考慮した8～60ppmの低い有効塩素濃度での内視鏡洗浄器は認められていない。また，内視鏡機器メーカーが機器の損傷懸念から内視鏡の洗浄・消毒に機能水の使用を認めていないことにも留意が必要である。現状では，機能水の特性と欠点を正しく理解し，各施設の責任において使用することが望まれる。機能水は高水準消毒薬に準ずる有効性を持つとされている一方で，有機物存在下では機能水の殺菌活性は容易に不活化され，その限界は0.1％濃度の有機物であることが示されて[13～15]おり，機能水による洗浄消毒効果を発揮させるためには，内視鏡に付着している有機物をブラッシング洗浄などにより十分除去することが必須となる。その後，医療機器として認可されている消毒機を使用することで所定の殺菌効果，安全性を得ることができることを理解しておきたい。

4）周辺機器の洗浄

　Spaulding分類では，創のない正常皮膚に接するもの（便器・ベッドの枠等）や皮膚に触れないもの（病室や手術室の床），そして内視鏡観測装置やモニターなどはNon-criticalに属する。これらは中・低水準消毒や清拭が推奨される。しかし糞便などによって汚染されることもあるため，適宜中・低水準消毒を行うことが推奨される。大腸内視鏡検査においては，糞便などが付着する可能性があり，清拭ではなく消毒が必要な場合がある。米国ではC. difficileの問題もあり，消毒が求められる[5]。

　具体的には次亜塩素酸などが用いられる。昨今では塩素発生を抑えた浸漬製品も広く使用されており，安全で確実な清拭，消毒が可能なものも使用されている[16,17]。

II　洗浄履歴管理

　感染事故などが起きた際に対応するため，洗浄・消毒の履歴管理を行うことが望ましい[1～3,8～10]。少なくとも，①年月日，時刻，②患者氏名，ID，③内視鏡番号，④洗浄担当者，⑤洗浄消毒装置番号，⑥消毒薬濃度を記録する。

おわりに

　大腸スクリーニング内視鏡における洗浄・消毒に関して概説した。詳細な方法論に関してはガイドラインに準じた手法が必須であることは言うまでもない。今後増えゆく大腸内視鏡診療を安全，かつ確実に行うため，十分な知識を持って行いたい。

文　献

1) 日本消化器内視鏡学会：消化器内視鏡の洗浄・消毒標準化にむけたガイドライン．
2) 消化器内視鏡の洗浄・消毒マルチソサエティガイドライン作成委員会（日本環境感染学会，日本消化器内視鏡学会，日本消化器内視鏡技師会）：消化器内視鏡の洗浄・消毒マルチソサエティガイドライン第1版．環境感染誌23：S1-21, 2008
3) 赤松泰次, 石原　立, 佐藤　公, 他：消化器内視鏡の感染制御に関するマルチソサエティ実践ガイド．

Gastroenterol Endosc 56：89-107, 2014

4) Spaulding EH：Chemical disinfection of medical and surgical materials. Disinfection, sterilization and preservation, edited by Lawrence CA and Block SS, Lea & Febiger, Philadelphia, pp.517-531, 1968
5) Rutala WA, Weber DJ and the Healthcare Infection Control Practices Advisory Committee(HICPAC)：Guideline for Disinfection and Sterilization in Healthcare Facilities. 2008 https://www.cdc.gov/infectioncontrol/pdf/guidelines/disinfection-guidelines.pdf/hicpac/pdf/guidelines/Disinfection_Nov_2008.pdf
6) 坂本吉一, 勝川千尋, 加瀬哲男, 他：過酢酸製剤の各種微生物に対する殺菌効果の検討. 防菌防黴 26：605-610, 1998
7) Lynam PA, Babb JR and Fraise AP：Comparison of the mycobactericidal activity of 2% alkaline glutaraldehyde and 'Nu-Cidex'（0.35% peracetic acid）. J Hosp Infect 30：237-240, 1995
8) WGO-OMGE/OMED Practice Guideline：Endoscopy Disinfection. Date：14 Decemper. 2005. http://www.jges.net/app/webroot/files/uploads/jges/wgo_omed_endoscope_disinfection.pdf#search=%27WGO%2FOMED+Practice+guideline+endoscopy+disinfection%27
9) Burdick JS and Hambrick D：Endoscope reprocessing and repair costs. Gastrointest Endosc Clin N Am 14：717-724, 2004
10) Funk SE and Reaven NL：High-level endoscope disinfection processes in emerging economies：financial impact of manual process versus automated endoscope reprocessing. J Hosp Infect 86：250-254, 2014
11) West AB, Kuan SF, Bennick M, et al：Glutaraldehyde colitis following endoscopy：clinical and pathological features and investigation of an outbreak. Gastroenterology 108：1250-1255, 1995
12) Coriat R, Chaput U, Ismaili Z, et al：What induces colitis? Hydrogen peroxide or peracetic acid. Endoscopy 40：231, 2008
13) 大久保憲, 新太喜治, 小林寛伊, 他：電解酸性水に関する調査報告. 日手術医会誌 15：508-520, 1994
14) 大久保憲：電解酸性水の殺菌機序とその有用性. オペナーシング 10：129-134, 1995
15) 釜瀬幸広：オゾンを活用した内視鏡殺菌機. 静電気学会誌 35：167-171, 2011
16) Lawley TD, Croucher NJ, Yu L, et al：Proteomic and Genomic Characterization of Highly Infectious Clostridium difficile 630 spores. J Bacteriol 191：5377-5386, 2009
17) 岡上　晃, 小澤智子, 小倉憂也, 他：複合型塩素系除菌・洗浄剤の各種環境表面素材に対する影響に関する検討. 環境感染誌 30：325-330, 2015

（田中聖人）

11 内視鏡スクリーニング検査の質の評価指標（QI）と精度管理

はじめに

大腸がん検診において大腸内視鏡が中心的役割を担うことは言うまでもない。一次スクリーニングとして用いられた場合はもちろん，便潜血検査や，CT コロノグラフィーなどの低侵襲な検査の陽性者に対して行われた場合にも，大腸内視鏡の成績は検診プログラム全体の成績に直結する。

2012 年に National Polyp Study の長期成績が報告され，大腸がん死亡抑制に対する大腸内視鏡の有用性が示された[1]。大腸がん検診で実施されるスクリーニング大腸内視鏡では，症状のない大腸がんを発見し，根治治療へ導くこと，あるいは前がん病変である腺腫を発見・摘除し，大腸がんを予防することにより，大腸がん発生/死亡を抑制する[1]。大腸内視鏡には十分な腸管洗浄が必須で，また，時に鎮静を要するほどの患者苦痛を伴う。有害事象も皆無ではない。言うまでもなく，高い技術が求められ，そのパフォーマンスには施設や施行医により大きなばらつきがある[2]。大腸がん検診において大腸内視鏡の効果を最大限に活用するために，精度管理による，質の担保は必須と考える。本稿ではスクリーニング大腸内視鏡検査における Quality indicator と，その精度管理に関して述べる。

I 内視鏡検査後大腸がんと中間期がん

無症状の大腸がんを見逃せば，進行し，数ヵ月から数年以内に，発現した症状を契機に発見される。また，前がん病変を見逃す，あるいは，その摘除が不完全であれば，がんと比べれば比較的長期間であるが，やがて，症状を発現した，がんとして診断される。したがって，大腸がん検診で実施されるスクリーニング大腸内視鏡検査の精度を直接的に反映するのは，内視鏡検査の後に発見される，内視鏡検査後大腸がん（post-colonoscopy colorectal cancer：PCCRC）の発生割合である。PCCRC 低減対策立案のためにはその原因の解析は重要である。PCCRC の原因として，不完全な検査，病変の見逃し，病変の不完全摘除，発育の早い病変の存在，があげられている[3,4]。厳密にその原因を同定することは困難であるが，腺腫がん化仮説を前提とした，がん発生の自然経過を想定し，最後の大腸内視鏡から診断までの期間などから，原因を推察する試みがされている。PCCRC や従来，用いられてきた中間期がん（Interval cancer：IC）の定義や分類に関して整理がされ，World Endoscopy Organization（WEO）のワーキンググループから報告されている[5]。IC は「がんを検出されなかった検診の後，推奨される次回検診検査の前に発見されたがん」と定義され，検診の精度指標である。一方，PCCRC は目的に関わらず，「大腸内視鏡検査の後に発見されたがん」と定義され，大腸内視鏡の精度指標である（図 1）。PCCRC の頻度は 3～9 ％程度と考えられ[4]，PCCRC に関連した低精度の内視鏡を同定するためには，数万件の内視鏡検査データが必要と試算される。また，PCCRC 発生割合は検査後すぐにフィードバックできる指標ではない。したがって，内視鏡施行医個人の成績を解析するには不向きな指標と考えられ，PCCRC 発生割合は検診プログラム全体として，大規模なデータベースを用い，数年の単位で精度管理を行う場合において，用いるべき指標と考える。

一方，施設内や，より小規模の集団において，内視鏡施行医個人の成績を管理する目的には，PCCRC 発生に対する代替指標を用いることで，大腸内視鏡の精度管理を図ることができる。大腸内視鏡の精度は複数の要素に規定される（図 2）[6]。対象の生存期間延長と同時に，スクリーニング大腸内視鏡への参加に伴う，患者のリスクと苦痛を最小限に保つことも求められる。大腸がん抑制に

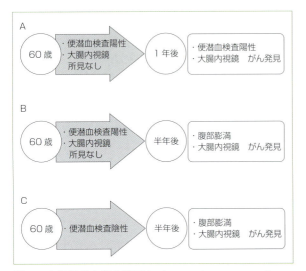

図1 内視鏡検査後大腸がん（post-colonoscopy colorectal cancer：PCCRC）と中間期がん（Interval cancer：IC）
　A：PCCRCの1例。前回検査後から発見までの期間に関しては議論中であるが，検査後6ヵ月から3年までの期間とする報告が多い。
　B：内視鏡検査後中間期がん（colonoscopy-IC：CS-IC）の1例。検診における検査の後，提案された次回検査までの期間に診断された大腸がんと定義され，便潜血検査を中心とした検診においては，便潜血検査と内視鏡検査の後に発見された大腸がんが該当する。CS-ICに関しては，内視鏡検査後のサーベイランス間隔に関するガイドラインが存在しない本邦においては，定義が難しい概念である。
　C：便潜血検査後中間期がん（fecal immunochemical test-IC：FIT-IC）の1例。逐年便潜血検査2回法を用いた本邦の検診では陰性であった検診の後，推奨される次回受診である1年後の検診までに発見された大腸がんが該当する。

対する効果とリスク，苦痛に関して，バランスをとりながら，それぞれのパフォーマンスを向上することが，理想的なプログラムと考える。

II 大腸内視鏡における主要な Quality indicator

　ヘルスケアにおける質の評価は1980年に提案された，Donabedian's model に基づき，「構造（提供される物理的資源）」，「過程（提供する医療者の態度や行動）」，「結果（提供された医療による健康状態の変化）」に分類される。主に「過程」と「結果」において，個人，あるいは，集団全体の基準となる成績との比較によってなされ，比較する項目を Quality indicator と称す。大腸内視鏡における Quality indicator（QI）は米国消化器

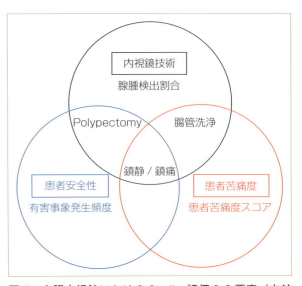

図2 大腸内視鏡における Quality 評価の3要素（文献6より引用改変）
　これらのうち，大腸がん発生・死亡の抑制効果を直接的に反映するのは，内視鏡技術であり，その中心となるのが，腺腫検出割合である。

内視鏡学会（ASGE）が2006年に初めて定義し，その後，改訂された[7]（表1）。米国，欧州の最新のガイドラインはそれぞれ，2014年，2017年に発刊されている[7,8]。

　大腸がん発生・死亡抑制を目的とした大腸内視鏡の目標は盲腸から肛門までの大腸全域において，粘膜面全範囲を詳細に観察し，できるだけ多くの腺腫を発見することである。それらの達成度を評価する指標は回盲部到達率，腸管洗浄度，腺腫検出割合（adenoma detection rate：ADR）であり，主要な QI といえる。

1. 回盲部到達率（Cecal intubation rate）

　回盲部到達率低値は右側結腸における PCCRC 発生/死亡と有意な相関が示されている。回盲部到達率が80％未満であった場合，95％以上に比し，右側結腸における PCCRC 発生割合は44％増加する。また，回盲部到達を達成した場合に比し，到達しなかった場合，PCCRC 死亡割合は35％増加する[9]。したがって，回盲部に到達できなかった場合には，再検査を検討する必要がある。筆者の施設では，回盲部到達の成否は，内視鏡施行医が内視鏡レポートに自己申告的に記載し，報告しているが，この方法では，客観性を欠き，正確ではない。回盲部に到達した場合に，S状結腸までの検査だと自己申告する可能性は極めて低

表1 大腸内視鏡における主なQuality indicator（文献7, 8より引用改変）

項目	略語	定義	ASGE 最低水準	ESGE 最低水準	ESGE 目標水準
回盲部到達率	CIR (cecal intubation rate)	回盲部到達が写真で確認できる症例の割合	≧90%	≧90%	≧95%
腸管洗浄度	BPQ (bowel preparation quality)	適切な腸管洗浄が得られた症例の割合	≧85%（外来症例）	≧90%	≧95%
腺腫検出割合	ADR (adenoma detection rate)	1つ以上の腺腫を指摘した症例の割合	≧25%（男性≧30%, 女性≧20%）	≧25%	-
腺腫発見個数	APC (adenoma per colonoscopy)	1検査当たりの腺腫発見個数	-	-	-
抜去時間	WT-NC (withdrawal time in negative colonoscopy)	病変がなかった症例におけるスコープ抜去時間	≧6分	≧6分	≧10分

ASGE：米国消化器内視鏡学会，ESGE：欧州消化器内視鏡学会
検診プログラムごとに大腸内視鏡の対象が異なるためにADRの基準の設定は難しい。無症状の平均リスク者に対する一次スクリーニング検査として大腸内視鏡が施行された場合，ADRの下限は25%とされる。便潜血検査陽性症例に対する大腸内視鏡のADRはより高いと考えられるが，いまだ十分なデータがなく，基準値の設定には至っていない。

く，回盲部到達率は多くの場合，過小評価される。回盲部到達は虫垂開口部と回盲弁（あるいは終末回腸）を撮影し記録することで，証明され，全検査においてそれらを撮影し，記録することが推奨される[10]。しかし，盲腸の写真が撮像されているのはスクリーニング検査の50〜70%，と報告されており，客観的で簡便に回盲部到達を証明する方法が望まれる[11,12]。最近の報告における回盲部到達率は97%かそれ以上である[13]。米国では全検査の90%以上，スクリーニング検査の95%以上の回盲部到達が必須とされている。

2. 腸管洗浄度

腸管洗浄不良例では検査時間が延長し，患者苦痛が強く[14]，なにより，10mm未満はもちろん[15]，10mm以上のポリープの発見も難しくなる[15]。腸管洗浄不良例では，次回検査までの間隔を短縮し，見逃し病変へのケアが必要となる[16]。したがって，施行医は検査ごとに腸管洗浄度を記録し，報告する必要がある[17]。ASGEは5mm以上のポリープを発見できる程度を"適切"と定義しているが[18]，直感的でやや使いにくい。代替案として，臨床試験で評価項目に用いられている，妥当性が検証されたスケールを用いるのもよい（図3，表2）[19,20]。代表的なスケールはAronchick scale, Ottawa scale, Boston bowel preparation scaleであるが，最も信頼性が高いのはBoston bowel prep-

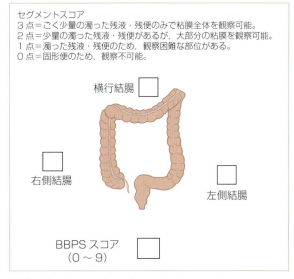

図3 The Boston bowel preparation scale
残便・残液の吸引，洗浄後に評価を行う。右側結腸，横行結腸，左側結腸においてセグメントスコアを判定し，それらを合計し，BBPSスコアとする。本スケールの妥当性を検証した報告によると，22人の内視鏡医間での相関は良好で，中央値が6，四分位範囲（25%〜75%）は6〜7で，5点以下の症例は不適切な前処置と考えられる。セグメントスコアと腺腫発見との有意な相関も報告されており，現在，最も簡便で客観性の高いスケールと考えられる。

aration scaleと考える。Rexらは腸管洗浄不良のために1年以内の再検査を要する症例の割合が15%を超える施設，施行医は，前処置のレジメンや患者教育などを見直すべきと，提案している[7]。

11. 内視鏡スクリーニング検査の質の評価指標（QI）と精度管理

表2　The Aronchick global assessment scale

評価	定義
優	少量の透明な残液，95％以上の粘膜が観察可能。
良	多量の残液が5～25％の粘膜を覆う。90％以上の粘膜が観察可能。
可	洗浄・吸引可能な半固形便があるが，90％以上の粘膜が観察可能。
不良	洗浄・吸引不可能な半固形便があり，90％以上の粘膜が観察不可能。
不可	再洗浄が必要。

初めて報告された腸管洗浄度スケール。セグメントごとの評価をしないため，非常に簡便であるが，表現がやや抽象的で，後に開発されたOttawa scaleやBoston scaleに比し，検者間の級内相関でやや劣ると報告されている。

ASGE，ESGEともに4LのPEG製剤の分割投与法を標準レジメン，当日投与法は午後の検査症例に対するオプションとしている[21, 22)]。ガイドラインが存在しない，本邦における標準レジメンは定まっていないが，欧米の標準レジメンとは少し異なる（P.54～58参照）。前処置レジメンの選択はADRとの直接的な関連も報告されており，用いる薬剤やレジメン自体に関する十分な知識が求められる[23)]。PCCRC発生との直接的な関係は報告されていないが，腸管洗浄度とADRの関係は多数報告され，ADRの代替指標としての側面を有す。検査中に評価可能であり，重要なQIである。

3．腺腫検出割合

大腸内視鏡における腺腫発見には施行医間で大きな差を認めることが報告されている。2010年，KaminskiらはADRが20％に満たない施行医はADRが20％以上の施行医に比し，PCCRC発生に対するリスクが10倍以上高かった，と報告し[24)]，ADRとPCCRCの強い相関を示した。その後の数多くの研究結果に基づき，ADRは大腸内視鏡検査の大腸がん発症・死亡抑制効果に対する最も確実な代替指標であり，最も重要なQIと考えられている。これを基に，ASGEはADR20％を最低限確保すべき努力目標として設定した。しかし，ADRが20％を超えて，向上することがさらなる大腸がん抑制効果を発揮するかは不明であった。Corleyらは136名の消化器内科医が施行した264,792件の大腸内視鏡において，施行医ごとのADRには7.4～52.5％と大きな差を認め，ADRが高いグループにおけるPCCRC発生リスクはADRが低いグループに比し，0.52倍で，ADRが1％向上すると，大腸癌発生を3％，大腸癌死亡

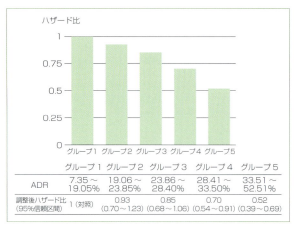

図4　ADRとPCCRC発生頻度の関係（文献25より引用改変）
ADR（adenoma detection rate）：腺腫検出割合
ADRにより内視鏡施行医を4つのグループに分類し，グループごとのPCCRC発生に対する調整後ハザード比から，ADRが30％を超えても下げ止まることなく，PCCRC発生を抑制する，と報告した。本研究結果によりPCCRC抑制にはADR向上が必須であることを印象づけた。一方，このデータを本邦の日常臨床に外挿するには注意が必要である。本研究の対象はKaiserという米国の民間健康保険会社の保険加入者であり，加入とその維持には健康状態の厳重な管理と継続した保険料の支払いが必要とされる。また，内視鏡の適応もスクリーニング，サーベイランス，診断目的（便潜血検査陽性，画像検査異常，貧血などの有症状を含む）と雑多であり，便潜血検査免疫学法2日法を基本とした本邦の検診の対象との相違を認識すべきである。

を5％低減する，と報告した（図4）[25)]。これを受けて，ASGEは50歳以上の平均リスク症例に対する目標ADRを25％以上（男性30％以上，女性20％以上）に引き上げている。欧米では初回内視鏡における腺腫のサイズ，組織異型度，個数などにより，次回検査の推奨間隔を定めている。実際，ADRが高い施行医は多くの腺腫を発見す

表3 便潜血検査陽性者に対する大腸内視鏡におけるADRと対象者の特徴

著者	報告年	地域	便潜血検査法	対象の年齢	ADR（%）
Hilsden, et al.	2016	カナダ	gFOBT1日法	50〜74	58
Zorzi, et al.	2015	イタリア	FIT1日法	50〜69	44.8
Chiu, et al.	2015	台湾	FIT1日法	50〜69	39.5

gFOBT：便潜血検査グアヤック法，FIT：便潜血検査免疫学法，ADR：腺腫検出割合
無症状の平均リスク者におけるADRが20〜30%であるのに対し，便潜血検査を中心とした検診プログラムにおける大腸内視鏡のADRは明らかに高い。もちろん，施行医の技術的な差異も原因の一つと思われるが，対象とする年齢や便潜血検査法や陽性カットオフ値の違いによる可能性もある。

るため，適切な短い間隔で患者を次回検査に導く一方で，ADRが低い施行医は腺腫を発見しないために，本来よりも不適切に長い間隔を患者に提示し，患者を大腸癌発生のリスクに晒すことになる。したがって，次回検査の間隔を提示するうえで，施行医のADRを把握することは，患者利益を保護するうえで本質的なことと考える。

しかし，日常臨床でADRをQIとして運用するにはいくつかの障壁がある。1）ADRは病理結果に基づくが，内視鏡所見と病理結果を共通のデータベースに自動的に組み込めるレポートシステムは報告されていない。現状では病理結果を手入力する必要があり，内視鏡医，内視鏡センタースタッフの負担となる。代替案として，病理評価を加味しないpolyp detection rate（PDR）も提案され，ADRを求める計算式も報告されている[26]。しかし，腺腫鑑別能に大きく影響を受けるため，拡大観察を用い質的診断を行う環境ではデータがない。したがって，全ての病変に対し，内視鏡所見と病理所見を完全に対応させたデータベースを自動的に作成できるレポートシステムや，多数の所見を簡便に入力可能とするレポート入力支援システムを開発する方が，問題解決に直結すると考える。2）「1個で終わり」理論である。ADRは1つ以上の腺腫を発見した症例の割合であるため，発見した腺腫の個数は評価されない。筆者のように，怠惰な内視鏡医ならば，1つ腺腫を見つけた途端，注意深い観察をやめる可能性がある。3）ADRは多数の検査結果を累積計算し，示されるもので，1つの検査が終わった瞬間に，その検査の質を評価できる指標ではない。したがって，日常臨床で各検査の質を評価し，適切な次回検査の間隔を提示する目的には実用的でない。4）ADRは検査対象の背景で変化する可能性があり，基準値として確立するには大規模なデータが必要となる。例えば，近年，便潜血検査を中心とした組織型検診プログラムにおける大腸内視鏡の成績が報告されているが[27〜29]，内視鏡を受けた対象が，本邦の検診プログラムとどのように異なるのか，認識する必要がある（表3）。本邦における「便潜血検査免疫学法逐年2回法」陽性者に対する大腸内視鏡の成績を明らかとし，将来的には目標基準，達成すべき基準を示すことが望まれる。

また，近年，ADRの負の側面やその限界を指摘する意見もある。1）ADRの向上が本当に大腸がん発生抑制に意味があるのか？ ドイツの検診プログラムにおけるADRの10年間の推移に関する報告によると，年次，ADRは向上したが，その多くは小さな低異型度腺腫の発見によるもので，進行腺腫や大腸がんの発見は増加していない[30]。しかも，ADR向上，すなわち，腺腫を摘除した患者が増加すれば，サーベイランスを提案する患者が増加することとなる。結果的に小さな低異型度腺腫を摘除しただけの（おそらく，低リスクの）患者に対するサーベイランス内視鏡検査が増加し，内視鏡医の負担を増す。つまり，ADR向上により，われわれ，内視鏡医は自分の首を絞めていることになりかねない。2）PCCRCの一部は見逃された腺腫から発生するが，ADRと腺腫見逃しは相関するのか？ ADRと腺腫見逃し率には相関を認めない，との報告があり，一見するとADRが高い内視鏡医でも，腺腫を見逃し，PCCRCが発生してしまう可能性を示唆し，腺腫保有率が高い対象におけるADRとPCCRCの関係に疑問を呈している[31]。3）便潜血検査を用いた検診における大腸内視鏡では，ADRとPCCRCの関係は十分示されていない。近年の報告における便潜血検査陽性例におけるADRは50%前後と，Kaminski論文やCorley論文よりも高い（表3）[29]。上述したように，腺腫保有率が高いと

表4 Glouchester comfort scale (GCS)

1	全く苦痛がない。検査中ずっと，快適に話す。
2	検査中，1～2回の軽度の不快感を示すが，十分我慢できる。
3	3回以上の不快感の兆候を認め，検査は適切に行える。
4	数回にわたって苦痛を示す。
5	ひどい苦痛を幾度も示す。

ESGEは検査中，検査後の患者苦痛度を第3者がスケールを用いて記録することを推奨している。既報では，GCS1～3までであれば，許容範囲内とされる。

想定される，便潜血検査を中心とする検診プログラムの大腸内視鏡においては，欧米からの論文と同様に，ADRがPCCRCの確実な代替指標であるかは証明されていない。

III　その他のQuality indicator

1. 患者安全性

便潜血検査で有害事象が起こる可能性は皆無であり，検診プログラムにおける有害事象は，ほぼ大腸内視鏡に関連する。重篤な有害事象の85%はポリープ摘除に関連し[32]，大半が穿孔，あるいは出血である。穿孔は言うまでもなく，大腸内視鏡に関連する最も重篤な有害事象である。報告されている穿孔発生割合はばらつきがある。頻度が高くないために，大規模なデータベースが必要で，その場合，逆に確実なデータ収集が難しくなるために，データの信頼性を担保できないことが原因と考えられる。最近では2002年から導入されたドイツの内視鏡検診における282万件の大腸内視鏡の成績が2012年に報告されている[33]。穿孔発生は0.22/1,000人，入院を要する出血が0.92/1,000人であった。ASGEではスクリーニング大腸内視鏡における穿孔を2/500人（0.002%）未満，入院を要する出血が1%未満を目標と設定している。穿孔，後出血の多くは経験症例数が少ない術者で頻度が高い[34]，との報告もあり，検査中の手技に関連する可能性がある。それらを超える場合には，内視鏡診療を見直すべき，と提言している[7]。

2. 患者苦痛度

大腸内視鏡検査中の患者苦痛は注意深い操作があれば，軽度の鎮静・鎮痛で抑制することが可能である[35]。深い鎮静を用いることで苦痛の軽減は可能であるが，過鎮静に伴う有害事象は増加する。患者苦痛の多くは，施行医の未熟な技術が原因で，患者が実感する大腸内視鏡に対する印象は，検査中の苦痛に依存する[36]。サーベイランス遵守に対するアンケート調査の結果，サーベイランス内視鏡検査を受ける際の障壁として，前処置，費用に次いで，検査中の患者苦痛があげられた[37, 38]，との報告もあることから，検査中の苦痛により辛い経験をした，と患者が認識した場合に，サーベイランスの遵守率は低下する可能性があり，ひいてはPCCRC発生のリスク増加にもつながり得る。検査中，検査後に患者苦痛を客観的に評価し，サーベイランス遵守への呼びかけを強化するなどの対応が求められるのかもしれない。しかし，実際には患者苦痛の客観的な評価は難しい。ESGEではGloucester comfort scale（GCS）を評価基準として，施行医ではなく，看護師などの第3者が評価を行うことを推奨している（表4）。

1度の大腸内視鏡でも大腸がん発生リスクを下げうるものの，とりわけ，高リスク症例では，生涯大腸がん罹患を避けるためには，サーベイランスも含めた複数回の内視鏡介入が必要である。大腸内視鏡施行医には患者苦痛，回盲部到達や腺腫検出などのパフォーマンス，鎮静に伴う有害事象のリスクを加味しながら，大腸内視鏡を行うことが望まれる。これらの3要素を複合したQIとして，「回盲部到達可能」かつ，「ミダゾラム使用量2mg以下」，かつ「GCS1-3」と定義する，回盲部到達成績指標（Performance indicator of colonic intubation：PICI）という概念が新しいQIとして英国から提案されている[39]。患者苦痛度と腺腫検出に関しては，十分なデータはない。

Ⅳ 副次的な Quality indicator

1. 無病変症例における平均抜去時間（Average withdrawal time in negative colonoscopy：WT-NC）

Barclay らは，抜去時間 6 分以上の検査では 6 分未満の検査に比し，腺腫検出個数が 2 倍以上多く，抜去時間と腺腫発見の有意な相関を報告した[40]。Shaukat らは，76,810 件の大腸内視鏡において，抜去時間と PCCRC 発生，ADR には有意な逆相関を認め，観察時間 6 分未満例と比較して，抜去時間が 1 分増すたびに 3.6％ずつ ADR が増加した，と報告し，抜去時間の重要性を示した[41]。また，Lee らは抜去時間 7 分未満から 11 分以上のグループ間の ADR の比較から，ADR は抜去時間 10 分程度で最大となり，抜去時間の延長により，10mm 以下の腺腫，右側結腸の腺腫検出割合が向上した一方，10 分以上抜去時間をかけても，ADR はほとんど向上しなかった，と報告した[42]。一方，抜去時間が同じでもヒダ裏の観察，残渣の洗浄・吸引除去，適度な送気による管腔伸展，の 3 項目の観察技術が ADR に関係していた，との報告もある[43]。粘膜面の詳細な観察には一定時間を要するが，最も重要なのは観察技術であって，抜去時間をいたずらに長くしても ADR が向上するわけではなく，患者苦痛を引き起こす。しかし，ADR に関連する QI のうち，検査中に認識できる技術的要因は他になく，施行医が抜去時間を意識することの意義は大きい。

2. 平均挿入時間（Mean intubation time）

"挿入時間が短いと，大腸内視鏡が上手い"と考える内視鏡医が多いかもしれない。確かに，特に，初学者においては内視鏡のスキルを反映するが，QI としては，患者苦痛度とは相関するとの報告はあった。Renteln らはランダム化比較試験の副次解析の結果，挿入時間が長くなった検査では適切な抜去時間を維持しても，腺腫発見が有意に低下した，と報告した[44]。おそらく，挿入時間が長くなった症例では内視鏡操作が難しく，精細な観察ができないため，腺腫発見が低下する，と考察された。上記と同様に，観察技術の重要性を示唆している，と考える。

3. 腺腫発見個数（Adenoma per colonoscopy：APC）

大腸全域の，粘膜全面を観察する，という，大腸内視鏡検査の目的を評価するには ADR よりも優れた指標と考える。また，上記の「1 個で終わり」理論に対する解決法となりえる。当然ながら ADR と強い相関を示すが，比較的新しい概念であり[45]，大腸がん発生・死亡抑制との直接的な関係は報告されていない。

Ⅴ Quality indicator を用いた大腸内視鏡の精度管理

大腸内視鏡の質を評価する Quality indicator を用いて，どのように精度管理をするのかについて，述べる。

繰り返すが，対象の生存期間延長を目的とした大腸がん検診の精度管理には PCCRC 発生割合が望ましい。PCCRC の発生原因を探索するために，健常粘膜から症状を発現するがんが発生するまでには 10〜25 年[46]，内視鏡で検出可能なポリープが症状を発現するがんになるまで 4〜5 年[47]，というシミュレーション研究の結果に基づき，最終内視鏡検査から診断までの期間，および，前回内視鏡検査の所見から，細分類が提案されている（図 5, 6）。

これらに対し，必要な項目をレポートに入力し，多数例のデータベースを構築し，PCCRC 発生に対するリスク因子を解析し，対策を講じる，PDSA（plan-do-study-act）サイクルを循環させることが必要である[48, 49]。

現在，本邦においても JED-project が始まり，その第 1 期トライアルの結果が報告されている。それによると，上述した QI のうち，有害事象や腸管洗浄度，回盲部到達率が報告されているものの，後 2 者の入力率はそれぞれ 48.4％，15.1％と満足な結果とは言えない。また，挿入時間を詳細に報告しているものの，抜去時間は報告されておらず，患者利益につながる報告とは言い難い。欧米でも始めた当初はデータの質は良くなかったはずだが，都度，その現状把握と反省，そして改善を繰り返してきた[50]。JED においても第 1 期トライアルが終わった現時点での入力項目の評価，入力率低値の原因検索，改善案の立案が求められる。

11. 内視鏡スクリーニング検査の質の評価指標（QI）と精度管理

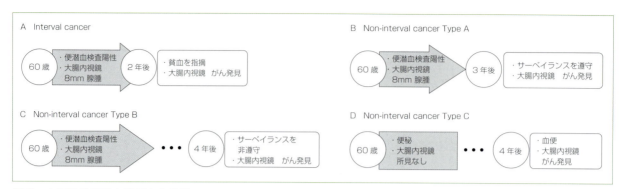

図5 内視鏡検査後大腸がんの分類
A：Interval cancer
腺腫摘除後の推奨サーベイランス間隔を3年と仮想した場合，2年目に発見されたがんは前回内視鏡の精度とサーベイランス間隔の設定が問題となる。
B：Non-interval cancer Type A
提案されたサーベイランス検査で発見された場合，そのサーベランス間隔の設定が長すぎた可能性がある。
C：Non-interval cancer Type B
提案されたサーベイランス間隔を超えて大腸内視鏡を受け，大腸がんが発見された場合。サーベイランス間隔の非遵守が問題となる。
D：Non-interval cancer Type C
サーベイランスの提案がされなかった場合。サーベイランスを提案する対象の選定が誤っている可能性を示唆する。

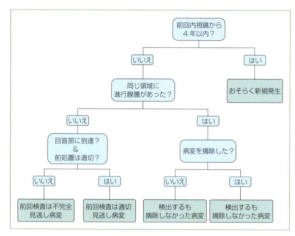

図6 内視鏡検査後大腸がんの発生原因推測に対するアルゴリズム
PCCRCの発生原因を推定することにより，大腸内視鏡検査の精度を評価する。前回内視鏡から4年以上空けば，新規発生と判断する点や，同じ領域に病変があった場合に，原因病変とする点にやや疑問も残るが，比較的厳密な定義により，容易に分類が可能である。

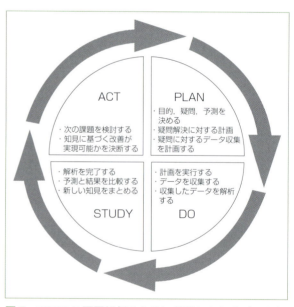

図7 PCCRC原因解析のために必要とされるデータと当院内視鏡レポート
検査適応はスクリーニング，サーベイランス，有症状に分類されるが，当院では依頼医の選択が反映するため，不正確であり，改善点である。サーベイランス間隔に関する指示は本邦ではガイドラインがなく，指示を出せない状況にある。

おわりに

大腸内視鏡施行医にとって，大腸がん発生・死亡抑制を達成しうる高水準の検査を患者に提供するためには，何を心がけるべきなのかを知り，日常臨床において検査の質を評価し，それを向上するよう，努めることが求められる。今後，本邦においてもQuality indicatorの入力を組み込んだレポートシステムを広め，大規模なデータベースを構築し，その解析に基づいて，Quality indicatorの基準値を設定していくことが望まれる。

文 献

1) Zauber AG, Winawer SJ, O'Brien MJ, et al：Colonoscopic polypectomy and long-term prevention of colorectal-cancer deaths. N Engl J Med 366：687-696, 2012
2) Chen S and Rex DK：Endoscopist Can Be More Powerful than Age and Male Gender in Predicting Adenoma Detection at Colonoscopy. Am J Gastroenterol 102：856-861, 2007
3) Lieberman DA, Rex DK, Winawer SJ, et al：Guidelines for Colonoscopy Surveillance After Screening and Polypectomy：A Consensus Update by the US Multi-Society Task Force on Colorectal Cancer. Gastroenterology. 2012；143：844-57.
4) Adler J, Robertson DJ. Interval Colorectal Cancer After Colonoscopy：Exploring Explanations and Solutions. Am J Gastroenterol 110：1657-1664, 2015
5) Sanduleanu S, le Clercq CMC, Dekker E, et al：Definition and taxonomy of interval colorectal cancers：a proposal for standardising nomenclature. Gut 64：1257-1267, 2015
6) Lee TJW, Rutter MD, Blanks RG, et al：Colonoscopy quality measures：experience from the NHS Bowel Cancer Screening Programme. Gut 61：1050-1057, 2012
7) Rex DK, Schoenfeld PS, Cohen J, et al：Quality Indicators for Colonoscopy. Am J Gastroenterol 110：72-90, 2015
8) Kaminski MF, Thomas-Gibson S, Bugajski M, et al：Performance measures for lower gastrointestinal endoscopy：a European Society of Gastrointestinal Endoscopy (ESGE) Quality Improvement Initiative. Endoscopy 49：378-397, 2017
9) Baxter NN, Sutradhar R, Forbes SS, et al：Analysis of Administrative Data Finds Endoscopist Quality Measures Associated With Postcolonoscopy Colorectal Cancer. Gastroenterology 140：65-72, 2011
10) Rex DK：Still photography versus videotaping for documentation of cecal intubation：a prospective study. Gastrointest Endosc 51：451-459, 2000
11) de Jonge V, de Jonge J, Sint Nicolaas D, et al：Quality evaluation of colonoscopy reporting and colonoscopy performance in daily clinical practice. Gastrointest Endosc 75：98-106, 2012
12) Gavin DR, Valori RM, Anderson JT, et al：The national colonoscopy audit：a nationwide assessment of the quality and safety of colonoscopy in the UK. Gut 62：242-249, 2013
13) Schoenfeld P, Schoenfeld B, Cash A, et al：Colonoscopic Screening of Average-Risk Women for Colorectal Neoplasia. N Engl J Med 352：2061-2068, 2005
14) Froehlich F, Wietlisbach V, Gonvers JJ, et al：Impact of colonic cleansing on quality and diagnostic yield of colonoscopy：the European Panel of Appropriateness of Gastrointestinal Endoscopy European multicenter study. Gastrointest Endosc 61：378-384, 2005
15) Harewood GC, Sharma VK and de Garmo P：Impact of colonoscopy preparation quality on detection of suspected colonic neoplasia. Gastrointest Endosc 58：76-79, 2003
16) Rex DK, Kahi CJ, Levin B, et al：Guidelines for Colonoscopy Surveillance After Cancer Resection：A Consensus Update by the American Cancer Society and the US Multi-Society Task Force on Colorectal Cancer. Gastroenterology 130：1865-1871, 2006
17) Lieberman D, Nadel M, Smith RA, et al：Standardized colonoscopy reporting and data system：report of the Quality Assurance Task Group of the National Colorectal Cancer Roundtable. Gastrointest Endosc 65：757-766, 2007
18) Rex DK：Quality in the technical performance of colonoscopy and the continuous quality improvement process for colonoscopy：recommendations of the US Multi-Society Task Force on Colorectal Cancer. Am J Gastroenterol 97：1296, 2002
19) Lai EJ：The Boston bowel preparation scale：a valid and reliable instrument for colonoscopy-oriented research. Gastrointest Endosc 69：620, 2009
20) Rostom A and Jolicoeur E：Validation of a new scale for the assessment of bowel preparation quality. Gastrointest Endosc 59：482-486, 2004
21) Johnson DA, Barkun AN, Cohen LB, et al：Optimizing adequacy of bowel cleansing for colonoscopy：Recommendations from the US multi-society task force on colorectal cancer. Gastroenterology 147：903-924, 2014
22) Hassan C, Bretthauer M, Kaminski MF, et al：Bowel preparation for colonoscopy：European Society of Gastrointestinal Endoscopy (ESGE) Guideline. Endoscopy 45：142-155, 2013
23) Radaelli F, Paggi S, Hassan C, et al：Split-dose preparation for colonoscopy increases adenoma detection rate：a randomised controlled trial in an organised screening programme. Gut 66：270-277, 2017
24) Kaminski MF, Regula J, Kraszewska E, et al：Quality Indicators for Colonoscopy and the Risk of Interval Cancer. N Engl J Med 362：1795-1803, 2010
25) Corley DA, Jensen CD, Marks AR, et al：Ade-

noma Detection Rate and Risk of Colorectal Cancer and Death. N Engl J Med 370：1298-1306, 2014
26) Francis DL, Rodriguez-Correa DT, Buchner A, et al：Application of a conversion factor to estimate the adenoma detection rate from the polyp detection rate. Gastrointest Endosc 73：493-497, 2011
27) Hilsden RJ, Bridges R, Dube C, et al：Defining Benchmarks for Adenoma Detection Rate and Adenomas Per Colonoscopy in Patients Undergoing Colonoscopy Due to a Positive Fecal Immunochemical Test. Am J Gastroenterol 111：1743-1749, 2016
28) Chiu SY, Chuang SL, Chen SL, et al：Faecal haemoglobin concentration influences risk prediction of interval cancers resulting from inadequate colonoscopy quality：analysis of the Taiwanese Nationwide Colorectal Cancer Screening Program. Gut 66：293-300, 2017
29) Zorzi M, Senore C, Da Re F, et al：Quality of colonoscopy in an organised colorectal cancer screening programme with immunochemical faecal occult blood test：the EQuIPE study (Evaluating Quality Indicators of the Performance of Endoscopy). Gut 64：1389-1396, 2015
30) Brenner H, Altenhofen L, Kretschmann J, et al：Trends in Adenoma Detection Rates During the First 10 Years of the German Screening Colonoscopy Program. Gastroenterology 149：356-366, e1, 2015
31) Aniwan S, Orkoonsawat P, Viriyautsahakul V, et al：The Secondary Quality Indicator to Improve Prediction of Adenoma Miss Rate Apart from Adenoma Detection Rate. Am J Gastroenterol 111：723-729, 2016
32) Whitlock EP, Lin JS, Liles E, et al：Screening for colorectal cancer：a targeted, updated systematic review for the U.S. Preventive Services Task Force. Ann Intern Med 149：638-658, 2008
33) Pox CP, Altenhofen L, Brenner H, et al：Efficacy of a nationwide screening colonoscopy program for colorectal cancer. Gastroenterology 142：1460-1467, e2, 2012
34) Rabeneck L, Paszat LF, Hilsden RJ, et al：Bleeding and perforation after outpatient colonoscopy and their risk factors in usual clinical practice. Gastroenterology 135：1899-906, e1, 2008
35) Ko HH, Zhang H, Telford JJ, et al：Factors influencing patient satisfaction when undergoing endoscopic procedures. Gastrointest Endosc 69：883-891, quiz 91, e1, 2009
36) Ekkelenkamp VE, Dowler K, Valori RM, et al：Patient comfort and quality in colonoscopy. World J Gastroenterol 19：2355-2361, 2013
37) Murphy CC, Lewis CL, Golin CE, et al：Underuse of Surveillance Colonoscopy in Patients at Increased Risk of Colorectal Cancer. Am J Gastroenterol 110：633-641, 2015
38) Sint Nicolaas J, de Jonge V, Korfage IJ, et al：Benchmarking patient experiences in colonoscopy using the Global Rating Scale. Endoscopy 44：462-472, 2012
39) Valori RM, Damery S, Gavin DR, et al：A new composite measure of colonoscopy：the Performance Indicator of Colonic Intubation (PICI). Endoscopy 50：40-51, 2018
40) Barclay RL, Vicari JJ, Doughty AS, et al：Colonoscopic withdrawal times and adenoma detection during screening colonoscopy. N Engl J Med 355：2533-2541, 2006
41) Shaukat A, Rector TS, Church TR, et al：Longer Withdrawal Time Is Associated With a Reduced Incidence of Interval Cancer After Screening Colonoscopy. Gastroenterology 149：952-957, 2015
42) Lee TJ, Blanks RG, Rees CJ, et al：Longer mean colonoscopy withdrawal time is associated with increased adenoma detection：evidence from the Bowel Cancer Screening Programme in England. Endoscopy 45：20-26, 2013
43) Lee RH, Tang RS, Muthusamy VR, et al：Quality of colonoscopy withdrawal technique and variability in adenoma detection rates (with videos). Gastrointest Endosc 74：128-134, 2011
44) Kim WH, Cho YJ, Park JY, et al：Factors affecting insertion time and patient discomfort during colonoscopy. Gastrointest Endosc 52：600-605, 2000
45) Ussui V, Coe S, Rizk C, et al：Stability of Increased Adenoma Detection at Colonoscopy. Follow-Up of an Endoscopic Quality Improvement Program-EQUIP-Ⅱ. Am J Gastroenterol 110：489-496, 2015
46) Kuntz KM, Lansdorp-Vogelaar I, Rutter CM, et al：A systematic comparison of microsimulation models of colorectal cancer：the role of assumptions about adenoma progression. Medical decision making：an international journal of the Society for Medical Decision Making 31：530-539, 2011
47) Brenner H, Altenhofen L, Katalinic A, et al：Sojourn time of preclinical colorectal cancer by sex and age：estimates from the German national screening colonoscopy database. Am J Epidemiol 174：1140-1146, 2011
48) Bollegala N, Patel K, Mosko JD, et al：Quality Improvement Primer Series：The Plan-Do-Study-Act Cycle and Data Display. Clin Gastroenterol

Hepatol 14：1230-1233, 2016

49) Morelli MS：Using the Plan, Do, Study, Act Model to Implement a Quality Improvement Program in Your Practice. Am J Gastroenterol 111：1220-1222, 2016

50) de Jonge V, Sint Nicolaas J, Cahen DL, et al：Quality evaluation of colonoscopy reporting and colonoscopy performance in daily clinical practice. Gastrointest Endosc 75：98-106, 2012

（今井健一郎，堀田欣一，伊藤紗代）

12 内視鏡スクリーニング検査で必要な所見と記録内容：JED，データベース

はじめに

本邦における消化器内視鏡領域の大規模データベース構築を目的として，Japan Endoscopy Database（JED）project が日本消化器内視鏡学会の一事業として開始されている。このプロジェクトは，日本全国の内視鏡関連手技・治療情報を登録し，精度の高いデータを集計・分析することで医療の質の向上に役立て，患者に最善の医療を提供することを目指している事業である。JED プロジェクトは保険診療としての内視鏡検査・治療だけでなく，無症候性スクリーニング検査や検診に対する内視鏡関連手技も対象となるものであるが，一般の保険診療で行う内視鏡業務と検診で行う内視鏡業務とでは一件あたりにかけることができる時間・労力に差が生じることは明らかであるため，一般診療で行う内視鏡業務における JED 入力項目をそのまま用いることは避けるべきであると考えられる。そのため本稿では下部内視鏡検診・スクリーニング検査における必要な所見を，検診業務に対する JED の入力項目と合わせて記載する。

I JED とは

JED project は，日本全国の多施設内視鏡関連手技・治療に関するデータベースを構築するプロジェクトである。その目的は，①世界最大の消化器内視鏡診療データベースを日々のレポート作成から2重入力することなく構築すること，②日本の消化器内視鏡診療実績の把握をすること，③消化器内視鏡関連の臨床研究におけるデータベースを標準化すること，である。そしてこれら得られた情報を集計・分析し，その情報を各医療機関へフィードバックすることで内視鏡関連の医療の質を向上させ，患者へ最善の医療を提供することができると考える。これらのデータベース化による具体的なメリットの一つが内視鏡診療の実績や合併症を容易に得ることができるようになることであろう。これまでは5年ごとに全国各施設におけるアンケート調査で行われてきた内視鏡関連の偶発症情報ではあるが，JED プロジェクトによる集計に移行した場合は前向きで質の高いデータを容易に得ることができ，これら内視鏡関連手技に伴う正確なリスクを患者・患者家族へ提供することができるようになる。

本プロジェクトは段階的に対象施設と情報収集時期をわけており，2015年から全国の消化管内視鏡診療におけるハイボリュームセンター8施設で行われた第一期トライアルでは，わずか6ヵ月の期間で total 61,070 件の内視鏡検査（患者数 52,654 名）のデータが得られている（表1）。そのデータ内容は多岐に及び，偶発症で言えば検査全体の偶発症のみならず，治療内視鏡による偶発症率，さらには治療種別の偶発症などの情報も得ることができる。またこれまでの報告では上部消化管内視鏡受診者の *H.pylori* 感染状況や胃粘膜萎縮度のデータ，小腸・大腸内視鏡受診者の内視鏡検査歴や腸管洗浄状態，ERCP 受診者の術後アミラーゼ値などの結果も報告されているが，得られるデータはこれらのみに限らず，アイデア次第で世界へ向けて新しい知見を発信しうる多くのデータを得られることになる。

これらのデータは各施設における検査前後に記入するレポート作成から得られるものであるが，データ入力における労力はこの JED プロジェクトへの参加により多少増加することは否めない。現在はこのプロジェクトは第2期トライアルとして徐々に施設数を増やしてきているが，2020年には日本消化器内視鏡学会指導医施設ではこのプロジェクトへの参加が義務付けられることになっている。本プロジェクトへ参加する各施設においてはこれらデータ入力に必要な労力の増加に伴い，多少の混乱や不満不平も出る可能性がある。

表1　JEDプロジェクト第一期トライアルにおける各種内視鏡検査件数と患者数

	施設数	施行数	患者数
上部消化管内視鏡	8	40,475	34,359
小腸内視鏡	5	215	177
下部消化管内視鏡	8	19,204	17,356
ERCP関連手技	4	1,176	762
total	—	61,070	52,654

表2　MSED-J組織図

顧問	上西　紀夫（公立昭和病院）		
担当役員	上村　直実（国立国際医療研究センター）		
Supervisor	松田　浩二（聖マ医大） 藤城　光弘（東大） 斎藤　豊（NCCH）		
Supervisorサーバー	田中　聖人（京都第二日赤）		
	SOLEMIO	NEXUS	Supervisor臓器
食道	堅田　親利（北里大）	堀松　高博（京大）	武藤　学（京大）
胃	布袋屋　修（虎の門）	小田　一郎（NCCH）	藤城　光弘（東大）
小腸	小林　清典（北里大）	大塚　和朗（東医歯大）	山本　博徳（自治大）
大腸	小田島慎也（東大）	松田　尚久（NCCH）	斎藤　豊（NCCH）
胆膵	加藤　正之（慈恵葛飾）	良沢　昭銘（埼玉医大）	木田　光弘（北里大）

この労力の問題については下記のように日本消化器内視鏡学会として可能な限り増加しないよう検討を重ねている状況であるが，世界をリードする日本の内視鏡診療において世界最大の内視鏡データベースの構築の必要性を考慮していただき，プロジェクトへのご協力をいただければと考えている．

II　JEDにおける用語と収集するデータ

JEDで用いる用語はMinimal Standard Endoscopic Database-Japan：MESD-J小委員会のメンバー（表2）によって標準化され，データベース化すべきパラメータを規定している．手打ちのテキスト入力では誤入力や表記の揺れなどの問題でデータの信頼性に乏しくなり，解析が困難になることが予想されるため，これらの項目は可能な限り選択式とすることとしている．選択式での入力の場合，入力の際に迷わずに選択ができるよう選択肢を作り上げてさえいれば，これらデータ信頼性の問題を解決できるだけでなく，レポートごとのデータ入力の際の労力も最小限にすることができるというメリットがある．しかし本プロジェクトにおいて収集したデータは非常に多岐に及んでいるために，必須項目として入力すべき項目が多すぎるという意見も少なからずある．そのためこれらの入力項目は施設の規模やシステムの対応度合いによってType IからType IVの4種類から選択できることにされている（表3）．この4種の大きな違いは患者背景情報等の入力数の差であり，それぞれ，第一期トライアルで収集していたJEDで規定したすべてのパラメータを必須入力とするType I（いわゆるFull JED），Type Iから患者背景情報を可能な限り削ったType II，各施設独自のデータベースを流用するものとしてType III，日本消化器内視鏡学会として必要不可欠なデータの収集を目的としたType IVとなっている．

III　JEDにおける検診内視鏡への対応

内視鏡診療において，内視鏡検診・スクリーニングは非常に大きなウェイトを占める分野であり，重要度も非常に高いことは明らかである．上記のJEDの目的を達成するためにはこの内視鏡検診・スクリーニング検査のデータ収集は不可欠であり，上部消化管内視鏡診療における検診JEDと同様に下部消化管内視鏡診療における検診JED（以下，下部検診JED）を作り上げるべく，今回その必要とされる情報について検討し，用語

表3 type 別の特徴と応用

・type Ⅰの特徴
　　●既往／家族歴，習慣情報
　　●詳細な使用薬剤の情報，腸管前処置などの検査時情報
　　　など，疫学的情報を得るのが大きな特徴
・type Ⅱの特徴
　　疫学的に応用可能な情報を排除し検査中に知りうる情報を中心としたもの
・type Ⅲの特徴
　　各施設独自のデータを流用するもの
・type Ⅳの特徴
　　国として，学会として最低限必要な情報

集作成を行っている（付録 P.219〜224 参照）。この作成にあたり念頭に置いたのは，下部内視鏡検診・スクリーニング検査業務が一般診療における内視鏡業務と比較して一検査あたりに使える時間やマンパワーが限られていることが多いため，下部検診 JED を極力簡素化し，入力時の負担を可能な限り軽減することである。

Ⅳ　下部検診 JED における収集項目

1．基本情報

下部検診 JED において最も重要な情報にあたる基本情報は，以下の患者基本情報，患者背景情報，検査依頼情報，検査時情報，偶発症情報からなる。入力を検討した情報は多岐に及ぶが，下部検診 JED における必要性と情報収集や入力の労力の大きさ等を検討して項目構成を行った（付録 P.219〜224 参照）。

1）患者基本情報

下部内視鏡検診・スクリーニング検査に対するデータにおいて年齢や性別などの患者基本情報の重要性は高い。特に大腸癌の罹患率は年齢や性別，様々な因子によって影響され，その対象者がどのような大腸癌に関わる因子を持っているかは大腸癌スクリーニングを行う際に術者は知る必要がある情報である。そのため当然ではあるが，検査日，年齢，性別，施行施設内の ID 情報を必須入力項目としている（これらは基本的には術者等が入力する必要がない自動入力で対応できるものである）。ID の院外への持ち出しは個人情報である以上適切な処理が必要であるため，HASH 化を行った後にデータの移動を行うこととしている。

2）患者背景情報

大腸癌の危険因子として関連性が認められているものは，年齢，家族歴，高カロリー摂取および肥満，過度のアルコール摂取，喫煙とされている。そのためこれらの情報は下部検診 JED にて扱いたい情報である。また近年の内視鏡診療において抗血栓薬の内服状況は必要不可欠な情報であり，さらには DOAC などの新規薬剤の増加に伴い抗血栓薬服用者に対する消化器内視鏡診療ガイドラインの追補がなされていることからこの分野はより細かい情報が長期的に収集されるべきであろうと思われる。また検査自体もしくは挿入性の難易度に関わる指標として腹部手術歴があげられ，下部検診 JED において重要な情報の一つになるものと考える。また術前評価を行った患者の予後と相関する指標である ASA Grade（米国麻酔学会術前状態分類：ASA physical status classification）は，各内視鏡処置，特に内視鏡治療手技を行った際には評価を行うことが望ましいものである。また下部検診 JED において重要な情報の一つとして検査の間隔がある。通常の JED では初回か非初回かの選択のみであったが，下部検診 JED では，検査間隔に関するより詳しいデータが取れるよう選択肢を作り上げている。

これらの下部検診 JED における患者背景情報は大腸癌のリスク判定や検査・治療の難易度評価，今後の臨床研究等に対して非常に重要な項目であることは明らかである。しかしながら，これらの情報は詳しい問診情報や診察によって得られる情報であり，その入手には労力を要する。今回下部検診 JED の患者背景情報の収集項目は患者の ASA Grade，抗血栓薬内服状況の詳細，喫煙，飲酒歴，大腸癌家族歴，他臓器癌歴，腹部手術歴，身長・体重としているが，すべてが必須項目ということではなく，重要性を理解していただきながら各施設の状況に応じて入力をお願いしたい。

3）依頼情報

検診・スクリーニングもしくはそれに準じた下部内視鏡検査の際にはさまざまな検査目的が存在する。下部検診JEDでは検診対策型検診，職域検診，任意型検診，無症状スクリーニングなど詳細な検診の種類別の選択肢を増やして入力ができるようになっている。この情報は上記の患者背景情報における過去の検査情報と関連することでその大腸癌の罹患や検査間隔の検討のための重要な情報となりえるものであり必須項目とすべきものと考える。

4）検査時情報

下部検診JEDにおける検査時に関わる重要な情報として従来のJEDと同様に主実施医師名，副実施医師名がある。専門医制度における内視鏡経験実績登録に使用することが予定されており，複数施設にまたがって行う場合にも対応できるよう内視鏡学会会員番号を用いてデータを管理できるようになる予定である。また検査の質の評価しうる項目としてスコープの到達部位，挿入時間，腸管前処置状況の情報も必須項目としている。検査自体の受容性・満足度の指標となる，または検査の安定性にも影響する，鎮痙剤・鎮静・鎮痛・麻酔薬の使用薬剤の情報や送気情報，画像強調機能の情報については記入することが推奨される。

5）偶発症情報

前述のとおり，JEDプロジェクトにおける大きな目的・メリットの一つに前向きに正確な偶発症の情報の把握がある。下部内視鏡検診・スクリーニング検査においても偶発症は切り離すことができない問題であり，下部検診JEDにおいても非常に重要な入力項目である。しかしその一方で偶発症の中には検査後に発症するものも存在し，その入力のための施設・術者に対する労力は大きい。特に検診業務においては内視鏡施行医が各検査を見返すような定期的なカンファなどの機会が少ない可能性もあり，事後の偶発症の入力に関しては各施設での検討を要すると考える。そのため，下部検診JEDにおいては手技中偶発症を必須項目として，手技後偶発症・さらには30日以内の死亡については記入を推奨することとしている。

2. 診断情報

下部検診JEDにおいて診断の情報は可能な限りシンプルに入力できるよう構成している。大腸はその疾患群の中で腺腫・癌などの上皮性腫瘍性病変が占める割合が非常に多い領域であり，その存在診断の所見としては主に肉眼型で入力するよう構成されている。質的診断における診断名は腫瘍性病変，ポリポーシス，炎症性疾患など検診内視鏡で診断する可能性があるメジャーな疾患のみならず，比較的稀な疾患も網羅されており，診断の入力に対する労力を減少させることができていると思われる。記載されている疾患以外の場合には『その他』からテキスト入力になるが，日常の検診業務においては稀であろうと推測する（付録P.219〜224参照）。

3. 処置情報

検診・スクリーニング内視鏡といっても上部と異なり下部の場合は生検のみならずポリープ切除が行われる可能性がある。しかし下部検診JEDにおいては治療の詳細についての記載・入力する必要性は低いため，手技名のみの入力とした。しかし切除後の病理組織診断については内視鏡治療による根治切除の判定ができる必要な情報は網羅する必要があり，それらの入力ができる構成とした（付録P.219〜224参照）。

おわりに

下部内視鏡検診・スクリーニング検査において入力すべき所見について，下部検診JEDの項目と合わせて報告した。下部内視鏡検診・スクリーニング検査は内視鏡診療において大きなウェイトを占める領域であるためJEDプロジェクトにおいても今後大きなフィールドとなることは間違いない。JEDプロジェクトは下部内視鏡検診・スクリーニング検査の所見入力において可能な限り労力を増加させないシステム作りをしているが，最終的には各医療機関の先生方のご協力なしでは達成できないものである。今後本邦から世界へ下部内視鏡の領域で有用な知見を発信し，さらにはそれを各医療機関にフィードバックしながら最適な医療を提供するためには，この下部検診JEDの普及が不可欠であると考え，各先生方のご協力をお願いしたい。

（小田島慎也，田中聖人）

13 内視鏡スクリーニング検査の教育・指導体制

1）ハイボリュームセンターにおけるスクリーニング内視鏡の教育について

はじめに

日本における大腸癌の罹患数は増加傾向にあり，罹患数・死亡数いずれも第2位となっている[1]。米国では，National Polyp Study（NPS）にて下部消化管内視鏡検査（colonoscopy：CS）時のポリープ摘除の結果，大腸癌死亡抑制効果が示されている[2]。一方本邦では，1992年から便潜血検査による大腸がん検診を行っている。今後は早期発見および大腸癌死亡抑制のためのCSによるスクリーニングが重要となってくる。NPSの基礎的な背景は，adenoma-carcinoma sequence（ACS）の考えに基づいていると考えられる[3]。これに加え，近年ではACSとは異なる経路による大腸腫瘍の発生も報告されている[4]。これらの腫瘍のうちの一部は右側結腸に発生し，内視鏡では発見が困難な平坦病変を多く含む可能性が示唆されている。便潜血検査では右側病変の感度が左側よりも低いという報告もあることから[5]，下部消化管内視鏡検査によるスクリーニングはますます重要な位置づけとなってくると思われる。本稿では，当科の現状を中心に，ハイボリュームセンターにおけるスクリーニング内視鏡のトレーニング・教育方法について述べる。

I ハイボリュームセンターとしての特徴

当院では各診療分野が細分化されている。内視鏡科が独立した部門であることもその一つである。さらに食道病変，胃病変，大腸病変について，それぞれカンファレンスを行う。各カンファレンスのプレゼンテーターはある期間，一人のレジデントが専属となり，大腸カンファ担当レジデントは6ヵ月間，大腸カンファレンスのプレゼンテーションを専門に担当する。また，外科においても，食道外科，胃外科，大腸外科と細分化されている。

II 病変を見つけるのは良く訓練されたレジデントである

当科では内視鏡研修を目的とした多くの医師が在籍する。医師としての年次や内視鏡経験症例数はさまざまであるが，いずれもレジデントという枠組みで研鑽を積んでいる。

当科の特徴の一つとして，若手ベテランまで広く門戸を開いているという点がある。内視鏡治療技術をトレーニングの目標とし，ある程度の内視鏡経験を持つ医師がレジデントとしてトレーニングにくることが多い。そのため経験の程度は様々であり，個々人の研修における到達点を考え，レジデントとしてトレーニングを開始する。また，レジデントとしての期間が定められているため，限られた期間の中で目的とする技術を習得するという意識を持ってトレーニングを行っている。様々な経験を持つ医師が，同じ立場で技術の向上やトレーニングの方法について工夫し，お互いを意識して切磋琢磨する環境が得られることもハイボリュームセンターとしての特徴の一つと考えられる。

レジデントの枠組みとして3年間の研修を行う正規レジデントコースの他，さらに専門的な内容を2年間研修するがん専門修練医コース，数ヵ月～2年程度の研修を行う短期レジデントコース等がある。代表的な正規レジデントコースにおける3年間のトレーニングスケジュールを表1に示す。3年間のうち，1年目は希望により内視鏡検査・治療に関連する各科をローテーションし，幅広い知識の獲得を目指す。2年目以降は内視鏡を専門にトレーニングする。全消化管について網羅的に検査・治療に取り組むが，各領域のカンファレンスを担当している期間は特にその臓器に集中してトレーニングを行う。今後，新専門医制度開始を受け，研修制度の改定が予定されている。

表1 当科における正規レジデントの年間トレーニングコースモデル

	4月	5月	6月	7月	8月	9月	10月	11月	12月	1月	2月	3月
1年目	内視鏡研修		病理研修						化学療法科研修			
2年目	集中治療室研修		内視鏡研修（検査・治療手技）				内視鏡研修（食道癌カンファレンス担当）					
3年目	内視鏡研修（大腸癌カンファレンス担当）						内視鏡研修（検査・治療手技）					

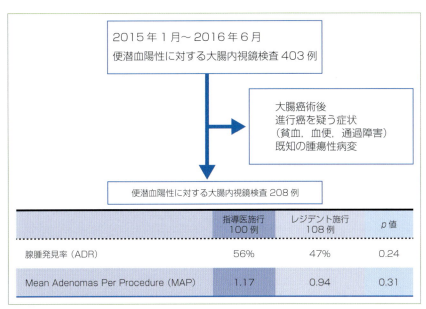

図1 純粋な便潜血陽性に対するスクリーニング検査における腺腫発見率（ADR）と内視鏡検査あたりの腺腫個数（MAP）

　腺腫発見率について，2015年1月〜2016年6月の期間における，事前に病変の存在を疑う症状のない，純粋に便潜血陽性反応のスクリーニング検査としての下部消化管内視鏡検査における，腺腫発見率について検討した（図1）。208例のうち，約半数をレジデントが，残り半数を指導医が検査施行していた。指導医とレジデントの腺腫発見率はそれぞれ56％と47％であった。指導医においてやや腺腫発見率は高かったものの，レジデントの腺腫発見率は指導医と比べ有意差はなかった。

Ⅲ 海外医師の見学と教育について

　当科では，アメリカ・ヨーロッパ・東南アジアなど様々な国から多くの医師が見学に来る。現場では，患者さんの許可が得られた場合，見学をしてもらい，指導医やレジデントが診断・治療の解説を行う。レジデントの教育という側面から，様々な海外医師から，各国における大腸スクリーニングについて実情を学び，また本邦との差異についてディスカッションすることで新たな知見を得ることにより，スクリーニング内視鏡についてより深く理解するきっかけとなる。

Ⅳ 多くの指導医の手技を見学する

　上級医・指導医の手技の見学は技術習得において基本となる。当科でも，内視鏡検査における手技は基本的に標準化されている。しかし，細かな点については指導医ごとに様々なバリエーションがあり，それがある種のコツであるともいえる。当科においては数多くの指導医がいるため，標準化された手技の中にも様々な細かなバリエーションを目にすることができる。このわずかな差を意識しながら学ぶことで，レジデントの引き出しが増えることが期待される。

表2 当科におけるレジデントの週間スケジュール

	月	火	水	木	金
朝	抄読会	MDT カンファレンス	食道癌内視鏡 カンファレンス	胃癌内視鏡 カンファレンス	胃癌外科 カンファレンス
AM	上部消化管内視鏡検査 内視鏡治療	上部消化管内視鏡検査 内視鏡治療	上部消化管内視鏡検査 内視鏡治療	上部消化管内視鏡検査 内視鏡治療	上部消化管内視鏡検査 内視鏡治療
PM	下部消化管内視鏡検査 内視鏡治療	下部消化管内視鏡検査 内視鏡治療	下部消化管内視鏡検査 内視鏡治療	下部消化管内視鏡検査 内視鏡治療	下部消化管内視鏡検査 内視鏡治療
夕方	大腸癌内視鏡 カンファレンス	大腸癌外科 カンファレンス	食道癌外科 カンファレンス		

V カンファレンスについて

当科では数多くのカンファレンスを行っており、大腸では、内視鏡カンファレンス、内視鏡・大腸外科合同術前カンファレンス、および大腸外科・肺外科・肝胆膵外科・消化管内科・放射線科・看護部・内視鏡科合同で行う multidisciplinary team (MDT) カンファレンスがある (表2)。これらのカンファレンスでは、しばしば見逃しやすい病変や、1回目のCSでは認識が困難であったが繰り返された検査によって発見された病変が提示され、どのような状況で見逃しやすいか、見逃しを少なくするためにどのような方法が必要かについて検討がなされる。このようなカンファレンスが、スクリーニング内視鏡を学ぶ上で貴重な機会となる。

VI コロンモデルによるトレーニング

スクリーニングにおいては、病変を見つけることに主眼が置かれる傾向にある。しかしながら、挿入技術と円滑なスコープ操作技術を用いることで見逃しの少ない内視鏡観察・検査が可能であるという側面もある。この点からスクリーニング内視鏡においても、コロンモデルでスコープ操作技術をトレーニングすることが重要となる。コロンモデルではスコープのコントロールを習得することに重点を置く。下部消化管においては、一定の割合で見逃しがみられると報告されており[6,7]、見逃しを少なくするために、自在なスコープコントロールが重要となる。コロンモデルという限られた条件ではあるものの、上下左右のアングルが思い通りに動かせるかどうか、操作感覚が十分に慣れるまでトレーニングするということはスクリーニングとして重要と思われる。もちろん、右手によるイメージ通りの操作も重要である[8,9]。コロンモデルのトレーニングにおいては、適切なスコープ保持の方法や適切な手の位置などについて詳細に指導医に質問し、ディスカッションして改善を試みることができる。当科では多くの患者さんにおいて非鎮静下で検査を行っており、検査中に詳細な質問やディスカッションをすることが難しい場合がある。

VII 実際の検査

ハイボリュームセンターでは多くの患者さんが内視鏡検査を受けられ、この中には様々な医学的背景、難易度の患者さんが存在する。レジデントが下部消化管内視鏡検査を施行する場合、各レジデントの技術的到達度に応じ、過去の検査データを参照し、適切と思われる患者さんから開始するようにしている。具体的には挿入難易度が高くなく、ポリープ多発のリスクが比較的低いと思われる、低位前方切除術後やS状結腸切除後のサーベイランス等である[10,11]。挿入は軸保持短縮法を基本とし、可能な限り push 操作は行わないよう心掛けるよう指導される[12]。ループ形成や患者さんの疼痛により検査が不十分になることを避けるためである。なお、当科では全検査室において CO_2 送気システムを導入しており、送気はごくわずかな量の送気にて視野を確保し挿入を進め、観察時にはしっかり腸管を広げて観察を行うようにしている。レジデントが検査を施行する場合には必ず指導医が指導する。当科では各検査室の映像およ

1）ハイボリュームセンターにおけるスクリーニング内視鏡の教育について

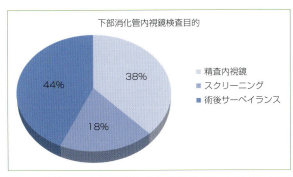

図2 当科での全下部消化管内視鏡検査におけるレジデント検査試行数

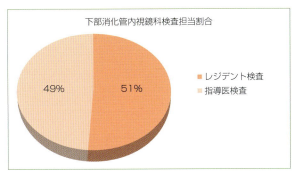

図3 当科での全下部消化管内視鏡検査におけるレジデント検査試行数

び内視鏡画面が医師控室でモニターされており，控室の医師も適宜各部屋に移動し，アドバイスやアシスタントが行えるよう工夫している。

当院はハイボリュームセンターとして多数の方が手術を受けており，内視鏡検査における半数が術後サーベイランスである（図2）。前述のような，便潜血反応のみ陽性である症例は少ないものの，様々な領域の治療中に下部消化管のスクリーニングを必要とされる患者が多くいるため，前検査の2割弱がスクリーニング検査として行われている。一方，4割弱が精査内視鏡として検査を施行される。ほとんどが術前内視鏡検査として施行され，主病変の他に全結腸について観察し，副病変の検索や術式に影響を及ぼす可能性のある副病変について内視鏡的摘除を行う。このような検査においても，病変発見としてのトレーニングの側面を併せ持っている。

これら全体の検査のうち，レジデントの検査施行例は約半数であり，多数の内視鏡検査を経験することができる（図3）。

まとめ

ハイボリュームセンターとして，スクリーニング内視鏡のトレーニング・教育法について当科の現状に基づいて概説した。ハイボリュームセンターではスクリーニング内視鏡の良いトレーニングが可能と考えられるが，一方で，その前処置，システム，機器が恵まれており，標準的なスクリーニング内視鏡とは何かという点からは，潜在的にバイアスが存在する。ハイボリュームセンターにおけるトレーニングはスクリーニング内視鏡の一側面であり，複数の環境においてトレーニングを行うことも時に必要と思われる。重要な点は，何を目的として技術を学ぶのかを明確にし，その目的に沿った形でトレーニングに望むことであると考える。

文　献

1) 国立がん研究センター　がん情報サービス．https://ganjohojp/public/indexhtml.
2) Zauber AG, Winawer SJ, O'Brien MJ, et al：Colonoscopic polypectomy and long-term prevention of colorectal-cancer deaths. The New England journal of medicine 366：687-696, 2012
3) Vogelstein B, Fearon ER, Hamilton SR, et al：Genetic alterations during colorectal-tumor development. The New England journal of medicine 319：525-532, 1988
4) Leggett B and Whitehall V: Role of the serrated pathway in colorectal cancer pathogenesis. Gastroenterology 138：2088-2100, 2010
5) Wong MC, Ching JY, Chan VC, et al：Diagnostic Accuracy of a Qualitative Fecal Immunochemical Test Varies With Location of Neoplasia But Not Number of Specimens. Clinical gastroenterology and hepatology：the official clinical practice journal of the American Gastroenterological Association 13：1472-1479, 2015
6) Rex DK, Cutler CS, Lemmel GT, et al：Colonoscopic miss rates of adenomas determined by back-to-back colonoscopies. Gastroenterology 112：24-28, 1997
7) Pioche M, Matsumoto M, Takamaru H, et al：Endocuff-assisted colonoscopy increases polyp detection rate：a simulated randomized study involving an anatomic colorectal model and 32 international endoscopists. Surgical endoscopy 30：288-295, 2016
8) 佐野　寧, 池松弘朗, 花房正雄, 他：【めざせコロノ・

エキスパート】挿入手技の実際　コロンモデルを用いたトレーニングの実際．消化器内視鏡 19：385-393, 2007
9) 津田純郎：【大腸内視鏡挿入法 - 永遠のテーマ】コロンモデルを用いた大腸内視鏡の挿入トレーニング．消化器内視鏡 28：639-645, 2016
10) 藤井隆広，斎藤　豊，神津隆弘：【一人法大腸内視鏡挿入法】Total colonoscopy のトレーニング方法　教育システム　初心者の導入方法．早期大腸癌 4：95-101, 2000
11) 伊藤紗代，堀田欣一，今井健一郎：【大腸内視鏡挿入法 - 永遠のテーマ】ワンポイントレッスン　レジデント教育における Quality Indicator を用いた大腸内視鏡挿入法の Self-Assessment の試み．消化器内視鏡 28：657-659, 2016
12) 松本美野里，松田尚久，斎藤　豊：消化器内視鏡の教育・トレーニング　大腸内視鏡検査の指導法．消化器内視鏡 27：872-874, 2015

（高丸博之，松田尚久）

13 内視鏡スクリーニング検査の教育・指導体制

2）クリニック・医師会・地域の立場から
① 便潜血検査受診率，精査のための内視鏡スクリーニング検査受診率向上への試み

はじめに

　保険診療では，スクリーニング目的の大腸内視鏡検査は認められていない。日本の内視鏡スクリーニング検査の主体は，自費による検診を除き，大腸がん検診による便潜血検査陽性者精査ための内視鏡スクリーニング検査が主体となる。その検査の主体は，精密診断，治療を主体とした紹介型施設よりも，クリニック，地域の中小病院の内視鏡医であり，内視鏡一次検査を担っているゆえに，常に見逃し，いわゆるPCCRC（Post Colonoscopy Colorectal Cancer）のリスクにさらされている。PCCRCを最大限回避したいという要望は，内視鏡一次検査を行う医師にとって重要な問題であり，検査後のサーベイランス検査の推奨期間が短くなる傾向にあるのも事実である。本邦における保険診療での大腸内視鏡件数は治療も含め，H28年で年間410万件と想定され，40歳以上74歳以下の人口約6028万人の15分の1に過ぎない[1]。つまり，内視鏡検査を対象者が1回受けるだけでも，15年かかる単純計算になる。つまり，内視鏡資源を有効にスクリーニング精査検査へ振り分けることは本邦の大腸癌死亡抑制にとって最も重要な事項である。なぜなら，一度，内視鏡検査を受け，適切なポリープ切除を受けることで，その後10年間の大腸癌死亡は半分に抑制されると推定されているからである[2]。

　見逃し病変を減らすための内視鏡観察法，質的診断，深達度診断の重要性は，別項で詳述されるごとく，言うまでもない。各クリニック，地域の中小病院で，それと同等以上に重要なのが，いかに生涯初めての検査対象者の内視鏡検査数を増やすか地域の大腸癌死亡抑制に直結する重要問題となる。本来は，米国のように10年1回を基本とした大腸内視鏡検診が最も効果的だが，日本の現状では，便潜血検査受診者率を増やし，かつ陽性者への精査である大腸内視鏡スクリーニング検査受診率を増やすことが最重要課題となる。そのためには，便潜血検査，大腸内視鏡検査への一般市民，第一線の地域の医師の理解が重要となる。

I 大腸がん検診への理解の現状

1. 便潜血検査への理解

　便潜血検査による大腸がん検診は，受診率が高ければ，最も費用対効果の高いがん検診である。この受診率を上げ，かつ陽性者への大腸内視鏡受診率を上げることが，初回検査例や高危険群の内視鏡検査を行うことができ，大腸癌を効率よく抑制することが可能となる[3]。

　現在でも一般市民および地域医師の便潜血検査による大腸がん検診への正しい理解が進んでいるとは言い難い。

2. 一般市民への便潜血検査の理解

　各自治体では，同様な啓蒙パンフレットが使用されているが，便潜血検査による大腸がん検診を推進している英国とそのパンフレットの内容がかなり異なる（表1）。

　本邦のパンフレットは，基本的にメリットをイラスト風に記述されているが，英国は，メリット，デメリットがともに文章で記述され，本人が判断できるための情報源となっている。現時点でも，便潜血精査のための大腸内視鏡スクリーニング検査が多い1次施設では，毎年，便潜血検査を受診していたにも関わらず，ステージIII進行癌が発見されることを経験する。稀にステージIV進行癌に出くわすこともある。このような影の部分の説明責任が十分でなく，選択の自由と自己責任の度合いが拡大する自由民主社会では，便潜血検査による大腸がん検診についての，明確な説明責任を提供することが重要なことを日常診療で経験する。

表1 日本と英国の便潜血検査パンフレットの内容の違い

- 日本　熊本市の大腸がん検診啓蒙パンフレット
  - 便潜血検査による大腸がん検診は，大腸がんの死亡を減少させる十分な科学的根拠のある検査です。
  - 大腸がんは早期発見できれば，9割以上完治する病です。
  - 大腸がん早期発見のため，毎年定期的に大腸がん検診を受診しましょう。

  (熊本市ホームページ　熊本市がん検診のご案内より)

- 英国　bowel cancer screening programmes the facts
  - 便潜血検査による大腸がん検診は，100％信頼できるものではありません。がんが出血していないときは，見逃し可能性があります。
  - 大腸がん検診は，症状のないひとに治療がより効果的な早期の段階で発見することが目的です。
  - 大腸がんでなくても，発見されたポリープを切除することで将来の大腸がんの発生リスクを減らすことができます。

  (from bowel cancer screening the facts. https://www.nhs.uk/conditions/bowel-cancer-screening/bowel-scope-screening/)

3. 地域の医師への便潜血検査の理解

「便潜血検査は，あまり役立たない。便潜血検査を毎年受けるより，大腸内視鏡検査を受けたほうがいいのはないか。」という医療者の声を聞くことがある。有名人の大腸癌死亡報道の際も，同様な議論が専門家も交えて聞かれる。

集団検診と個別検診の視点が混同された議論であり，さらに保険診療での大腸内視鏡検査実施が比較的容易であることも，昏迷を増長している。集団検診では，費用対効果を最大化する必要があり，逐年便潜血検査受診率を上げることが重要となる。1回の便潜血検査の感度は，Duke's A が53％，Duke's B が70％，Duke's C または D が78％と報告されている[4]。大腸癌の家族歴のある高危険群での便潜血検査では，3年連続受診することで，陽性者の大腸内視鏡検査にて潜在するすべての浸潤癌を発見することができたと報告されている[5]。ゆえに，単年でなく，逐年便潜血検査受診率を向上させることが重要であることは，自明である。

個別検診では，自己負担，内視鏡検査を受ける機会が許せば，便潜血検査を介さず，直接，大腸内視鏡検査をリスクに応じて数年単位で検査を受けるのが最も効果的であるのは自明である。米国は，10年1回を基本とした大腸内視鏡検診を集団検診に導入することで，受診率を8割まで上げ，費用が少し上昇しても，それを上回る効果があり，大腸癌死亡率を半分に減少させるという目覚ましい成果を上げている[6]。

大腸がん検診は，最も費用対効果の高いがん検診のひとつである。関口，松田らによる日本における大腸がん検診シミュレーションでは，6割の受診率で検診を受けない場合にくらべ，総コスト(検診，腺腫，癌治療，緩和治療の総費用)が3分の2になり，大腸癌発生は4割に減少すると推定している[3]。医療費は抑制され，大腸癌は減少するというインパクトの大きい社会貢献をするには，いかに逐年便潜血検査受診率を向上させるかにかかっている。

熊本県がん検診従事者認定協議会でも他県と同様に，独自の講習会，および関連学会の出席をもって，内視鏡技術の担保を図っているが，最も重要な受診率向上は，自治体，内視鏡実施者のみではなく，地域のかかりつけ医による通院患者，一般市民への啓蒙がなければ，実現しない。特に大腸内視鏡スクリーニング検査を担っている内視鏡医による一般市民，地域のかかりつけ医への啓蒙活動が鍵を握っているのは，いうまでもない。

熊本市では，医師会を中心に，熊本市のがん検診を担っている。便潜血検査受診者率を増やし，かつ陽性者への精査である大腸内視鏡スクリーニング検査受診率を増やすことの取り組みを紹介する。

II 熊本市での検診で大腸癌を減らす試み

1. 大腸がん検診受診率—評価指標—

大腸癌は，検診の費用対効果が最も高いがん検診のひとつであるが，本邦での大腸癌死亡数は未だ微増の状態である。

2016年大腸癌年齢調整死亡率では，対10万人

2) クリニック・医師会・地域の立場から　① 便潜血検査受診率，精査のための内視鏡スクリーニング検査受診率向上への試み

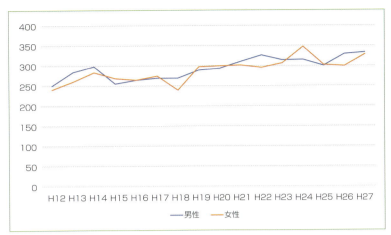

図1　熊本県　大腸癌死亡実数　年次推移（文献7より引用改変）

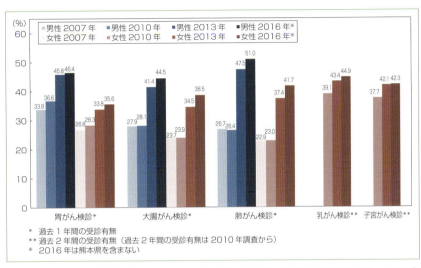

図2　男女別がん検診受診率（40〜69歳）の推移（国民生活基礎調査より国立がん研究センターがん対策情報センターにて作成）

で男性10.97（最低　広島県10.29，最高　青森県20.75），女性6.07（最低　滋賀県5.62，最高　岩手県10.17）と都道府県別で男性6番目，女性3番目に少ないが，死亡実数年次推移では，図1のように，年男女300人前後と，やや微増状態が続いている。後述するように，熊本県の大腸がん検診受診率は，満足できるものではなく，その向上次第では，さらなる死亡率減少，県別順位の大幅な変動が予想される[7]。

大腸がん検診は，日本が世界に普及させた免疫学的便潜血検査（FIT）を40歳以上の国民を対象に，年1回の検査を展開している。その事業主体は市町村であり，熊本市医師会でも熊本市の委託を受けその普及をはかっている。

国は，2012年の見直された第2期がん対策推進基本計画において，平成28（2016）年度までに，がん検診受診率を50％以上にすることを目標に掲げ，がん検診無料クーポンや検診手帳の配布，市町村と企業との連携促進，受診率向上のキャンペーン等の取組を行ってきた。2017年に閣議決定された第3期がん対策推進基本計画においても，男女とも対策型がん検診の受診率の目標値を50％，精密検査受診率の目標値を90％としている。

平成28（2016）年「国民生活基礎調査」によると現状の大腸がん検診の受診率は40〜69歳の男性44.5％，女性38.5％であり，第2期基本計画における受診率の目標値（50％，当面40％）に近づいている（図2）（平成28（2016）年「国民生活基礎調査」）。

市町村が事業主体であるが，住民の受診率に関して，職域検診と国民保険との全体の把握ができず，各事業体での受診率は精確に把握できていな

13. 内視鏡スクリーニング検査の教育・指導体制

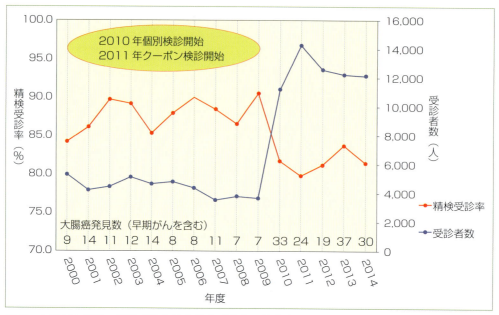

図3　大腸がん検診　受診者数と精密検査受診率の推移(2000年度〜2014年度)

いのが現状であり，熊本県でも前述の国民生活基礎調査を受診率の指標として代用している。それによると平成25年の推定受診率は，男性43％，女性38.6％である。一方，熊本市がん検診による大腸がん検診の受診率は男女合わせて11％とかなり差がある。

この違いは，以下の理由による。国民生活基礎調査による受診率は3年に1回施行されるアンケート調査の推定値であり，過去一年の大腸がん検診のみでなく，健康診断，ドック，保険診療での検便，内視鏡検査の経験も含まれている。一方，市町村の受診率は，直接集計でありながら，対象地域住民の中で市町村主体の検便による大腸がん検診を受けた割合であり，職域検診受診者分が含まれていない。職域検診での大腸がん検診受診率は5割程度と言われているが，その分が過小評価されている（平成24（2012）年に厚生労働省健康局長の下に設置した「がん検診のあり方に関する検討会」（座長：大内憲明））。熊本市では，平成23年の40歳以上の推定受診率を33.9％と公表している。

事業主体である市町村は，地域医師会，検診医療機関に大腸がん検診を委託している場合が多い。熊本市では，がん検診受診者を対象住民個別にデータ化しているが，職域検診で受診した住民の状況を把握できていない。がん検診受診率向上を推進し，大腸癌死亡を減少させようとする事業主体が，その努力と成果を直接測る手段がないのが現状である。事業主体の市町村に，対象住民の受診率を直接算定するしくみ，すなわち，職域検診での受診状況も含めて把握できる体制の構築が急務である。

熊本市での大腸がん検診の成果と問題点を紹介したい。

2．熊本市の大腸がん検診の成果と問題点
　　―9割近い精査率―

熊本市医師会では，熊本市の委託を受け，市町村合併に伴う一部の地域を除き熊本市ほぼ全域の大腸がん検診を行っている。40歳以上の住民が対象となるが，実際は職域検診にて便潜血検査がない人が対象となる。集団検診は，肺がん検診巡回バスによって行っており，2001年から受診者負担金を300円徴取するようになり，図3のように一時的に減少したものの年間4,000人程度が受診をしており，受診者数は増加していなかった。受診者数の大きな変化は，2010年の大腸がん個別検診の導入であった。特定検診の受診券を送付する際に大腸がん検診を500円の自己負担で同時に受診できる案内を始めた。熊本市が実施する特定検診とセットで，受診医療機関で便潜血検査を受けることが可能となり，受診者は12,000人弱

と3倍程度に一気に増加した。大腸癌発見数は，2009年から2010年にかけて，個別検診の導入で7名から35名と飛躍的に増加した。2000年から2009年までは，ほぼ同数の受診者数と大腸癌発見者数で一定の割合で大腸癌が発見されていた。これは，地域のかかりつけ医から通院患者への啓蒙により，新規の便潜血検査受診者の増加のためと考えられる。

さらに厚生労働省がん検診推進事業により，2011年からがん検診効果が高い3大がん腫である乳癌，子宮頸癌，大腸癌に無料クーポンが発行され，大腸がん検診においても年齢5歳刻みで無料クーポンが郵送され，受診者数は，14,000人程度と増加した一方で，精検受診率は，9割から8割前半へ低下している。

2013年は，受診者数が減少しているにも関わらず大腸癌発見者数が増加しているのは，医師会の勧奨による精密検査受診率の増加のためと考える。

3. 熊本市医師会独自の取り組み

熊本市の大腸がん検診対象者全体の受診率が把握できない現状では，大腸がん検診受診者数を増加させること，精密検査受診率を上げることが目標となる。

2010年，開業医での個別検診開始と同時に，熊本市医師会では，医療機関で施行された便潜血検査の結果を医療機関へ報告し，主治医から直接，精密検査への受診勧奨を始めた。同時に，便潜血検査陽性者で精密検査受診をしていない該当者には，計3回（2014年より勧奨時期を70日・120日・190日の3回），パンフレットを同封し勧奨を行っている。また2015年（平成27年）より該当医療機関には，『精密検査未受診者一覧表』を2回目の120日勧奨後送付し，主治医からの勧奨も行っている。さらに，便潜血検査陽性者の中でも，高危険群と考える2日連続陽性者，および強陽性者で，精査のための大腸内視鏡スクリーニング検査未受診者に対しては，可能な限り電話での勧奨も行っている。しかしながら，図3に示すように，2009年までは，精密検査受診率は85から90％台であったものの，大腸がん検診受診が急増した2010年以降は80％台前半に留まっているのが，現状である。

4. 受診率向上のための対策—残された最重要課題—

EUのガイドラインでは，成果がでる受診率65％以上を推奨している[8]。

第3期がん対策推進基本計画で国が掲げる目標を達成するには，管理，推進の担い手である行政，実行主体である医師会，精査のための大腸内視鏡スクリーニングの担い手である内視鏡医のみでなく，地域のかかりつけ医が，検診の重要性，すなわち受診率と効果，精密検査受診率と効果，費用対効果，医療費抑制効果，受診者への検診自体のメリット，デメリットも含め，より踏み込んだ再認識を得ること，さらには，行政による対象者全員の受診の有無を直接，把握するシステムの構築が欠かせない。

改めて，逐年便潜血検査から10年1回の大腸内視鏡中心の検診に切り替えた米国の受診率は8割に達し，大腸癌死亡はピークから5割減少させた事実を認識したい[6]。このような発想に転換も必要な時期にきているのかも知れない。

最後に

米国での大腸癌死亡5割抑制達成の寄与度として，生活改善が35％，大腸内視鏡スクリーニングが53％，浸潤癌の治療が12％と推定している。米国は，大腸内視鏡スクリーニング検査受診率の割合をさらに増やすことで，症状のある対象者への内視鏡検査の割合を減らし，大腸内視鏡検査キャパシティをさらにスクリーニング検査に振り向けようとしている[9]。日本においても，PCCRCを最小化する努力と適正なサーベイランスの確立と同時に，便潜血検査受診率を向上させ，内視鏡キャパシティを効率よく精査のための大腸内視鏡スクリーニング検査に振り分ける方策が危急である。

文　献

1) 政府統計の総合窓口e-Stat 平成28年社会医療診療行為別統計　および平成28年10月1日現在人口推計 https://www.e-stat.go.jp
2) Charles JK, Laura JM, Thomas FI, et al：Lower Endoscopy Reduces Colorectal Cancer Incidence in Older Individuals. Gastroenterology 146：718-

725, 2014
3) Sekiguchi M, Matsuda T, Saito Y, et al：Optimal use of colonoscopy and fecal immunochemical test for population-based colorectal cancer screening：a cost-effectiveness analysis using Japanese data. Jpn J Clin Oncol 46：116-125, 2016
4) Morikawa T, Kato J, Yamaji Y, et al：A comparison of the immunochemical fecal occult blood test and total colonoscopy in the asymptomatic population. Gastroenterology 129：422-428, 2005
5) Quintero E, Carrillo M, Abraira V, et al：Equivalency of fecal immunochemical tests and colonoscopy in familial colorectal cancer screening. Gastroenterology 147：1021-1030, 2014
6) American Cancer Society：Colorectal Cancer Facts & Figures 2014-2016. American Cancer Society, Atlanta, 2014
7) 熊本県ホームページ：平成27年人口動態調査報告第2部統計編 第3章 死亡の状況 その2 死因の状況 第5表 部位別にみた悪性新生物による死亡者数・死亡率・死亡割合（百分率），性・年次別. www.pref.kumamoto.jp/kiji_22242.html
8) Segnan N, Patnick J and von Karsa L：European guidelines for quality assurance in colorectal cancer screening and diagnosis, 1st edn. Publication Office of the EU, Luxemburg, 2010
9) Edwards BK, Ward E, Ries LA, et al：Annual report to the nation on the status of cancer, 1975-2006, featuring colorectal cancer trends and impact of interventions（risk factors, screening, and treatment）to reduce future rates. Cancer 116：544-573, 2010

（尾田　恭，宮本大典，藤好建史，明石隆吉，土亀直俊）

13 内視鏡スクリーニング検査の教育・指導体制

2）クリニック・医師会・地域の立場から
② 山形県におけるがん検診を通した大腸内視鏡診療スキルアップの取り組み

はじめに

近年の大腸癌の増加は著しい。国立がん研究センターがん情報サービスセンターの2017年がん統計予測[1]をみると，大腸がん罹患数は男女計で第1位，男性第3位，女性第2位であり，死亡数は男女計で第2位，男性第3位，女性第1位となっている。

大腸がんの罹患率は50歳を超えると上昇し始め，高齢になるほど高率となる。

総務省統計局データ[2]によると，2015年10月1日の時点における本邦の65歳以上の高齢者は3395万人で総人口の26.8％と過去最高値を示し，75歳以上の人口も1646万人，13％と高率である。

山形県についてみると県総人口113万1千人で65歳以上の高齢者は33万9千人と30％，75歳以上は18万9千人，16.7％と全国平均を有意に上回っている。

総人口に占める高齢者の割合（高齢化率）が21％を超えると超高齢社会と定義されており，本邦はすでにこの超高齢社会になっており，山形県はさらにそれを上回る超高齢社会と言える。このような推移から大腸がん罹患数はこの先も増加の一途をたどると思われ，本県においても大腸がん対策が急務とされるゆえんである。

これまで罹患率，死亡率ともに長い間第1位に君臨してきた胃がんの死亡率が顕著に低下してきているが，これは胃がん検診効果と胃がんリスク因子でもある*Helicobacter pylori*感染率の低下，そして除菌治療の普及によるものと考えられる。しかし，大腸がんの発生原因となる因子の同定は成されておらず，現時点では二次予防が大腸がん対策の柱となる。この二次予防の最重要点はもちろん早期発見，早期治療であるが，それにはすでに死亡率減少効果が証明されている大腸がんスクリーニングとしての便潜血検査と全大腸内視鏡検査（以下，TCS）による二次精密検査（以下，二次精検）からなる大腸がん検診が鍵となる。そのためには上部内視鏡検査医に比較して絶対的に少ない下部内視鏡検査医をより多く育成する必要があるが，地方ではこの状況がより顕著である。また，大学病院や基幹病院では上部，下部内視鏡検査でも指導体制が整っていることから，若手医師は安全で質の高い検査手技や診断技術を確実に獲得することができるが，消化器を標榜している開業医にあっては自ら研鑽を積んでそれらを修得しなければならず，容易なことではない。ここでは山形県における大腸がん検診の開始から，二次精検としてのTCSの導入，普及および内視鏡診断，挿入手技の研修会や講演会を通じて，臨床現場における大腸スクリーニングへのフィードバック効果を念頭に，二次精検実施医のスキルアップと均てん化を目指してきた山形県医師会（消化器検診中央委員会）の取り組みについて述べてみたい。

I 山形県大腸がん集団検診研究会の発足

1980年代山形県では大腸がん罹患数が徐々に増加しつつあったが（表1），大腸がん検診は一部の病院で特定の職域を対象に小規模かつ試験的に実施されているに過ぎなかった。老人保健法（以下，老健法）に基づく大腸がん検診が近々始まるとの情報もあり，その体制づくりが課題となっていた。そこで1987年3月山形県立成人病センター消化器内科が中心となり，大学，各地区基幹病院で大腸内視鏡検査を実施している消化器内科医や開業医に呼びかけ，山形県大腸がん集団検診研究会を立ち上げた。行政にも参加してもらい，老健法による大腸がん検診が開始された際，県内で混乱なく実施できるように体制を構築することが目的であった。当時，TCSはほとんど大学や基幹病院でしか行われておらず，挿入は二人法で精密検査としての位置づけであった。研究会ではそれ

13. 内視鏡スクリーニング検査の教育・指導体制

表1　山形県におけるがん登録からみた大腸がん罹患数の推移

	S61 1986	S62 1987	S63 1988	H1 1989	H2 1990	H3 1991	H22 2010	H23 2011	H24 2012	H25 2013	H26 2014
男性	245	296	303	335	412	449	1,014	961	1,038	1,012	970
女性	244	292	277	312	396	421	730	730	731	738	754
合計	489	588	580	647	808	870	1,744	1,691	1,769	1,750	1,724

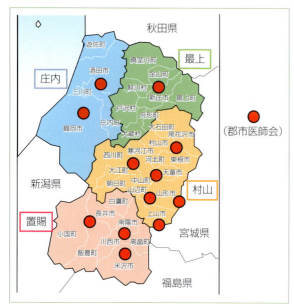

図1　山形県内の郡市医師会

までの大腸がん検診の方法をレビューし，斉藤ら[3]の開発した逆受身血球凝集法（RPHA法）による免疫学的便潜血検査（原則2日法）を一次スクリーニングとした。便潜血陽性者に対する二次精検は，外来患者に対して行った多田（1979）[4]，山崎ら（1983）[5]，松川ら（1983）[6]の報告を参考に，S状結腸内視鏡検査（以下，SCS）と注腸二重造影（以下，BE）同日併用を推奨することにした。開業医等でSCSができない施設ではBEのみでも可とした。

山形県では当時，悪性新生物（主にがん）による死亡率が全国トップクラスであることにかんがみ1974年に地域がん登録を開始していた。実施主体は山形県だが，新たな悪性新生物患者を診療した場合，医師は指定の届出票によりすべて山形県立成人病センター（現山形県がん・生活習慣病センター）に提出，それらを集約して登録する方法を取っており，大腸がん検診の場合も同様とした。また，便潜血検査での陽性者に対する二次精検は，それまですでに行われていた胃がん集団検診と同様に該当する山形大学医師会を含む各郡市医師会（図1）ごとに基幹病院と手上げした消化器開業医で行うこととした。

1987年山形県立成人病センターで一部の地域住民・職域を対象に胃がん集団検診と併せて実施した大腸がん検診では[7]，受診者数5,139名，要精検率2.9％（147名），精検受診率97.2％，発見大腸がん8名（早期5名），大腸がん発見率0.15％であった。また，同年度山形県大腸がん集団検診集計では，地域住民，職域受診者計7,563名，要精検率4.5％（341名），精検受診率99％で大腸がん17名（早期10名），大腸がん発見率1.1％との成績を得ている。

II 大腸がん検診を通しての内視鏡診断と内視鏡検査技術向上への取り組み（大腸がん検診に関する研修会，講演会年表（表2））

その後は，各郡市医師会の大腸がん検診二次精検の受け入れ状況を勘案しながら一次検診の対象を拡大して実施されていった。

そして胃がん検診対策と同様に，医師会（医師），各地区保健所（行政），各市町村の現場の保健師の三位一体での取り組みが浸透していたため，1992年老健法に基づく大腸がん検診が始まった際，山形県では多少の問題はあっても各地区で比較的円滑に実施することができた。

同年開催された山形県医師会消化器検診読影研修懇談会，第5回山形県大腸癌集団検診研究会では，各医療圏（庄内，最上，村山，置賜―図1）における「大腸がん検診の現状と問題」についてシンポジウムとして論議され，問題解決策が話し合われた。また，1990年から集計を開始した県全体の大腸がん検診結果がこの会で初めて報告され，胃癌検診年間集計結果とともに翌年から毎年報告されてきた。

またこの年には大腸がんのX線・内視鏡診断

2）クリニック・医師会・地域の立場から　② 山形県におけるがん検診を通した大腸内視鏡診療スキルアップの取り組み

表2　大腸がん検診に関する研修会，講演会年表（山形県医師会，山形市医師会）

1) 第1回山形県大腸癌集団検診研究会設立：昭和62年3月
　　　　　　　　　　　　山形県立成人病センター消化器内科　古沢　晃宏，大泉　晴史，水戸　省吾

2) 第4回山形県大腸癌集団検診研究会：平成2年10月13日（土）
　「寒河江市大腸集権の実態」　　　　　　菊地　隆三
　「最上地域の大腸集検について」　　　　桜本　基嗣
　「米沢地区の大腸癌集検の現状について」　中山　豊
　「東北電力の大腸癌集検について」　　　東海林啓五
　特別講演　「宮城県における大腸がん集検の現状」
　　　　　　　　　　　　　　　　　東北大学医学部第三内科助手　樋渡　信夫　先生

3) 山形県医師会消化器検診研修会：平成3年9月28日（土）
　「大腸早期癌の臨床病理学的特徴　−特に早期発見のために−」
　　　　　　　　　　　　　　　東京慈恵会医科大学第二病理学助教授　下田　忠和　先生

4) 山形県医師会消化器検診読影研修懇談会　第5回山形県大腸癌集団検診研究会：平成4年3月14日（土）
　報告　「平成2年度山形県胃集検成績のまとめと平成2年度山形県大腸がん集団検診の集計」
　　　　　　　　　　　　　　　山形県立成人病センター・山形県医師会　水戸　省吾
　討論　「大腸集検の現状と問題点」
　　司会　大泉胃腸科内科クリニック院長　　大泉　晴史
　　　　　山形市立病院済生館第一診療部長　板坂　勝良
　　シンポジスト
　　　　八幡町　　　　　深瀬　和利
　　　　新庄市　　　　　桜本　基嗣
　　　　寒河江市　　　　菊地　隆三
　　　　山形大学　　　　板坂　哲
　　　　米沢市　　　　　小林　正義
　特別講演　「大腸腫瘍性疾患の鑑別診断」
　　　　　　　　　　　　　　　　国立がんセンター第二放射線科長　牛尾　恭輔　先生

5) 山形県医師会消化器検診研修会：平成4年9月12日（土）
　「大腸癌のX線・内視鏡診断」
　　　　　　　　　　　　　　　癌研究会附属病院検診センター所長　丸山　雅一　先生

6) 山形県医師会・山形市医師会　実技研修会
　コロンモデルを使った全大腸内視鏡検査研修会：平成4年11月11日
　全大腸内視鏡検査ライブデモンストレーション4例　（山形県立中央病院）
　　　　　　　　　　　　　　　　アルバートアインスタイン医科大学　新谷　弘実　先生
　コロンモデルを使った全大腸内視鏡検査研修会：平成4年11月19日

7) 山形県医師会消化器検診読影研修懇談会　第6回山形県大腸癌集団検診研究会：平成5年3月13日(土)
　「大腸内視鏡検査の手技と大腸疾患の診断」
　　　　　　　　　　　　　　　北里大学東病院消化器内科講師　五十嵐正広　先生

　「大腸がん検診の視点」
　　　　　　　　　　　　　　　弘前大学医学部第一内科助手　斎藤　博　先生

8) 山形県医師会消化器検診研修会：平成5年9月4日（土）
　「職域大腸癌検診の現状」
　　　　　　　　　　　　　　　　　　　　山形大学医学部第二内科　板坂　哲

9) 山形県医師会消化器検診読影研修懇談会：平成6年3月19日（土）
　シンポジウム　「保健婦から見た大腸がん集検の問題点」
　　司会　山形大学医学部第二内科　板坂　哲
　　　　　山形市市民部健康課　　　青島知重子
　　シンポジスト
　　　　酒田市　　　　　　　　　　三橋　和子
　　　　天童市　　　　　　　　　　結城　洋子
　　　　大石田町　　　　　　　　　有路　幸子
　　　　結核成人病予防協会　　　　谷津　久代
　　　　荘内地区健康管理センター　真島　充子
　　　　県立成人病センター　　　　松田　徹

10) 平成6年度消化器検診読影研修懇談会：平成7年3月18日（土）
　大腸癌検診講演会
　「注腸X線撮影法の実際と大腸がん集団検診の展望」
　　　　　　　　　　　　　　　癌研究会附属病院内科部長　丸山　雅一　先生

11) 山形市医師会大腸内視鏡検査技術研修会
　「大腸がん検診における内視鏡の役割」
　　　　　　　　　　　　　　　亀田総合病院付属幕張クリニック　院長　水島　徹　先生

13. 内視鏡スクリーニング検査の教育・指導体制

12) 山形県医師会消化器検診研修会：平成8年10月5日（土）
「大腸内視鏡による腫瘍性病変のスクリーニング－腫瘍性病変を見落とさないために－」
新潟県立がんセンター新潟病院内科部長　斎藤　征史　先生

13) 山形県医師会消化器検診読影研修懇談会：平成9年3月8日（土）
「大腸がん検診の成績と検診上の問題点　－同日併用法と全大腸内視鏡検査法の比較－」
仙台市医療センター消化器内科内科部長　松永　厚生　先生

14) 山形県医師会消化器検診研修会：平成9年11月22日（土）
「細径大腸内視鏡検査の実際」
山形大学医学部内科学第二講座　武田　弘明

15) 山形県医師会消化器検診読影研修懇談会：平成10年3月7日（土）
「大腸癌検診の現状と展望　－精度向上への提言－」
日本赤十字社熊本健康管理センター健診部長　三原　修一　先生

16) 山形県医師会消化器検診研修会：平成11年11月20日（土）
「大腸癌を見逃さないための10ヶ条」
京都市・多田消化器クリニック院長　多田　正大　先生

17) 山形県医師会消化器検診研修会：平成15年11月22日（土）
「大腸がん検診のピットフォール　－スクリーニングから精検まで－」
福井県民健康センター所長　松田　一夫　先生

18) 山形県医師会消化器検診研修会：平成18年12月9日（土）
「糞便中のCOX-2，MMP-7，Snailを標的にしたFecal RNA Testによる大腸がん診断の有用性：－大腸がん検診を目指して－」
浜松大学健康プロデュース学部健康栄養学科教授　金岡　繁　先生
「大腸癌検診ガイドラインについて」
国立がんセンターがん予防・検診研究センター検診技術開発部長　斎藤　博　先生

19) 山形県医師会消化器検診研修会：平成20年10月25日（土）
ラウンドテーブルディスカッション『大腸がん検診陽性者の取扱い』
「便潜血陽性強度とがん発見的中度の検討」
山形市医師会　大泉　晴史
「一回と二回陽性者とがん発見的中度の検討」
鶴岡地区医師会　中村　秀幸
「精検機関の公表について」
山形県医師会消化器検診中央委員会　松田　徹

20) 山形県医師会消化器検診研修会：平成24年12月15日（土）
「山形県における大腸がん検診の現況と今後の課題」
山形県医師会消化器検診中央委員会　芳賀　陽一

21) 山形県医師会大腸内視鏡挿入法についての講習会：平成25年3月23日（土）
「大腸癌検診2次検査としての安全確実な大腸内視鏡検査を目指して　－挿入法の基本と挿入困難例への対応－」
山形県立中央病院消化器内科　武田　弘明

22) 山形県医師会消化器検診研修会：平成27年1月24日（土）
「大腸がんスクリーニングとサーベイランス：問題点と今後の展望」
国立がん研究センター　がん予防・検診研究センター検診部長　松田　尚久　先生

23) 山形県医師会大腸二次精検（TCS）に関する研修会：平成28年4月2日（土）
「大腸癌死を減らすには」
松島クリニック診療部長　鈴木　康元　先生

【注】　赤字；主にTCS手技を中心にした研修・講演会
青字；主に大腸X線・内視鏡診断に関する講演会

に関する講演を2回開催するとともに二次精検へのTCS導入を視野に入れたコロンモデルを使用したTCS挿入手技研修も2回実施，さらに，TCS一人法の開発者 新谷弘実氏を招聘しての講演と，山形県立中央病院X線透視室での4例のTCSライブデモンストレーションをも行ってもらい，多くの医師が参加見学した。これを機にTCSに対する認識が大きく変わり，多くの医師が興味を示すようになったと思われる。

翌1993年第6回山形県大腸がん集団検診研究会でも五十嵐正広氏（現癌研究所有明病院）によるTCS挿入手技と診断中心の講演会を開催した。

そして1994年の山形県医師会消化器検診中央委員会で，胃がん部会と大腸がん部会に役割を分担し，それぞれの二次精検実施医も各郡市医師会で新たに決められた。

山形県大腸がん集団検診研究会はこの年でその任を終え，大腸がん部会では二次精検を原則としてTCSで行うことを決定，次善策としてSCS・BE同時併用法かBE単独法とした。

2) クリニック・医師会・地域の立場から ② 山形県におけるがん検診を通した大腸内視鏡診療スキルアップの取り組み

表3 便潜血陽性強度別がん陽性適中率
H16～H20（5年度地域・職域合計） 山形市医師会検診センター

			陽性適中率（％）
二本とも陽性	3＋	3＋	11.51
	3＋	2＋	5.41
	3＋	＋	5.79
	2＋	2＋	3.93
	2＋	＋	2.52
	＋	＋	1.74
	全	体	4.78
一本のみ陽性	全	体	0.88
総	数		1.59

便潜血検査；OCセンサーDIANA（栄研化学社）
＋：130～229，＋＋：230～799，＋＋＋：800～ mg/mL

それ以降もTCS挿入手技や大腸内視鏡診断に関する講演会を頻繁に開催し，大腸がん検診の受診率，精検受診率の向上とTCS二次精検実施医師のスキルアップが図られてきた。

Ⅲ 最近の山形県大腸がん検診の推移と二次精検医療機関における使用大腸内視鏡機器の現状

これまで大腸がん一次スクリーニングの便潜血検査はOCセンサーDIANA（栄研化学社）を使用し，便中ヒトヘモグロビンのカットオフ値を130ng/mLとしている。進行がんが多くなるのは230ng/mL以上で，800ng/mL以上でさらに顕著になることが判明している[8]。そのため便潜血陽性強度を便中ヘモグロビン値で130～229ng/mL（＋），230～799ng/mL（＋＋），800ng/mL（＋＋＋）と区別している。また2日間陽性者（特に（＋＋＋）を含む場合）でがん的中率が高いことも明らかになった（表3）。しかし平成16年から20年度までの地域・職域合計の便潜血陽性強度別精検受診率をみるとhigh riskの強陽性群で50％台と極端に低かった（図2）。

平成20年度大腸がん検診（地域・職域合計，全年齢）結果でも精検受診率は66.6％と低値を示していた（表4）。そこで山形県医師会消化器検診中央委員会での検討で，平成21年度から全市で要精検者に対し域内の大腸がん検診二次精検医療機関一覧を配布するとともに県ホームページに

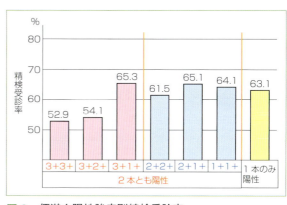

図2 便潜血陽性強度別精検受診率
（H16～H20：5年度地域・職域合計） 山形市医師会健診センター

も医療機関名を公表することになった。また平成22年度以降は表5に示すような対応策を決定し，特に便潜血検査（＋＋＋）（＋＋＋）や（＋＋＋）（＋＋）の2日間強陽性者には他の健診結果の送付に先行して至急便で通知して速やかな二次精検受診を勧奨した[9]。

その後の5年間合計の便潜血強度別精検受診率（図3）をみると，全体的に改善され，強陽性群も地域・職域合計で70％を超えた。

平成27年度山形県大腸がん検診（地域・職域合計，全年齢）の精検受診率をみると（表6），県内35市町村のうち81％～95％が20市町村あるのに対し，60％台も4町村とばらつきがあるものの全体では72.4％と改善されていた[10]。

その結果，これまでほとんどワースト10に入っていた全年齢都道府県別大腸がん死亡率順位も，

13. 内視鏡スクリーニング検査の教育・指導体制

表4 平成20年大腸癌検診結果（山形県）
（地域・職域合計，全年齢）

該当人口 （40歳以上）	受診者	受診率	要精検者／要精検率	精検受診者／精検受診率
721,690	239,720	33.2%	14,834/6.2%	9,881/66.6%

発見大腸癌患者数　319名　大腸がん発見率　0.13%　陽性的中度　2.2

発見されるべき精検非受診大腸癌患者数　160名　（推計）

表5 平成22年度以降の対応策

1) 結果通知書に＋，＋＋，＋＋＋を印字する。
2) 結果通知書に＋＋，＋＋＋の方には下記のコメントを赤字で印字する。
　便潜血強陽性ですので必ず受診してください。
3) ハガキのコメントを赤字にする。
　　　　　＋：精密検査を受けてください。
　　　　　＋＋：早めの精密検査をおすすめします。
　　　　　＋＋＋：なるべく早く精密検査を受けてください。
4) ＋＋，＋＋＋の方に「大腸がん検診のすすめ」のリーフレットを
　結果通知書，精検ハガキと同封する。
5) ＋＋＋，＋＋＋や＋＋＋，＋＋の2日共強陽性の方に特急便として郵送する。

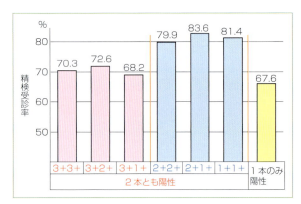

図3　便潜血陽性強度別精検受診率
（H23～H27：5年度地域・職域合計）　山形市医師会健診センター

2013年28位，2015年33位と著名に改善されていた（表7）[1]。

二次精検におけるTCSの割合の推移をみると老健法による大腸がん検診が開始された1992年は30％台だったのが，2004年85％，2008年89.9％，そして2012年以降は93％台で推移している。これをいかに100％に近づけるかが今後の課題である。

また，二次精検を受けない理由の調査でも以前上位を占めていた「大腸内視鏡検査が痛くてつらいから」が明らかに減少し，「時間がないから」「自分は健康だと思うから」等が主な理由となってきていた[11]。

これは2013年「山形県医師会大腸内視鏡挿入法についての講演会」での武田弘明氏による細径，極細径大腸内視鏡を用いた検査手技の講演が大きなインパクトを与え，多くの医療機関で細径大腸内視鏡の導入がなされたことに加え，これまでの多くの講演会や手技研修会を通しての挿入技術向上により，より苦痛の少ない安全・確実なTCSが提供されていることを示していると考えられる。換言すればこれまでの取り組みが大腸がん検診二次精検の多くを担っている開業医にとって，臨床現場での大腸スクリーニングにも大いに役立っているものと推察される。ちなみに2018年1月現在，県内大腸がん二次精検医療機関156施設（病院36，開業医120）のうち，細径内視鏡（Olympus PCF）を約70％が保有し，また極細径内視鏡（Olympus PCF-PQ260）も約1/4の施設が導入していた。

今後ますます進む超高齢社会で増加する大腸がん（図1）を考慮すればTCSのニーズはより大きくなろう。大学病院や基幹病院における内視鏡検査では，通常の白色光観察はもちろん，画像強調観察（IEE），拡大内視鏡観察（ME），超拡大内視鏡観察（Endocytoscopy：EC）等，日々進歩し続ける大腸内視鏡機器を用いた存在診断，質的診断がなされ，そして治療が行われる。一方開業の実施医家に求められることは，これからも大腸がん検診と臨床の両領域でより苦痛のない安全で確実なTCSの提供による病変の検出，診断そ

2）クリニック・医師会・地域の立場から　②山形県におけるがん検診を通した大腸内視鏡診療スキルアップの取り組み

表6　平成27年度大腸癌検診結果（山形県）
　　（地域・職域合計，全年齢）

該当人口 （40歳以上）	受診者	受診率	要精検者/要精検率	精検受診者/精検受診率
717,337	280,289	39.1%	17,058/6.1%	12,351/72.4%

発見大腸癌患者数　378名　　大腸癌発見率　0.13%，陽性適中度　2.2
発見されるべき精検非受診大腸癌患者数　144名（推計）

表7　05年，07年，13年，15年　都道府県別の大腸がん死亡率順位（文献1より引用改変（全年齢））

	2005 (H17) 都道府県	2007 (H19) 都道府県	2013 (H25) 都道府県	2015 (H27) 都道府県
1	秋田	青森	青森	青森
2	岩手	秋田	岩手	茨城
3	鳥取	新潟	沖縄	沖縄
4	青森	岩手	北海道	秋田
5	山形	鳥取	群馬	福島
6	新潟	山形	栃木	和歌山
7	長崎	長崎	鳥取	岩手
			28　山形	33　山形

表8　極細径大腸内視鏡導入前後の発見大腸癌症例数の検討（2004.1～2016.12）

	04	05	06	07	08	09	10	11	12	13	14	15	16	計
大腸癌 （検診）	44 (18)	34 (10)	34 (12)	38 (13)	39 (14)	24 (7)	35 (12)	34 (15)	34 (12)	35 (15)	40 (14)	32 (11)	38 (16)	461 (169)
早期 %	(23) 52.3	(18) 52.9	(15) 44.1	(17) 44.7	(16) 41.0	(12) 50.0	(19) 54.3	(16) 47.1	(24) 70.6	(25) 71.4	(26) 65.0	(21) 65.6	(24) 63.2	256 55.5
ESD/ EMR	15	13	8	6	9	8	12	10	12	20	12	10	11	146

早期癌比率＝55.5%（256/461）
　極細径スコープ導入前　47.4%（101/213），導入後　62.5%（155/248）
ESD.EMR/早期大腸癌＝57.0%（146/256）
　極細径スコープ導入前　58.4%（59/101），導入後　56.1%（87/155）　　　（大泉胃腸科内科クリニック）

して病院への橋渡しをして治療に繋げるための広い知識習得とトレーニングを継続していく地道な努力であろう．

IV　当院における大腸内視鏡診療の現状（表8）

　筆者は1974年2ヵ月間，弘前大学医学部附属病院で田島強先生の「逆の字」二人挿入法を学び，当時勤務していた山形県立中央病院に導入した．開業した1989年，新谷弘実著「コロノスコピー」[12]を読み一人挿入法に衝撃を受け，翌1990年短期間ではあったが新谷弘実先生のTCSを直接見学する機会を得た．以降一人法の手技を修得し，現在年間1,800～2,000件のTCSを行っている．2009年まではオリンパス社製CF-260I，CF-H260ZI，PCF-Q260AI等を使用していたが，より苦痛のない検査の提供を目指し2010年に同社製，極細径大腸内視鏡（PCF-PQ260I）を3機導入し，スクリーニングはほとんど本機種を使用して行っている．
　導入前後の拾い上げ診断大腸がん症例数，早期比率，早期がんに占める内視鏡治療割合を検討してみた．2004年から2016年までの13年間に診断した大腸がんは461例（検診169例）で早期比率は55.5%であった．これをPCF-PQ260I導入前後で比較してみると，導入前の早期比率47.4%に

13. 内視鏡スクリーニング検査の教育・指導体制

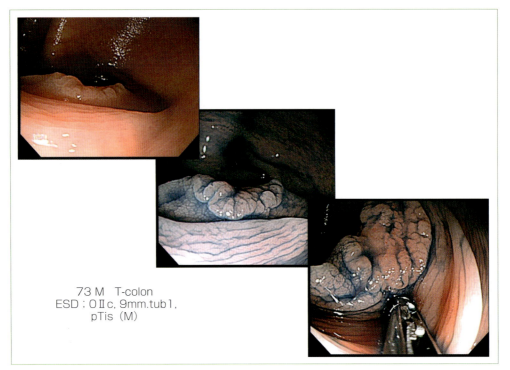

図4　PCF-PQ 260 I

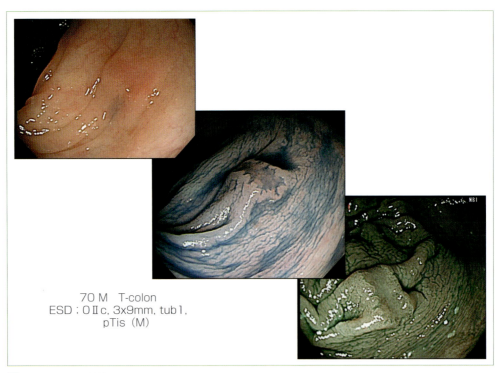

図5　PCF-PQ 260 I

対し導入後のそれは62.5%と高値であった。これは初めて大腸内視鏡検査を受ける新患，特に検診由来の割合がより多かったことによると考えられた。早期がんに占めるESD（大半が大学，基幹病院に依頼）を中心とした内視鏡治療率では導入前58.4%，導入後56.1%と変わらなかった。極細径大腸内視鏡は操作性，挿入性に優れ，苦痛軽減にも威力を発揮することや，図4～6に示すような小さな0IIc病変の発見にも通常径ハイビジョン機種と変わらないことから，実施医家の大腸二次精検や臨床でのスクリーニング検査には最適であると考えられる。

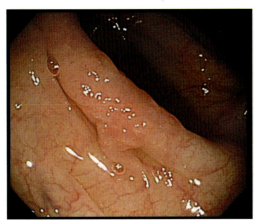
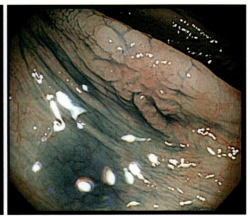

ESD；0 IIc, tub1, pTis（M）

図6　PCF-PQ260I；Hepatic flexure　69F

おわりに

　山形県の大腸がん検診を通して，二次精検の多くを担う実施医家の大腸内視鏡検査手技と診断力の向上を担ってきた医師会の取り組みを中心に述べた。

　ますます増加する大腸がん対策としては検診が重要な鍵となるが，山形県大腸がん検診受診率（全年齢）は全国トップとはいえ約40％に過ぎず，今後とも未受診者への啓発，対策が課題である。

　またさらに多くのTCS実施医の確保も必要である。実地医家にとっては大腸疾患に関する研究会や勉強会の開催など医師会の果たす役割りはなお大きいと考える。また大学や基幹病院においては飛躍的な進歩・発展を遂げている内視鏡診療の場で，次の世代への技術・知識を伝授し，優れた若手大腸内視鏡医を多く育成し，県内大腸内視鏡診療の質向上と均てん化に貢献していくことが期待される。

文　献

1) 国立がん研究センター：がん情報サービス　ganjoho.jp. がん登録・統計，2017
2) 総務省統計局：総務局ホームページ／統計データ. 2017
3) 斉藤　博，土田成紀，柿崎良輔，他：薬理と治療 13：39-44, 1985
4) 多田正大：大腸肛門学会雑誌 32：537, 1979
5) 山崎雅彦，中野貞生，横田広子，他：日本消化器病学会雑誌 80：634, 1983
6) 松川正明，小林茂雄，山田　聡，他：消化器集団検診. 日消集検誌 59：45-50, 1983
7) 石川　誠，今　周二，大泉晴史，他：臨床と研究 64：3840-3846, 1987
8) 大泉晴史：陽性反応強度とがん発見的中度の検討. 山形医師会雑誌 37：37-41, 2009
9) 芳賀暢一，松田　徹，大泉晴史，他：山形県における大腸がん検診の現状と今後の課題. 日本消化器がん検診学会雑誌 52：225-231, 2014
10) 大泉晴史：山形県医師会消化器検診研究会「山形県の消化器がん検診の現状と課題」. 山形市 2018.1.13
11) 大泉晴史：第2回置賜地区下部消化器勉強会「より苦痛のない大腸内視鏡検査の提供を目指して」. 南陽市，2016.1.28
12) 新谷弘実：コロノスコピー. 医学書院，東京，1989

（大泉晴史，武田弘明，芳賀陽一）

14 内視鏡検査が困難な場合の大腸がんスクリーニング

1) 内視鏡検査が困難な場合の大腸CT（CT colonography）検査の役割と有用性

はじめに

　大腸CT検査（CT colonography）はCT装置（16列以上を推奨）で大腸腫瘍性病変を検出する検査法である。造影剤を経口服用するタギングと呼ばれる腸管前処置を行い，通常，腸管洗浄剤や下剤も使用されるがその用量は大腸内視鏡検査に比較して減量されることが多い。経肛門的にガス（自動送気による炭酸ガスを推奨）を注入し，大腸を適度に拡張してからCT撮影を実施する。撮影データから，2次元画像の多断面再構成像（MPR像）と3次元画像を構築し診断する（図1）。読影に用いる3次元画像は内視鏡類似像と注腸類似像であり，内視鏡類似像はfly-throughとも呼ばれ，あたかも大腸管腔内を飛行しているかのように観察できる（図2）。このため，大腸CT検査はバーチャル（仮想）内視鏡検査と呼ばれることもある。大腸の展開像（VGP像）については，前向きの十分な精度検証が十分ではないため，その読影精度は担保されないことに注意が必要である。

I 大腸CT検査の精度検証と各国の推奨状況

　先進国のがん死因の上位をしめる大腸がんに対し，新たな大腸がん検査法として大腸CT検査が注目を集めるようになって久しい。大腸がん検査の一手法としての確立を目指し，欧米先進国で大腸内視鏡に対する大腸CT検査の精度評価試験（Phase II～III）が実施され，10mm以上の大腸腫瘍性病変に対する検出精度が担保されていることが証明された[1～4]。一連の精度検証の良好な結果を受け，米国では2008年にAmerican Cancer Societyをはじめとした3団体による合同ガイドラインとして大腸CT検査を有用な大腸がん検査の一つとして推奨し[5]，2016年にはUS Preventive Services Task Forceも大腸CT検査を検診法の一つとして推奨している[6]。英国や欧州のガイドラインでは，精密検査として大腸内視鏡検査の次にくる代替の大腸検査法として推奨している[7, 8]。

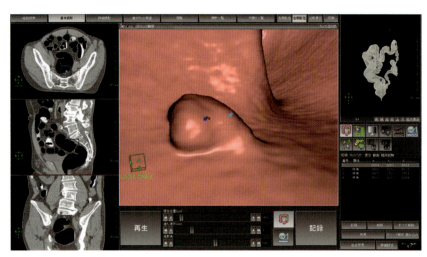

図1　大腸CT検査の読影画面
　　　読影で使用する2次元画像が左側に上から順にアキシャル像，サジタル像，コロナル像が表示されている。読影で使用される3次元画像は中央に内視鏡類似像，右側上に注腸類似像が表示されている。

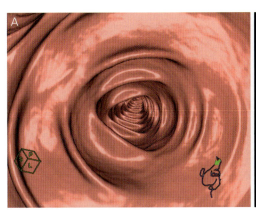 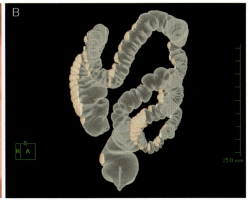

図2 読影に用いる3次元画像
A：内視鏡類似像（fly-through）。視野角は任意に調整が可能である。
B：注腸類似像。ガス像と造影剤像を同時に表示する dual contrast CT enema 像は，ブラインドがなく全大腸の走行の確認が可能である。

日本では，本邦初となる大規模多施設共同臨床試験「Japanese National CT Colonography Trial（JANCT, UMIN 試験 ID：2097）[9]」による精度検証，続いて「低用量前処置による大腸 CT 検査の精度評価（UMIN 試験 ID：6665）[10]」が実施され（ともに Phase Ⅱ），日本の消化器内視鏡専門医による内視鏡所見と比較しても，大腸 CT 検査による大腸腫瘍性病変の検出精度は良好な結果であった。これらの結果を受けて，日本消化器がん検診学会大腸がん検診精度管理委員会から，大腸 CT 検査は精検方法（診断法）としての十分な精度が示されており，偶発症は少なく，被曝量は注腸 X 線検査より低いとされたため，「精密検査を全大腸内視鏡検査で行うことが困難な場合は，大腸 CT 検査あるいは，S 状結腸内視鏡検査と注腸 X 線検査の併用法のいずれかを実施する。」という趣旨に変更することが妥当であるとする提言が 2016 年に出された[11]。

言うまでもなく，今後も大腸内視鏡検査は精検法・治療法としてさらに臨床上重要性を増していく。ただし，内視鏡検査数や実施する医師数が今後飛躍的に増加することは困難である。一方で，従来，大腸内視鏡検査を補完してきた注腸 X 線検査や S 状結腸鏡検査の実施は年々減少しており[12]，大腸内視鏡検査を補完する検査をオプションとして整備していくことは重要である。さらに，閉塞性病変により内視鏡スコープを挿入できない場合や癒着などによる挿入困難例では，大腸内視鏡検査による全大腸の観察ができなくなるため，検査不能例に対するオプションを用意しておくことも必要であろう。

本稿では，内視鏡検査が困難な場合の大腸 CT 検査の役割と有用性をエビデンスに基づき解説する。

Ⅱ 内視鏡挿入困難な場合の大腸 CT 検査の役割

欧州消化器内視鏡学会（ESGE）と欧州腹部消化管放射線学会（ESGAR）が合同で策定した大腸 CT 検査適応ガイドラインでは，大腸内視鏡検査の実施あるいは大腸腫瘍性病変の診断が不完全な場合，大腸内視鏡検査の実施が適さない場合などには大腸 CT 検査を用いることが強く勧められている[8]。英国 National Health Service の大腸がん検診ガイドラインでも同様に，大腸内視鏡検査の実施が適さない場合や盲腸まで挿入できなかった場合には，大腸 CT 検査を用いることが勧められている[7]。さらに，大腸内視鏡検査の代用として最初に実施すべき検査は大腸 CT 検査であり，注腸 X 線検査をすべきではないと記載されている。

日本では，前述のように全大腸内視鏡検査で行うことが困難な場合の検査法の一つとして大腸 CT 検査が推奨されるようになった[11]。

米国やカナダからの報告によると，さまざまな原因で全大腸の観察ができなかった大腸内視鏡検査の頻度は 10～15％にのぼり[13,14]，こうした不完全検査においては中間期がんのリスクが高まることが証明されている[15]。それは，大腸がん症例における，同時性大腸がんの頻度は 2.2～8.1％，同時性大腸ポリープは 28％に認めると報告され

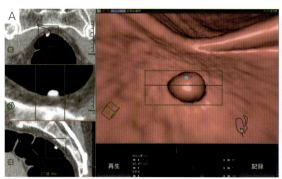
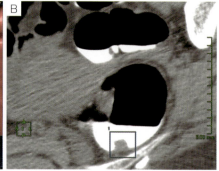

図3　大腸CT検査におけるタギング
　　A：残渣例。右側の内視鏡類似像では隆起領域を認め、大腸ポリープが疑われるが、左側の2次元画像で同領域の断面を確認すると、内部CT値が高い（白い）ため水溶性造影剤と混合した残渣であると確認できる。
　　B：大腸CT検査の2次元画像で大腸管腔の液状残渣が多く残存している。残渣領域は水溶性造影剤により白くタギングされている。液状残渣内に、均一な灰色領域（四角囲み部分）を認め、残渣に水没している病変があると診断できる。

ていることからも明らかであり、高齢者、腸管前処置不良、腹部手術既往などによる癒着、大腸の走行異常・過長症が内視鏡挿入困難の原因となる[16〜19]。

　内視鏡挿入困難例の頻度は高くないけれども、オプションとして大腸CT検査が実施できる体制を整備することは重要である。内視鏡挿入困難例に対する大腸CT検査の有用性については研究論文が多数報告されている[20〜36]。なお、内視鏡挿入困難例における注腸X線検査の精度は大腸CT検査に比べて有意に低いことが、英国の大規模なランダマイズスタディから報告されている[37]。

Ⅲ　内視鏡挿入困難な場合にいかに大腸CT検査を実施するか

　内視鏡挿入困難例において、大腸CT検査をそのまま続けて実施しても精度は高くない。それは、内視鏡挿入困難例では通常、未観察の大腸領域に少なくない液状残渣が存在しており、残渣と軟部組織のCT値が類似しているため両者の鑑別ができないためである。大腸CT検査では、残渣のCT値を経口造影剤で上げることで（タギング）、CT画像上で残渣は白く軟部組織は灰色で表示され精度の高い鑑別が可能となる（図3）。

1.　内視鏡挿入困難例に対する追加前処置

　大腸内視鏡検査が挿入困難症例に水溶性造影剤（ガストログラフイン）20〜30mLを服用するこ

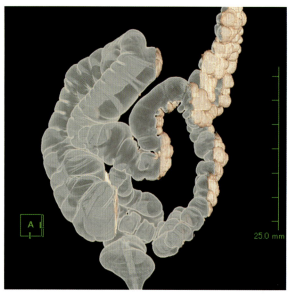

図4　内視鏡挿入困難例における大腸CT検査実施例
　　46歳、女性。骨盤腔内手術歴の影響でS状結腸同士およびS状結腸と盲腸の間で高度な癒着を認め内視鏡挿入困難であったため、大腸CT検査が実施された。
　　タギングが良好に行われ、全大腸の観察が可能であった。腫瘍性病変等の異常は認めなかった。

とで、2時間後には7割の患者さんで右側結腸の評価が可能となる[38]。また、等張の腸管洗浄剤380mLに水溶性造影剤（ガストログラフイン）20〜30mLを混合した溶液を服用しても同様の効果が得られる（図4）[38〜41]。

2.　大腸狭窄例に対する追加前処置

　内視鏡下で狭窄部位を越えて散布チューブが挿入できれば、狭窄の近位側に少量の水溶性造影剤

（5〜10％程度に希釈）を散布すると良好なタギングとなる[39]。不溶性造影剤（バリウム製剤）の散布は閉塞の危険があるため使用すべきではない。散布に際しては，無理なブラインド操作をせず愛護的に実施する必要がある。

3. 高度狭窄例に対する検査法

高度狭窄症例では，上記1，2のような追加前処置が困難な場合が多い。実施できる施設が限られるものの，こうした症例では，PET/CT colonography が有効である[42]。PET/CT colonography は腸管拡張が不十分であっても，タギングなどの腸管前処置を一切行わなくても，安全に深達度 sm 以深の大腸がんを術前診断できることが報告されている。

Ⅳ 内視鏡挿入困難例に大腸 CT 検査を実施する際の注意事項

大腸 CT 検査は日本および世界から死亡の報告例は1例もなく安全性の高い検査である。日本消化器がん検診学会および消化管先進画像診断研究会の共催で，大腸 CT 検査の実施状況および偶発症に関する実態全国調査が実施され，2017年にその結果が報告された[43]。この報告によると，日本における大腸 CT 検査に伴う腸管穿孔の頻度は 0.014％（21/147,439）である。大腸 CT 検査の穿孔の特徴として，画像診断でフリーエアを検出することで診断されることが多いため，結果としてマイクロパーフォレーションの症例が少なくない。そのため，前述の全国集計では，穿孔例の 81％の症例は保存加療のみで軽快している。

検査目的別にみてみると，検診では 0.003％（1/29,823），精検では 0.014％（13/91,007），術前検査では 0.028％（7/25,330）となり，術前検査目的の大腸 CT 検査の穿孔頻度は十分に低いものの，他の検査目的の大腸 CT 検査に比べて有意に穿孔頻度が高い結果であった。マイクロパーフォレーションの症例が多いものの，大腸狭窄例における大腸 CT 検査の実施は安全性に十分に注意して実施する必要がある。

おわりに

大腸がんにおける診断・治療のメインは大腸内視鏡検査であり，ゴールスタンダードとして重要な位置を占める。一方，内視鏡挿入困難例あるいは内視鏡を希望しない患者が一定数いることも事実である。内視鏡の挿入が困難な場合あるいは内視鏡の実施が困難な高齢者や腹部手術既往例においては，大腸 CT 検査は同日に短時間ででき，全大腸を内視鏡検査に準じて精度高く検査できる方法であり臨床上有用である。日本における大腸がん診療をより高めるため，大腸 CT 検査は大腸内視鏡検査を補完する位置づけとして今後重要性を増すものと考える。

文　献

1) Johnson CD, Chen MH, Toledano AY, et al：Accuracy of CT colonography for detection of large adenomas and cancers. N Engl J Med 359：1207-1217, 2008
2) Regge D, Laudi C, Galatola G, et al：Diagnostic accuracy of computed tomographic colonography for the detection of advanced neoplasia in individuals at increased risk of colorectal cancer. JAMA 301：2453-2461, 2009
3) Graser A, Stieber P, Nagel D, et al：Comparison of CT colonography, colonoscopy, sigmoidoscopy and faecal occult blood tests for the detection of advanced adenoma in an average risk population. Gut 58：241-248, 2009
4) Heresbach D, Djabbari M, Riou F, et al：Accuracy of computed tomographic colonography in a nationwide multicentre trial, and its relation to radiologist expertise. Gut 60：658-665, 2011
5) Levin B, Lieberman DA, McFarland B, et al：American Cancer Society Colorectal Cancer Advisory Group；US Multi-Society Task Force；American College of Radiology Colon Cancer Committee Screening and surveillance for the early detection of colorectal cancer and adenomatous polyps, 2008：a joint guideline from the American Cancer Society, the US Multi-Society Task Force on Colorectal Cancer, and the American College of Radiology. CA Cancer J Clin 58：130-160, 2008
6) US Preventive Services Task Force, Bibbins-Domingo K, Grossman DC, et al：Screening for Colorectal Cancer：US Preventive Services Task Force Recommendation Statement. JAMA 315：

2564-2575, 2016

7) Guidelines for the use of imaging in the NHS Bowel Cancer Screening Programme. Second edition. http://www.cancerscreening.nhs.uk/bowel/publications/nhsbcsp05.pdf

8) Spada C, Stoker J, Alarcon O, et al : Clinical indications for computed tomographic colonography : European Society of Gastrointestinal Endoscopy (ESGE) and European Society of Gastrointestinal and Abdominal Radiology (ESGAR) Guideline. Eur Radiol 25 : 331-345, 2015

9) Nagata K, Endo S, Honda T, et al : Accuracy of CT Colonography for Detection of Polypoid and Non-polypoid Neoplasia by Gastroenterologists and Radiologists : A Nationwide Multicenter Study in Japan. Am J Gastroenterol 112 : 163-171, 2017

10) Utano K, Nagata K, Honda T, et al : Diagnostic Performance and Patient Acceptance of Reduced-Laxative CT Colonography for the Detection of Polypoid and Non-Polypoid Neoplasms : A Multicenter Prospective Trial. Radiology 282 : 399-407, 2017

11) 日本消化器がん検診学会大腸がん検診精度管理委員会：精密検査の手法として大腸CT検査の位置づけおよび必要条件と課題．日消がん検診誌 54：425-441, 2016

12) Yamamichi J, Seto K, Hinotsu S, et al : Patterns and trends in diagnostic tests used for detection of colorectal cancer after screening with the immunochemical fecal occult blood test in Japan. Open Journal of Clinical Diagnostics 5 : 107-116, 2015

13) Shah HA, Paszat LF, Saskin R, et al : Factors associated with incomplete colonoscopy : a population-based study. Gastroenterology 132 : 2297-2303, 2007

14) Aslinia F, Uradomo L, Steele A, et al : Quality assessment of colonoscopic cecal intubation : an analysis of 6 years of continuous practice at a university hospital. Am J Gastroenterol 101 : 721-731, 2006

15) Baxter NN, Sutradhar R, Forbes SS, et al : Analysis of administrative data finds endoscopist quality measures associated with postcolonoscopy colorectal cancer. Gastroenterology 140 : 65-72, 2011

16) Cunliffe WJ, Hasleton PS, Tweedle DE, et al : Incidence of synchronous and metachronous colorectal carcinoma. Br J Surg 71 : 941-943, 1984

17) Pagana TJ, Ledesma EJ, Mittelman A, et al : The use of colonoscopy in the study of synchronous colorectal neoplasms. Cancer 53 : 356-359, 1984

18) Arenas RB, Fichera A, Mhoon D, et al : Incidence and therapeutic implications of synchronous colonic pathology in colorectal adenocarcinoma. Surgery 122 : 706-709, 1997

19) Huang CS, Yang SH, Lin CC, et al : Synchronous and metachronous colorectal cancers : distinct disease entities or different disease courses? Hepatogastroenterology 62 : 286-290, 2015

20) Macari M, Berman P, Dicker M, et al : Usefulness of CT colonography in patients with incomplete colonoscopy. AJR Am J Roentgenol 173 : 561-564, 1999

21) Morrin MM, Kruskal JB, Farrell RJ, et al : Endoluminal CT colonography after an incomplete endoscopic colonoscopy. AJR Am J Roentgenol 172 : 913-918, 1999

22) Neri E, Giusti P, Battolla L, et al : Colorectal cancer : role of CT colonography in preoperative evaluation after incomplete colonoscopy. Radiology 223 : 615-619, 2002

23) Luo M, Shan H and Zhou K : CT virtual colonoscopy in patients with incomplete conventional colonoscopy. Chin Med J 115 : 1023-1026, 2002

24) Copel L, Sosna J, Kruskal JB, et al : CT colonography in 546 patients with incomplete colonoscopy. Radiology 244 : 471-478, 2007

25) Yucel C, Lev-Toaff AS, Moussa N, et al : CT colonography for incomplete or contraindicated optical colonoscopy in older patients. AJR Am J Roentgenol 190 : 145-150, 2008

26) Iafrate F, Hassan C, Zullo A, et al : CT colonography with reduced bowel preparation after incomplete colonoscopy in the elderly. Eur Radiol 18 : 1385-1395, 2008

27) Lai C, Sammour T, Roadley G, et al : CT colonography in a rural New Zealand hospital. N Z Med J 122 : 67-73, 2009

28) Neerincx M, Terhaar sive Droste JS, Mulder CJ, et al : Colonic work-up after incomplete colonoscopy : significant new findings during follow-up. Endoscopy 42 : 730-735, 2010

29) Salamone I, Buda C, Arcadi T, et al : Role of virtual colonoscopy following incomplete optical colonoscopy : our experience. G Chir 32 : 388-393, 2011

30) Pullens HJ, van Leeuwen MS, Laheij RJ, et al : CT-colonography after incomplete colonoscopy : what is the diagnostic yield? Dis Colon Rectum 56 : 593-599, 2013

31) Ridolfi TJ, Valente MA and Church JM : Achieving a complete colonic evaluation in patients with incomplete colonoscopy is worth the effort. Dis Colon Rectum 57 : 383-387, 2014

32) Maggialetti N, Capasso R, Pinto D, et al : Diagnostic value of computed tomography colonography

33) Saluja S, Gaikstas G and Sapundzieski M：Optimal timing for faecal tagging in same day CT colonography for patients with failed colonoscopy. Radiography（Lond）23：e47-e49, 2017
34) Horvat N, Raj A, Ward JM, et al：Clinical Value of CT Colonography Versus Preoperative Colonoscopy in the Surgical Management of Occlusive Colorectal Cancer. AJR Am J Roentgenol 210：333-340, 2018
35) Nagata K and Kudo S：Triple Colon Cancer Successfully Demonstrated by CT Air-Contrast Enema. Dig Surg 21：10-11, 2004
36) Nagata K, Endo S, Tatsukawa K, et al：Double colorectal cancer only diagnosed by computed tomographic colonography. Case Rep Gastroenterol 2：44-48, 2008
37) Halligan S, Wooldrage K, Dadswell E, et al：Computed tomographic colonography versus barium enema for diagnosis of colorectal cancer or large polyps in symptomatic patients（SIGGAR）：a multicentre randomised trial. Lancet 381：1185-1193, 2013
38) Chang KJ, Rekhi SS Jr, Anderson SW, et al：Fluid tagging for CT colonography：effectiveness of a 2-hour iodinated oral preparation after incomplete （CTC）after incomplete optical colonoscopy. Int J Surg 33：S36-44, 2016

optical colonoscopy. J Comput Assist Tomogr 35：91-95, 2011
39) これ1冊でわかる！　大腸CTプロフェッショナル100のレシピ．杉本英治（監修），永田浩一（編集），メディカルアイ，東京，pp.172-177, 2015
40) Nagata K, Endo S, Ichikawa T, et al：Polyethylene glycol solution（PEG）plus contrast medium vs PEG alone preparation for CT colonography and conventional colonoscopy in preoperative colorectal cancer staging. Int J Colorectal Dis 22：69-76, 2007
41) Nagata K, Okawa T, Honma A, et al：Full-laxative versus minimum-laxative fecal-tagging CT colonography using 64-detector row CT：prospective blinded comparison of diagnostic performance, tagging quality, and patient acceptance. Acad Radiol 16：780-789, 2009
42) Nagata K, Ota Y, Okawa T, et al：PET/CT colonography for the preoperative evaluation of the colon proximal to the obstructive colorectal cancer. Dis Colon Rectum 51：882-890, 2008
43) Nagata K, Takabayashi K, Yasuda T, et al：Adverse events during CT colonography for screening, diagnosis and preoperative staging of colorectal cancer：a Japanese national survey. Eur Radiol 27：4970-4978, 2017

（永田浩一，松田尚久，斎藤　博）

14 内視鏡検査が困難な場合の大腸がんスクリーニング

― 2）大腸カプセル内視鏡

はじめに

　カプセル内視鏡は内視鏡が到達困難であった深部小腸を観察する目的でイスラエルのギブン・イメージング社（現在のコビディエン・ジャパン／メドトロニック社）のIddanらが2000年に開発した[1]。その後大腸カプセル内視鏡も開発され，2014年1月世界に先がけて本邦で大腸カプセル内視鏡が保険収載された。本稿ではまず大腸カプセル内視鏡の機種・仕様，保険適用・禁忌，前処置・ブースター法，大腸ポリープ検出能について概説し，その後大腸がんスクリーニングにおける大腸カプセル内視鏡の役割と可能性について述べる。

I　大腸カプセル内視鏡の機種，仕様

　2018年3月現在本邦で発売されているコビディエン・ジャパン／メドトロニック社製大腸カプセル内視鏡 PillCam® COLON 2 は大きさ31.5mm×11.6mm，重さ2.9gの両端にカメラがついた2ヘッドのカプセル内視鏡（図1A）である。172度（2ヘッドで全方位に近い344度）の視野角を持ち，有効視程距離は30mm，最小検出対象は0.1mm，標準駆動時間は10時間以上（最大16～17時間）である。ポシェットに入れて携帯するデータレコーダー（DR3，図1B）にはリアルタイムモニターがついており，現在撮影している画像を確認できる。また，DR3とカプセル内視鏡がセンサーアレイ（図1C）を介して双方向無線通信を行うことで，カプセル画像から移動量を判定し，撮像速度を両カメラ合わせて毎秒4枚または毎秒35枚に変換するフレームレート調整（adaptive frame rate：AFR）機能を有する。つまり，カプセル内視鏡が速く移動する際に撮像速度を速くし，見落としを防ぐ。ただし，稀ではあるが，検査途中カプセルのバッテリー消費が激しい（例えば毎秒35枚で特定の部位を往復する場合など），つまり10時間以上バッテリーが持たないとDR3が判断すると撮像レートが毎秒4枚に固定される。撮像速度について詳細を述べると，カプセル内視鏡の動作開始後180秒（3分）間は毎秒4枚，小腸検出までは毎分14枚，小腸検出後AFR機能が作動するまで毎分48枚，AFR機能開始以降は毎秒4枚または毎秒35枚であるが，ワークステーション（図1D）の読影ソフトウェア（Reporting And Processing of Images and Data：Rapid）上では動作開始3分後からAFRが作動するまでの撮像データは削除され読影できない。小腸の検出は絨毛の自動認識により行われ，AFRが作動するタイミングは検査によって不規則である。もし，リアルタイムビューで小腸と認識し，AFRが自動で作動していない場合は，手動でAFRを強制作動させても良い。また，大腸だけではなく，食道，胃，十二指腸，上部空腸も画像読影したい場合は，動作開始直後に手動でAFRを作動させてからカプセル内視鏡を内服させてもよいが，バッテリーが消耗し，全大腸撮像できなくなる危険性があるので注意が必要である。

II　大腸カプセル内視鏡のワークステーションでの読影

　2018年3月現在，Rapid8.3が最新のワークステーションである（図2A）。患者チェックインとカプセル内視鏡画像のダウンロード・画像解析とレポート作成機能を有する。大腸カプセル内視鏡が肛門から排泄，もしくはバッテリー切れで撮像が終了したらDR3をクレードルにセットし，画像をダウンロードする。以下読影の概略を示す。

1．プレビュー

　読影ソフトウェアの左上にあるクイックビュー（QV）もしくはコラージュでビデオの概要を把握

2）大腸カプセル内視鏡

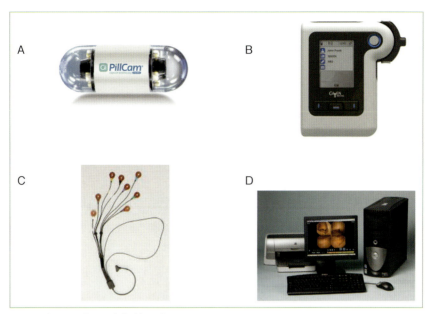

図1 大腸カプセル内視鏡一式
　A：大腸カプセル
　B：データレコーダー
　C：センサーアレイ
　D：ワークステーション

しながら，大腸のランドマーク「最初の盲腸画像」「最後の直腸」を特定する。その後に，「大腸湾曲部ランドマークの提案」機能を使用して，肝湾曲部画像と脾湾曲部画像を選択する。プレビューはソフトウェアの画像の右下にあるカプセルマークの中央をクリックして，2ヘッドの画像を見ながら行ってよい。血管性病変や出血には赤色領域推定表示が有効である。

2. レビュー

2ヘッドの画像は連続性がなく詳細な読影に向かないため，レビューでは，1ヘッド別々に読影を行う。つまり，ソフトウェアの画像の右下にあるカプセルマークの右側（黄色ヘッド）をクリックして，「最初の盲腸画像」から「最後の直腸画像」まで2枚表示（デュアル）または1枚表示（シングル）で読影し，次いでカプセルマークの左側（緑色ヘッド）をクリックして，「最初の盲腸画像」から「最後の直腸画像」まで読影する。その際に，改めて「肝湾曲部画像」と「脾湾曲部画像」をチェックし直す。横行結腸は通過速度が数分と短いことが多い。

所見があればその都度サムネールに保存し，所見を記載する。大腸カプセル内視鏡の場合，ポリープサイズ推定機能（polyp size estimation：PSE）（図2B））がついており，サムネール画像上のポリープを対象としてマウス操作で始点と終点をクリックすることで，そのサイズを推定表示できる。筆者は例えば，「1 Y A 5mm Ⅱa（黄色ヘッドで1番目に観察された上行結腸の5mmのⅡa polyp）」，「2G D10mm Ip（緑色ヘッドで2番目に観察された下行結腸のIp polyp）」とサムネールに所見入力し，かつ同画面でソフトウェアの右上の☑コメント編集を選択し，検査コメントフォルダーの検査情報・所見欄に，上記の所見をその都度Copy&Pasteしている。また，検査情報・所見欄には各部位の洗浄度（excellent, good, fair, poor），泡の有無も記載している。

小腸と異なり大腸は管腔が広く，襞裏に病変が隠れていることも多い。したがって，高速で読影せず，ゆっくり（表示速度10前後で）読影し，特にカプセル内視鏡の移動が速く，画面が大きく変わる箇所ではマウスホイールでフレームを1コマずつスクロールして慎重に読影することが肝要である。残渣や粘液に覆われた部位（mucosal cap）や透見血管が途切れた領域は表面型腫瘍が隠れている可能性があるので特に注意が必要である。また，襞の不自然な変形はポリープにより牽

14. 内視鏡検査が困難な場合の大腸がんスクリーニング

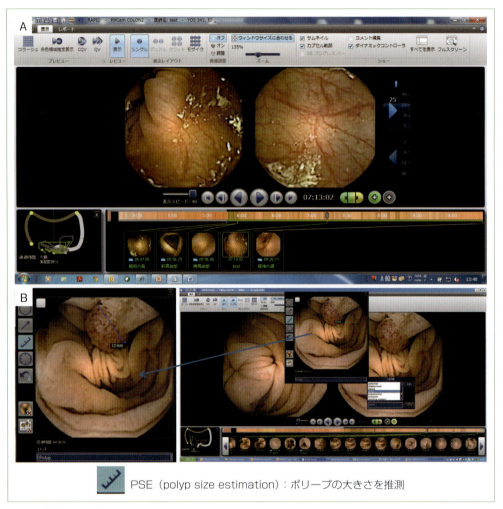

図2 読影ソフトウェア
A：Rapid8.3
B：ポリープサイズ推定機能

引されていることがあるので注意する。画像調整機能としてFICE1モード，ブルーモードがあるので，適宜使用する。

3. 解析・レポート

キャプチャーした画像を解析して，読影レポートを作成する。カプセル内視鏡では同じポリープや腫瘍が何度も撮影され複数あるように見えることがあるので，改めて見直す。1枚の画像だけで判断せず，その前後のフレームや別ヘッドのフレームを見ながら最終診断する。

III 大腸カプセル内視鏡の保険適用，禁忌

2014年1月1日よりカプセル型内視鏡（大腸用）は以下のいずれかに該当する場合に限り保険適用となった。

a. 大腸内視鏡検査が必要であり，大腸ファイバースコピーを実施したが，腹腔内の癒着等により回盲部まで到達できなかった患者に用いた場合

b. 大腸内視鏡検査が必要であるが，腹部手術歴があり癒着が想定される場合等，器質的異常により大腸ファイバースコピーが実施困難であると判断された患者に用いた場合

診療報酬は区分番号「D313」大腸ファイバースコピー「3」上行結腸および盲腸の点数（1,550点）に準じて算定する。カプセル内視鏡本体は特定保険医療材料として85,400円が償還価格となった。盲腸到達率の高い本邦においてaが適用となるケースは少ないが，bについては開腹術の既往，潰瘍性大腸炎等で大腸の脆弱性が疑われる場合は

適用となる。
また、以下の患者は禁忌である。

1）滞留関連
①腹部X線検査，腹部超音波検査，病歴や手術歴，臨床所見等で消化管の閉塞，狭窄，瘻孔が既知または疑われる患者（ただし，上記検査法にて確定できない場合でも造影検査等で狭窄がないことが確認された場合は除く）
②診断確定済みのクローン病患者（腸管狭窄によりCOLON 2カプセルが滞留するおそれが高いため）
③骨盤内臓器に対して放射線治療を受け，放射線性腸炎による狭窄が疑われる患者
④腹腔内の外科的手術歴があり，造影検査等にて本検査実施に問題がないことを確認できない患者

2）滞留以外
①心臓ペースメーカーまたは他の電気医療機器が埋め込まれている患者
②嚥下障害，またはそのおそれがある患者

IV 大腸カプセル内視鏡の前処置・ブースター法

通常の大腸内視鏡と異なり，大腸カプセル内視鏡は洗浄や吸引が不可能で腸管洗浄度が病変の検出率に大きく影響するため，大腸カプセル内視鏡の開発時から欧州では多量の腸管洗浄剤を使用してきた[2]。例えば，検査前日から当日にかけてポリエチレングリコール含有電解質溶液3～4Lとカプセル内服後に大腸まで押し流すブースターのリン酸ナトリウム製剤1～2Lの合計4.5～6Lを内服しなければならず，また丸2日間の絶食も行われていた。欧州ではその後もリン酸ナトリウム製剤が多用されたが，急性腎不全，急性リン酸腎症の副作用があり，腎機能障害患者や高血圧治療中の高齢者には使用しづらい。本邦では下剤の量を約3.2Lまで減らしたポリエチレングリコール・クエン酸マグネシウム製剤を用いた多施設共同研究が行われ[3]，薬事承認された。ただ，一部の論文を除き当時報告された大腸カプセル内視鏡の記録時間内排泄率もしくは全大腸観察率は70～88%と低率であった。アメリカのRexらはポリエチレングリコール4Lと硫酸塩製剤SUPREP1.5Lを使用し，開始12時間までのカプセル内視鏡排泄率は92.3%と報告している[4]。Spada等は大腸CTと大腸カプセル内視鏡を同日に行う臨床試験でポリエチレングリコール，リン酸ナトリウム製剤，ガストログラフィン合計6.25Lを使用し，開始10時間までのカプセル排泄率は93.0%と報告している[5]。しかし，2018年3月現在SUPREPは本邦で未承認であり，ガストログラフィンも下剤としての適用はない。以上のごとく，大腸カプセル内視鏡の前処置・ブースターには多量の腸管洗浄剤を必要とすること，全大腸観察率が低いことが問題となっていた。

筆者らはそれら問題点を克服すべく，多施設共同研究でヒマシ油を用いたブースターの有用性を検討した。ヒマシ油30mL使用するだけでカプセル内視鏡の排泄率は97%まで向上し，水分を含めた腸管洗浄剤の量は3Lまで軽減できた[6]。ヒマシ油は3,500年以上の歴史を持ち，乳児にも使用できる安全な下剤である。この結果をもとに日本カプセル内視鏡学会推奨の大腸ポリープに対する大腸カプセル内視鏡レジメンが作成された（図3）。

V 大腸腫瘍・ポリープに対する大腸カプセル内視鏡の検出能

AFRが装備された第2世代のPillCam®COLON2の大腸腫瘍・ポリープ検出能について過去の文献を表1に示す[2～4, 7～9]。通常の大腸内視鏡所見をGold standardとし，大腸カプセル内視鏡の感度，特異度は6mm以上，10mm以上のポリープを保有した被験者の検出割合での算出である。

大腸がん一次検診の便潜血が陽性で二次検診の通常大腸内視鏡が疎まれる際の受け皿として期待される大腸CTと大腸カプセル内視鏡の比較については，2つの文献報告がある。Rondonottiらは便潜血陽性被験者50人に大腸カプセル内視鏡を施行し，その後15日以内に全例に対し大腸CTと通常の大腸内視鏡を同日に施行する臨床試験を行った。6mm以上のポリープを有する被験者を検出する感度，特異度は大腸CTで88.2%，84.8%，大腸カプセル内視鏡で88.2%，87.8%とほぼ同等であったが，受容性については78%の被験者が大腸CTより大腸カプセル内視鏡のほうが優っていると回答した[9]。Spadaらは通常の大腸内視鏡

図3 日本カプセル内視鏡学会推奨の大腸ポリープに対する大腸カプセル内視鏡レジメン

		レジメン
前々日	就寝前	センノシド3錠（36mg）：便秘時（慢性便秘の人は1週間前から毎日下剤内服）
前日	朝，昼，夕	低残渣食
	PM 7～10	マグコロールP®1包（50g）を水180mLに溶解し内服（高張法）
	就寝前	ラキソベロン®1本+水80mL（コップ1杯）
検査当日	AM 9：00	モビプレップ®1000（～500）mL+水分500（～250）mL：便がきれいになるまで
	AM 10～11	（ガスモチン®4T内服⇒）カプセル内視鏡嚥下
		歩行促進または右側臥位
		1時間後に小腸未到達⇒プリンペラン1A（10mg）筋注（オプション）
		さらに1時間後，小腸未到達⇒プリンペラン1A（10mg）筋注（オプション）
	小腸到達後	加香ヒマシ油1本（30mL）+モビプレップ®100mL
		引き続き，モビプレップ®400mL+水分250mL
		引き続き，モビプレップ®500mL+水分250mL
	～PM 5：00 未排泄	①プリンペラン1A（10mg）筋注（オプション）
		②加香ヒマシ油30mL+水分100mL（オプション）
		③マグコロールP®1包（50g）を水180mLに溶解し内服（オプション）
		④グリセリン浣腸60mL

※水分：水，お茶，リンゴジュース，スポーツドリンク可

表1 大腸ポリープに対するカプセル内視鏡*の検出感度，特異度

#	対象	症例数	6mm以上のポリープ		10mm以上のポリープ	
			感度（％）	特異度（％）	感度（％）	特異度（％）
1[2]	イスラエル	98	89	76	88	89
2[7]	ヨーロッパ	109	84	64	88	95
3[8]	ドイツ	49	91	94	-	-
4[9]	イタリア	50	88	88		
5[4]	アメリカ	689	87	94	85	97
6[3]	日本	66	94†	-		

*PillCam® COLON2，†治療適応病変

で全大腸観察できなかった97例の被験者に大腸カプセル内視鏡と大腸CTを同日に施行し，その1年後に大腸内視鏡で確認する臨床試験を行った。6mm以上のポリープを有する被験者の割合は大腸CTで12.2％，大腸カプセル内視鏡で24.5％と大腸カプセル内視鏡の方で検出率が2.0倍高かった。10mm以上のポリープを有する被験者の割合は大腸CTで3.1％，大腸カプセル内視鏡で5.1％と大腸カプセル内視鏡の方で検出率が1.67倍高かった。大腸CTで未検出，大腸カプセル内視鏡で検出された病変は大半が鋸歯状病変や側方発育型腫瘍などの表面型腫瘍・ポリープであった[5]。

VI 大腸がんスクリーニングにおける大腸カプセル内視鏡の役割と可能性

近年，大腸癌は男女とも増加の一途を辿っており，国立がん研究センターによる2017年がん統計予測によれば，罹患数は全がん中大腸がんが149,500人と第1位で（男性は第4位の85,500人，女性は乳癌に次ぐ第2位の64,000人），死亡数は肺癌に次いで53,000人と第2位（男性は肺癌，胃癌に次ぐ第3位の28,300人，女性は第1位の24,700人）である。国民生活調査による40歳以上の大腸がん一次検診の受診率は徐々に増加しているが，39.1％と依然低く，平成26年（2014年）度の地域保健・健康増進事業報告による大腸がん精密検査受診率は65.9％（平成26年度健康保険

組合に対する調査結果では被保険者が45.2%，被扶養者が56.6%，全体で46.4%）と低いのが現状である。

大腸カプセル内視鏡は検査に伴う苦痛や放射線被曝，鎮静の必要がなく，表面型大腸腫瘍の検出能も高いことから，大腸CTと合わせ，今後の大腸がん検診受診率向上につながることが期待される。苦痛や羞恥心のため通常の大腸内視鏡を希望しない人（特に女性），癒着・放射線性腸炎，大腸過長症等で大腸内視鏡の挿入困難例，カプセル通過速度の比較的速い若年男性は良い適応になると思われる。2013年7月に大腸内視鏡検査を必要としながらも施行が難しい患者や大腸内視鏡検査を受けられない患者の大腸疾患の診断を適応として薬事申請されたにも関わらず，2014年1月からの保険適用は，①大腸ファイバースコピーを実施したが，腹腔内の癒着等により回盲部まで到達できなかった患者，②大腸内視鏡検査が必要であるが，腹部手術歴があり癒着が想定される場合等，器質的異常により大腸ファイバースコピーが実施困難であると判断された患者のみであり，大腸カプセル内視鏡を大腸がん検診に使用するのは困難な状況である。

また，通常の大腸内視鏡は高額な内視鏡光源，複数のスコープ，洗浄消毒装置が必要であり，大腸CTも高額なCT装置と解析ソフトウェア，炭酸ガス注入装置が必要である。大腸カプセル内視鏡はカプセル自体がディスポーザブルのため85,400円と高いが，チェックイン・ダウンロード・読影が1台で可能なノートパソコン（Note Station）は他の検査機器に比べ極めて安価で，初期投資額が少なくて済む。また，通常の大腸内視鏡は内視鏡専門医，大腸CTは放射線科医，放射線技師が必要であるが，大腸カプセル内視鏡の実施に専門医は不要である。大腸カプセル内視鏡の読影については日本カプセル内視鏡学会が読影支援技師制度を整備しており，また読影支援ネットワークによるカプセル内視鏡認定医による二次読影も可能である。以上のことから特に医療資源の少ない二次医療圏における大腸がん検診の受診率向上に大腸カプセル内視鏡は大きく貢献できると思われる。便潜血陽性者に対して大腸カプセル内視鏡が施行されれば，初期の大腸がんや前癌病変の大腸良性腫瘍が発見され，大腸がんにかかる医療費の削減に貢献できる予測も示されている[10]。今後は大腸カプセル内視鏡が便潜血陽性者に対しても保険適用が拡大され，大腸がん検診に使用できるようになることを切に願いたい。

文　献

1) Iddan G, Meron G, Glukhovsky A, et al：Wireless capsule endoscopy. Nature 405：417, 2000
2) Eliakim R, Yassin K, Niv Y, et al：Prospective multicenter performance evaluation of the second-generation colon capsule compared with colonoscopy. Endoscopy 41：1026-1031, 2009
3) Saito Y, Saito S, Oka S, et al：Evaluation of the clinical efficacy of colon capsule endoscopy in the detection of lesions of the colon：prospective, multicenter, open study. Gastrointest Endosc 82：861-869, 2015
4) Rex DK, Adler SN, Aisenberg J, et al：Accuracy of capsule colonoscopy in detecting colorectal polyps in a screening population. Gastroenterology148：948-957, 2015
5) Spada C, Hassan C, Barbaro B, et al：Colon capsule versus CT colonography in patients with incomplete colonoscopy：a prospective, comparative trial. Gut 64：272-281, 2015
6) Ohmiya N, Hotta N, Mitsufuji S, et al：Multicenter retrospective analysis of bowel preparation including castor-oil for colon capsule endoscopy. J Gastroenterol Hepatol 32（Suppl 3）：222, 2017
7) Spada C, Hassan C, Munoz-Navas M, et al：Second-generation colon capsule endoscopy compared with colonoscopy. Gastrointest Endosc 74：581-589, 2011
8) Hartmann D, Keuchel M, Philipper M, et al：A pilot study evaluating a new low-volume colon cleansing procedure for capsule colonoscopy. Endoscopy 44：482-486, 2012
9) Rondonotti E, Borghi C, Mandelli G, et al：Accuracy of capsule colonoscopy and computed tomographic colonography in individuals with positive results from the fecal occult blood test. Clin Gastroenterol Hepatol 12：1303-1310, 2014
10) 坂巻弘之，田尻久雄，井上幸恵：大腸がん検査における大腸カプセル内視鏡の費用効果分析．医薬ジャーナル51：116-126，2015

（大宮直木）

15 内視鏡スクリーニング〜症例集〜

隆起型腺腫（O-Is, Isp）

症例：70歳台，女性。主訴：なし（内視鏡治療後のサーベイランス）。

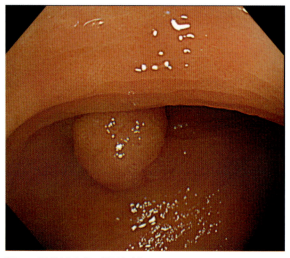

図1　通常観察像（非拡大）
通常光で上行結腸に発赤調の隆起性病変を認める。病変は腸管襞に隠れるように存在しており，襞をかき分け観察したことで発見された。

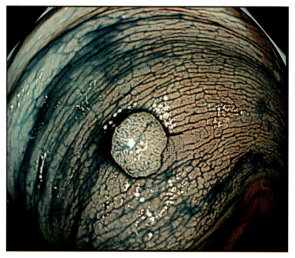

図2　インジゴカルミン撒布像（非拡大）
病変の全体像を捉えたうえで，インジゴカルミンを散布している。境界明瞭な6mm大のO-Is型ポリープであることがわかる。

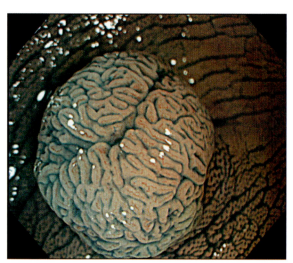

図3　インジゴカルミン撒布像（拡大）
インジゴカルミン撒布後の拡大観察にて，ⅢL型pit patternを認め，管状腺腫と診断される。

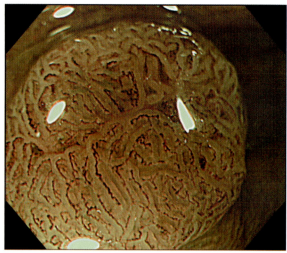

図4　NBI観察像（拡大）
拡張した微小血管が比較的規則正しく網目状に配列しているvessel pattern所見，また管状の表面構造が比較的規則正しく配列しているsurface pattern所見を認める。JNET type2Aの所見であり，NBI拡大観察からも管状腺腫と診断される。

診断のポイント
　隆起型腺腫はスクリーニング内視鏡で最も目にすることが多い病変であるが，襞の裏に隠れて存在する場合など発見が容易でないこともあり，注意を要する。常に襞裏にも気を配り観察していくことが重要である。病変発見後は，質的診断を行うことになるが，その際には，通常光観察に加え画像強調観察や拡大観察を用いると，より確信度の高い診断が可能となる。

（江郷茉衣，関口正宇，松田尚久）

腺腫・早期大腸癌（隆起型）

症例：50歳台，男性。主訴：便潜血反応陽性。

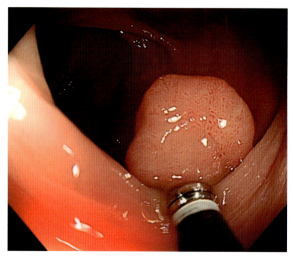

図1　S状結腸のひだ裏に隆起性病変が疑われたため，鉗子による圧迫で病変の全体像を把握した。

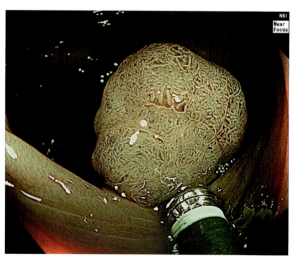

図2　NBIの弱拡大像では，多くの部分がJNET分類Type 2Aと考えられたが，一部はType 2Bに相当すると考えられた。

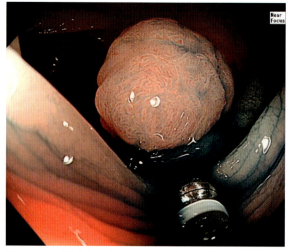

図3　インジゴカルミンによる色素内視鏡では，ピットパターンⅢ_L型〜Ⅴ_I型（軽度不整）と考えられた。

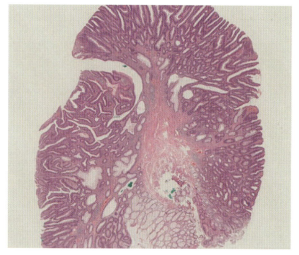

図4　組織学的には一部に高分化腺癌の成分を含む管状腺腫であった。

診断のポイント

　隆起型の腺腫・早期大腸癌は，平坦陥凹型病変に比べて存在診断は容易な印象があるものの，ひだ裏や屈曲部に存在する場合は観察が困難な場合がある。本症例は鉗子により病変肛門側のひだを圧迫することにより，ようやく病変全体像の把握が可能であった。

　スクリーニング内視鏡においては，先端アタッチメントの使用や内視鏡の反転操作などの併用も考慮しつつ注意深く観察を行なわなければ，本症例のような隆起性病変でも見逃しうることに注意が必要と考えられる。

（河村卓二）

陥凹型病変（O-Ⅱc, O-Ⅱa+Ⅱc）

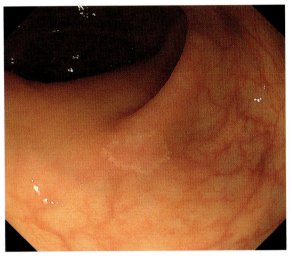

図1 上行結腸に淡い発赤調で，辺縁に白色調の縁取りがある病変を認めた。背景血管は途絶し，境界明瞭であることから腫瘍性病変を疑う。

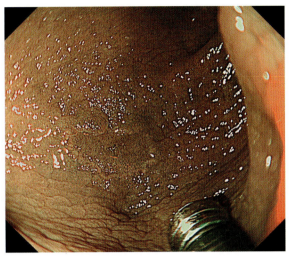

図2 NBI観察では淡いbrownishとして認識された。

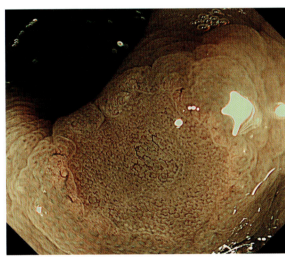

図3 NBI拡大観察では血管のnetworkが一部途切れているように観察されるが，陥凹型病変によくみられる所見でありJNET type2Aと診断した。

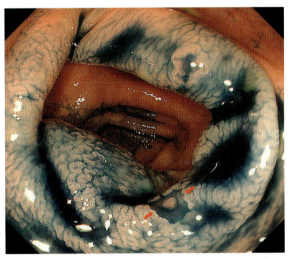

図4 インジゴカルミンを散布すると陥凹局面が明瞭となった。陥凹内部にわずかな隆起を認めるが，病変全体が周囲正常粘膜より陥凹しており，肉眼形態はO-Ⅱcとした。

15. 内視鏡スクリーニング〜症例集〜

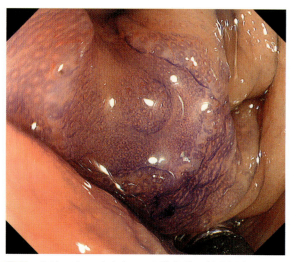

図5 クリスタルバイオレット染色後の拡大観察では，病変内にみられる pit は周囲のⅠ型 pit より小型類円形でⅢs 型 pit pattern と診断した。

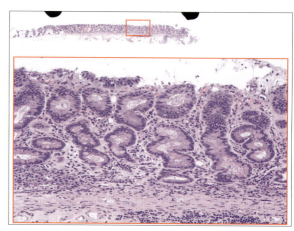

図6 内視鏡的粘膜切除を施行した。病理学的には低異型度の高分化腺癌で粘膜内癌であった。

> **診断のポイント**
>
> 　陥凹型腫瘍や，laterally spreading tumor（LST）などの平坦型腫瘍は発見自体が困難なケースをしばしば経験する。いずれの病変もわずかな発赤，皺壁の変形，背景血管の途絶に着目して注意深く観察に当たらなければ，発見することが難しい。スクリーニング内視鏡に当たっては容易に発見できる隆起型病変だけに捉われることなく，平坦陥凹型病変の存在を常に意識することが重要である。

（三澤将史，工藤進英）

LST-G

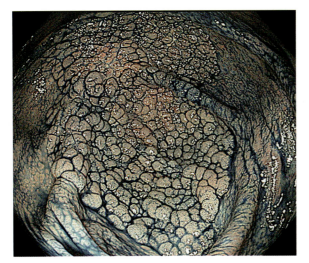

図1 LST-G 顆粒均一型（色素散布像）

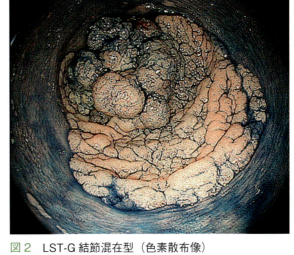

図2 LST-G 結節混在型（色素散布像）

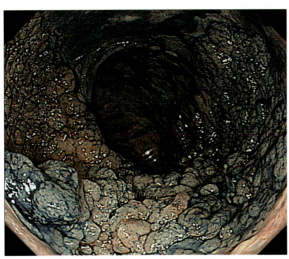

図3 ひだを跨ぐ LST-G 結節混在型（色素散布像）

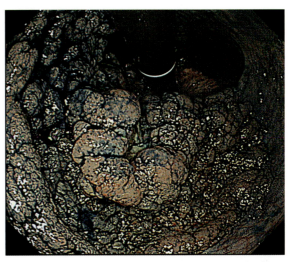

図4 図3のスコープ反転像（ひだ裏に粗大結節と潰瘍を認める）

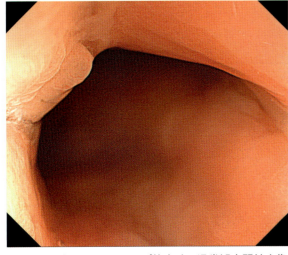

図5 肛門管からのスコープ抜去時の通常観察弱拡大像（10時方向に病変を認める）

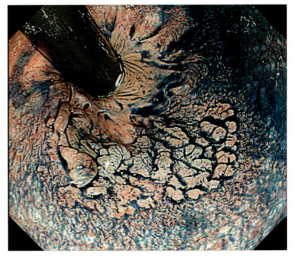

図6 図5のスコープ反転像。歯状線に接する LST-G 顆粒均一型（色素散布像）

診断のポイント

側方発育型腫瘍（Laterally spreading tumor：LST）とは，食道や胃における表層拡大型腫瘍と同じ『垂直方向よりも水平方向に発育進展した大きさ10mm以上の大腸病変』に対する総称である[1]。LSTのうち，表面顆粒結節状の顆粒型（granular type：LST-G）は結節顆粒の大小不同により個々の顆粒の大きさがそろっている顆粒均一型（homogeneous type）（図1）と粗大結節が混在した結節混在型（nodular mixed type）（図2）に分類される。なお，結節混在型は，粗大結節が病変の一部を占めるもの，病変全体が粗大結節で構成されているものなど様々な形態を呈する。

LST-Gは大きな隆起性病変であるため，スクリーニング検査の際に見落とすことはほとんどないが，結節の凸凹や病変境界を明瞭にするためはインジゴカルミンによる色素散布が必須である。大きなLST-Gの場合には必ず病変全体をくまなく観察することが必須である。特に屈曲部やひだを跨ぐ場合には，状況に応じてスコープ反転観察を行うなどして病変口側の観察を確実に行い，浸潤所見の指標とされる粗大結節や陥凹（潰瘍）の有無[2]を必ず確認する（図3，4）。また，LST-G好発部位の一つである下部直腸（特に歯状線近傍）では，スコープ抜去時の観察のみでは病変がスコープ先端の後ろ側に位置するため死角になりうることに留意する。特に下部直腸後壁側の死角を減らすためには，少し脱気し拡大内視鏡を使用していれば弱拡大で観察するとよい（図5）。歯状線近傍のLST-G病変全体を詳細に観察するためにはスコープの反転操作が必須である（図6）。

文　献

1) Kudo S, Lambert R, Allen JI, et al：Nonpolypoid neoplastic lesions of the colorectal mucosa. Gastrointest Endosc 68：S3-S47, 2008
2) Uraoka T, Saito Y, Matsuda T, et al：Endoscopic indications for endoscopic mucosal resection of laterally spreading tumours in the colorectum. Gut 55：1592-1597, 2006

（岡　志郎，田中信治）

LST-NG

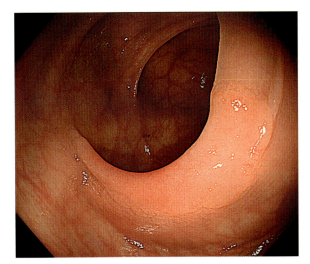

図1 LST-NG 平坦隆起型(通常観察像)

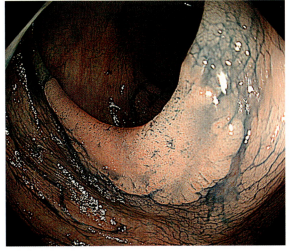

図2 図1の色素(インジゴカルシン)散布像

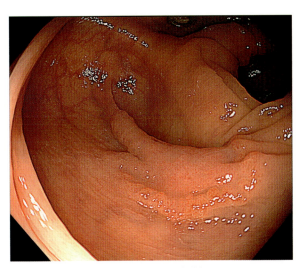

図3 LST-NG 偽陥凹型(通常観察像)

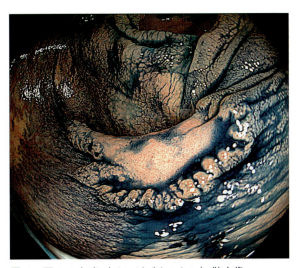

図4 図3の色素(インジゴカルシン)散布像

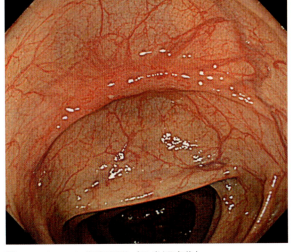

図5 LST-NG 偽陥凹型(通常観察像)

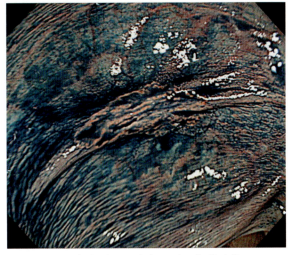

図6 図5の色素(インジゴカルシン)散布像

15. 内視鏡スクリーニング〜症例集〜

診断のポイント

　側方発育型腫瘍（Laterally spreading tumor：LST）のうち，表面平滑な非顆粒型（non-granular type：LST-NG）は平坦隆起型（elevated type）（図1，2）と全周性の陥凹局面を有さずなだらかな盆状陥凹あるいは全周の追えない不完全な陥凹を有する偽陥凹型（pseudodepressed type）（図3，4）に分類される[1]。各病型を肉眼型分類で表記すると，平坦隆起型は0-Ⅱa，偽陥凹型は0-Ⅱa＋Ⅱc/0-Ⅱc＋Ⅱaに相当する。なお，偽陥凹型では表面微細構造所見にかかわらず多中心性に粘膜下層に浸潤することが報告されており[2]，偽陥凹型の診断は治療方針決定に重要である。

　LST-NGは病変が大きいにもかかわらず，特に初学者においては拾い上げ診断が困難なことが多い。LST-NGを見落とさないためには，スクリーニング検査の際に，その存在を常に意識しながら食道あるいは胃で0-Ⅱc病変を見つける時の感覚が重要である。注意すべき内視鏡所見としては，淡い発赤，血管透見像の消失，粘膜面の光沢（反射光）の異常，ひだの太まりや不整，fine networkの消失などがあげられる[3]。これらの所見は単独で指摘されるよりも複数の所見が組み合わさって指摘されることが多く（図5，6），空気量を変化させながら観察することが有用である。病変を疑った場合には，陥凹の有無を確認するためにインジゴカルミンによる色素観察が必須である。

文　献

1) Kudo S, Lambert R, Allen JI, et al：Nonpolypoid neoplastic lesions of the colorectal mucosa. Gastrointest Endosc 68：S3-S47, 2008
2) Uraoka T, Saito Y, Matsuda T, et al：Endoscopic indications for endoscopic mucosal resection of laterally spreading tumours in the colorectum. Gut 55：1592-1597, 2006
3) 岡　志郎，田中信治：大腸癌の内視鏡診断2　通常内視鏡診断の基本とコツ；表面型早期癌．消化器外科 34：229-237，2011

（岡　志郎，田中信治）

HP（過形成性ポリープ）

症例：70歳台，女性。主訴：腹部症状精査。

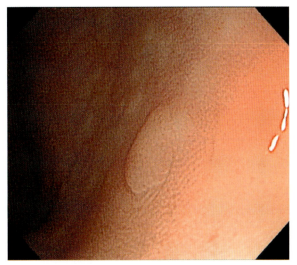

図1 通常光観察では，S状結腸に3mm大，表面平滑で正色調の丈の低い隆起性病変を認める。

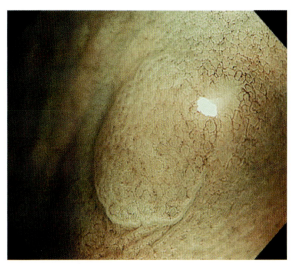

図2 拡大NBI観察では，明瞭な血管は観察されず，表面構造は黒色あるいは白色点が散見されJNET type 1 と診断される。

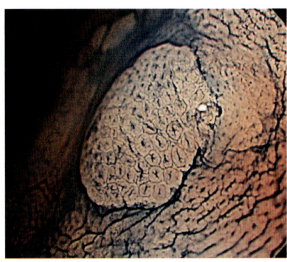

図3 インジゴカルミン散布像では，典型的な星芒状のⅡ型 pit pattern を認める。

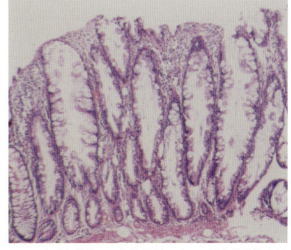

図4 病理組織像は，細胞異型の乏しい鋸歯状腺管を認め，過形成性ポリープと診断される。

診断のポイント

　過形成性ポリープの特徴は，直腸，左側結腸に好発し表面は平滑で色調は白色～正色調のものが多い。典型像のNBIでは血管は視認されず，白色点または黒色点の構造を認めるJNET type 1，インジゴカルミン色素観察では星芒状のⅡ型 pit を呈する。

　スクリーニング内視鏡においては，直腸，S状結腸にある5mm以下の平滑な白色～正色調隆起で典型的な過形成性ポリープと診断される病変は，摘除せず経過観察でよい[1]。

文献

1) 日本消化器病学会編：大腸ポリープ診療ガイドライン2014. 南江堂，東京，pp.80-81, 2014

（岩館峰雄，藤田幹夫）

SSA/P

症例：70代男性。PETで盲腸に取り込みを認めたため，下部消化管内視鏡検査を施行した。

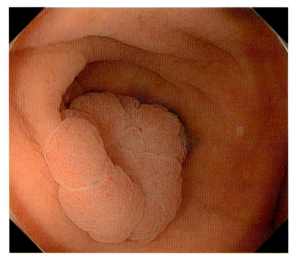

図1 盲腸の虫垂口近傍に15mm大の白色調隆起性病変を認めた。

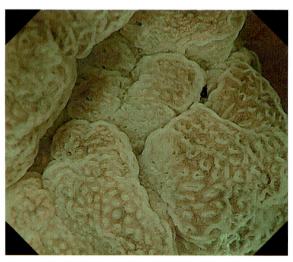

図2 NBI拡大観察で腺開口部の開大所見（Expanded Crypt Opening：ECO）を認める。

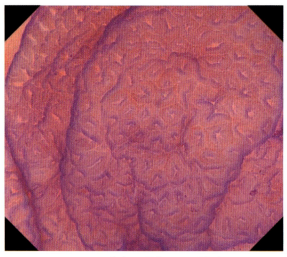

図3 Crystal Violet染色で開大したⅡ型（いわゆる開Ⅱ型）pit patternを認める。

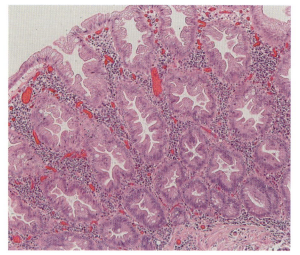

図4 組織学的には鋸歯状腺管の増生，陰窩の分岐と底部の拡張がみられ，Sessile serrated adenoma/polyp（SSA/P）と診断した。

診断のポイント

　Sessile serrated adenoma/polyp（SSA/P）は過形成性ポリープと同様，白色・褐色調，広基性の病変が多い。右側結腸に存在する白色・褐色調，広基性の病変で，粘液の付着を認めればSSA/Pを疑う。病変の全体像の把握にはインジゴカルミンによる色素内視鏡観察が有用である。SSA/PではNBI拡大観察での開大した腺開口部（Expanded Crypt Opening：ECO）や太い分枝状の血管（Thick and Branched Vessel：TBV），Crystal Violet染色での開大したⅡ型（開Ⅱ型）pit patternがみられる。

（七條智聖，竹内洋司）

TSA（鋸歯状腺腫）

症例：60歳台，男性。主訴：ポリープ切除後サーベイランス。

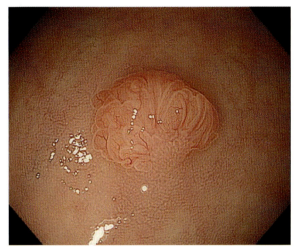

図1　白色光でS状結腸に5mmの淡い発赤調の隆起性病変を認め，表面は枝サンゴ状の形態を呈している。

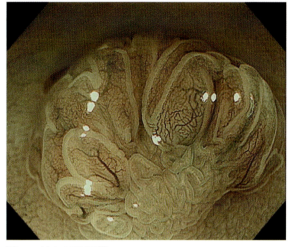

図2　拡大NBI画像
surface patternは全体に幅の広い絨毛構造を呈しており，内部には部分的に葉脈様の整な血管も観察されJNET type 2Aと診断される。

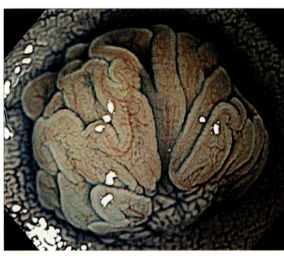

図3　インジゴカルミンを散布すると，鋸歯状変化を伴う脳回状のⅣ_H型pit patternを認める。

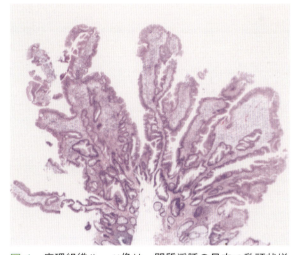

図4　病理組織ルーペ像は，間質浮腫の目立つ乳頭状増殖を認める。

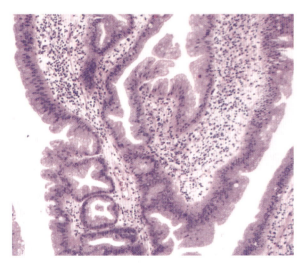

図5　軽度核異型を伴う鋸歯状腺管の増生を認め，traditional serrated adenomaと診断された。

15. 内視鏡スクリーニング〜症例集〜

診断のポイント

　鋸歯状腺腫は左側大腸に好発し，通常観察で鮮やかな発赤調を呈する病変が多く，病理学的には粘膜内のうっ血に起因すると考えられている。肉眼形態は有茎性の絨毛構造で全体に松毬状や枝サンゴ状などの特徴的形態が多いことから，内視鏡診断は一般に容易である。色素内視鏡では，鋸歯状構造を呈する点状（II型），線状（III$_H$型），絨毛/脳回状（IV$_H$型）の pit pattern が観察される[1]。スクリーニング内視鏡においては，通常型腺腫と比べ癌化率は同等またはそれ以下であり，鋸歯状腺腫の治療適応は通常型腺腫と同じ取り扱いでよい[2]。

文　献

1) 藤井隆弘, 加藤茂治, 斎藤　豊, 他：早期大腸癌の深達度診断における EUS と拡大内視鏡の位置づけ—拡大内視鏡を重要視する立場から. 胃と腸 36：817-827, 2001
2) 八尾隆史, 王子　裕, 古賀　裕, 他：鋸歯状病変由来の大腸癌 "serrated carcinoma" の頻度とその臨床病理学的特徴. 胃と腸 42：299-306, 2007

（岩館峰雄，服部三太）

T1b癌（隆起型）

症例：60歳台，女性。主訴：特になし（膠原病の消化管悪性病変スクリーニング）。

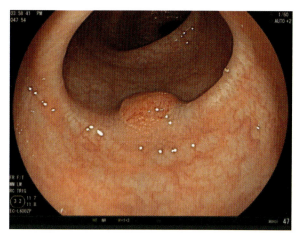

図1　長径7mmのS状結腸の発赤調の隆起性病変。

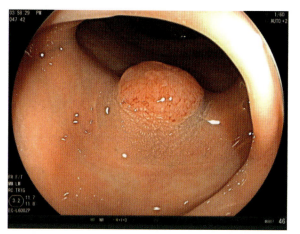

図2　近接像にて色調は不均一であり，表面には粘液が付着するも粗造な粘膜が疑われた。一方で明らかなひだの引き連れや緊満感は認めなかった。

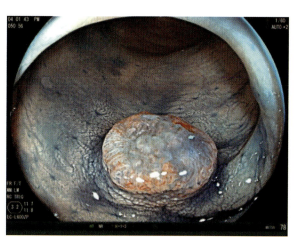

図3　インジゴカルミン散布では表面はごく浅い陥凹を有していたが粘液の影響もあり中央部は評価困難であった。

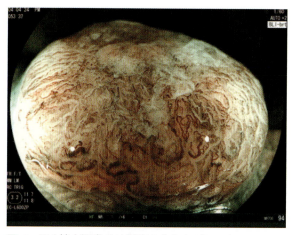

図4　BLI拡大観察では腫瘍の立ち上がりからvessel patternは口径不同を有する太径血管を認め，surface patternも不整形であった。陥凹部は粘液の影響で一部判定困難だがsurface patternの形態は不整でありその辺縁は一部不明瞭化していた。Vessel patternも同部では口径不同を認め一部に途絶も疑われた。以上からJNET分類Type 3と診断した。

15. 内視鏡スクリーニング〜症例集〜

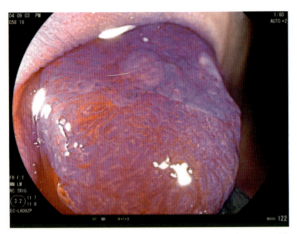

図5 クリスタルバイオレット染色下拡大観察では不整なpitを認め一部その辺縁が不明瞭化している箇所もありⅥ高度不整と診断した。

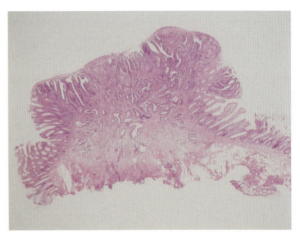

図6 背景疾患および腫瘍径が小さいことから診断的治療目的にまずEMRを行った。病理診断はT1b癌であり完全に粘膜筋板は破壊され陥凹中央部でSM癌の露出を認めた。脈管侵襲は認めなかったが深部断端が陽性であり後日外科切除を行うこととなった。

診断のポイント

本例は長径7mmと非常に小さい腫瘍ではあるが白色光観察で不均一な色調および表面の粗造な粘膜を指摘し，T1b癌を疑うことが重要である。このような病変を安易に良性と診断しポリペクトミーを行うようなことは絶対に避けなければならない。また粘液を有する病変では色素内視鏡観察が困難な場合もあるためBLIやNBIといった色素を用いない拡大観察法やその分類法であるJNET分類に習熟することが重要である。

文　献

1) Sano Y, Tanaka S, Kudo SE, et al：Narrow-band imaging (NBI) magnifying endoscopic classification of colorectal tumors proposed by the Japan NBI Expert Team. Dig Endosc 28：526-533, 2016
2) Yoshida N, Hisabe T, Hirose R, et al：Improvement in the Visibility of Colorectal Polyps using Blue Laser Imaging. Gastrointest Endosc 82：542-549, 2015

（吉田直久，井上　健，伊藤義人）

T1b癌（陥凹型）

症例：50歳台，男性。主訴：便潜血検査陽性。

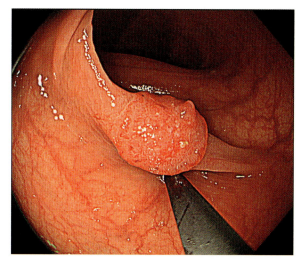

図1 下行結腸に，径12mm大の発赤調の隆起性病変を認めた。血管が目立ち，表面は凹凸不整で，硬さを認めた。

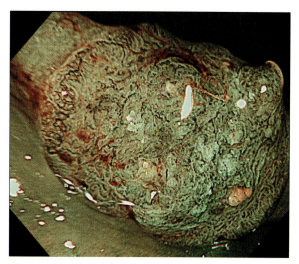

図2 NBIの中拡大像では，血管の口径不同や蛇行および途絶および，avascular areaの所見を認め，JNET Type 3と考えられた。

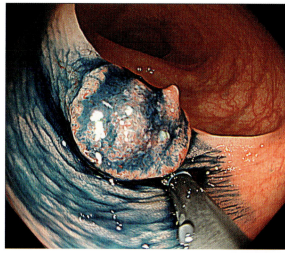

図3 インジゴカルミンによる色素内視鏡では，段差を有する面状陥凹および陥凹内の凹凸不整が明瞭に観察された。

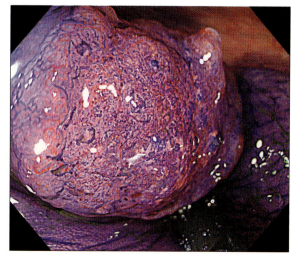

図4 クリスタルバイオレットによる拡大観察では，陥凹周囲のⅠ型pit patternと陥凹面の全体に不整なpit patternを認めた。

15. 内視鏡スクリーニング～症例集～

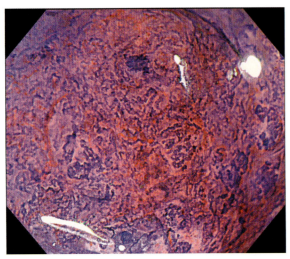

図5 陥凹面の強拡大では，内腔狭小・辺縁不整の所見を有する不整な腺管を陥凹面全体に認め，VI型 pit pattern 高度不整と考え，SM 高度浸潤癌と診断した。

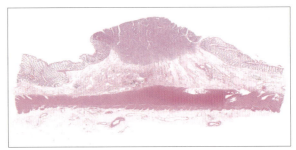

図6 外科的切除された標本のルーペ像では，中分化型管状腺癌が粘膜下層へ浸潤しており，粘膜筋板は破壊・断裂していた。病理診断は，adenocarcinoma, tub2, pT1b（SM：3,500μm），ly 0，v 0 であった。

診断のポイント

　陥凹型早期癌の場合は，たとえ 10mm 以下の小病変であっても SM 癌の割合が高率であり[1]，適切な治療法選択のための，的確な深達度診断が要求される。

　隆起型か陥凹型かの診断は，病変の立ち上がりの観察が重要であり，病変の立ち上がりが腫瘍の場合は隆起型，病変の立ち上がりが非腫瘍（正常粘膜）の場合は陥凹型である[2]。

　陥凹型の T1b 癌は，肉眼型が IIa+IIc 型や Is+IIc 型の病変であり[3]，陥凹面の確認のためには，インジゴカルミンによる色素内視鏡が有用である。陥凹型 T1b 癌の場合，陥凹部は SM 癌が露出していることが多く，陥凹面は凹凸不整であり，同部の NBI 像では JNET Type3，クリスタルバイオレットでは VI 型高度不整もしくは VN 型 pit pattern を呈する。

　陥凹型の T1b 癌は，特徴的な肉眼形態をしており，この特徴を認識していれば，診断は比較的容易である。

文　献

1) 工藤進英：陥凹型早期大腸癌の転移．早期大腸癌 10：93-95，2006
2) 池上雅博：早期大腸癌の病理 PG, NPG 分類からみた早期大腸癌の発育様式．胃と腸 04：715-719，2010
3) 中村尚司，大倉康男，山村彰彦，他：大腸 IIc の特徴　病理形態学的特徴　臨床病理形態学的特徴からみた大腸 IIc 型癌の発育・進展と悪性度．早期大腸癌 11：553-564，2008

（大野康寛）

2型進行癌

症例：70歳台，女性。主訴：直腸癌術後9年目の経過観察目的。

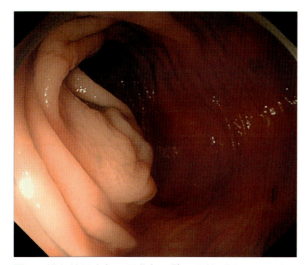

図1 横行結腸中部の屈曲部に襞の不整が疑われたが，通常の観察では明らかな腫瘍性病変は指摘できなかった。

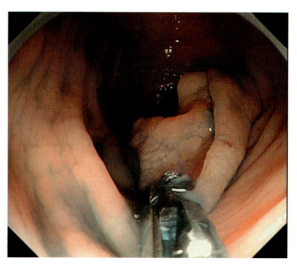

図2 生検鉗子で肛門側の粘膜を把持し内視鏡側に軽く引き込むと，周堤と思われる隆起が観察できた。

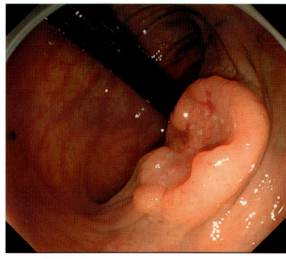

図3 極細径内視鏡（オリンパス社製 PCF-PQ260）で反転操作を行うと，2型病変が明瞭に観察できた。

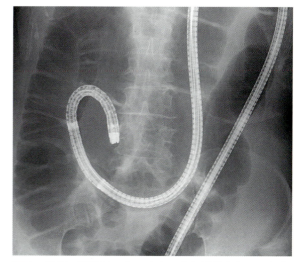

図4 透視で確認すると，病変は横行結腸中部の屈曲部のすぐ口側に存在した。

診断のポイント

大腸内視鏡には死角になりやすい部位が存在する。一般的には回盲弁の裏や上行結腸のひだ裏，また本症例のように屈曲部のすぐ口側などが見逃しやすい部位としてあげられる。横行結腸での反転操作は通常径の内視鏡では困難で，ルーチンの観察法としての反転操作を勧めるものではない。しかしながら順方向の観察で腫瘍が疑われる場合は，体位変換や注意深い反復観察・反転操作などを駆使してより良い条件で観察を行うことが適切な治療につながると考えられる。

（河村卓二）

15. 内視鏡スクリーニング〜症例集〜

進行癌（4型）

症例：80歳台，男性。主訴：便秘。

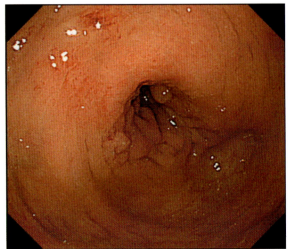

図1　上部直腸から直腸S状部にかけて全周性狭窄を認めた。

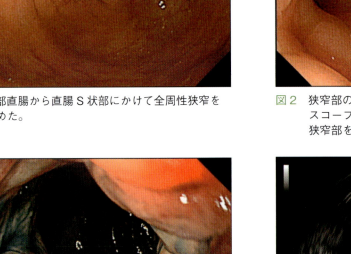

図2　狭窄部の伸展性は不良で著明な硬さを認めたが，スコープは通過可能であった。
狭窄部を観察すると全周性に敷石状粘膜を認めた。

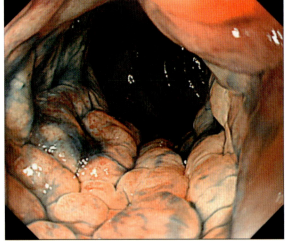

図3　インジゴカルミン撒布にて狭窄部を観察したが，表面にびらんや潰瘍は明らかではなかった。生検検体13個のうち2個で低分化腺癌を認めた。

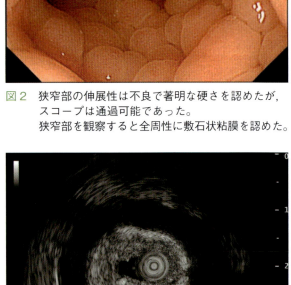

図4　超音波内視鏡像　細径超音波プローブ（12MHz）
第4層の全周性肥厚（矢印）を認め，第2層も肥厚し内部エコーは不均一で一部高エコースポットも散見され，第3層は一部不明瞭化していた。

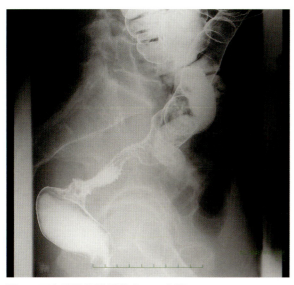

図5 下部消化管造影検査にて直腸 RS〜Ra にかけて全周性狭窄を認め，狭窄内は顆粒・結節状を呈するが粘膜構造は比較的保たれていた。

> **診断のポイント**
> 　進行大腸癌の肉眼型の多くは2型であり，全層性・びまん性に浸潤増殖する4型大腸癌は稀である。粘膜下以深を主体として発育浸潤する4型大腸癌は，Crohn 病，潰瘍性大腸炎，腸間膜脂肪織炎，虚血性腸炎，放射線性腸炎などの炎症性疾患や子宮内膜症との鑑別を要する。鑑別には，粘膜病変を慎重に観察することや生検を行うことが重要であるが，その発育形態ゆえ生検による癌の検出率は低く，複数個生検を行う必要がある。本症例も生検検体複数個のうち一部のみで陽性であった。内視鏡のみでは前述の疾患との鑑別が難しいこともあり，その他のモダリティーの所見も併せて十分に検討する慎重な対応も必要である。

（田中優作，関口正宇，松田尚久）

NET（カルチノイド）

症例：40歳台，女性。主訴：特記事項なし。

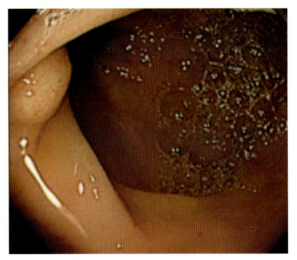

図1　直腸挿入時
　　　下部直腸に5mm大の隆起性病変を認める。

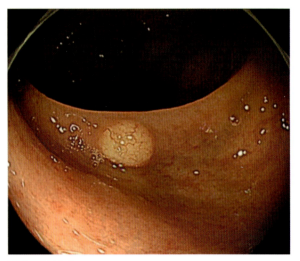

図2　送気時
　　　黄色調の表面平滑な腫瘤で，陥凹や潰瘍はみられない。表面には血管拡張が目立つ。

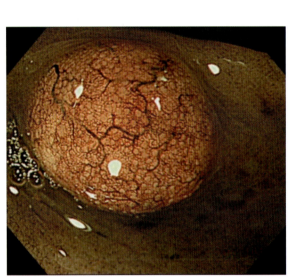

図3　NBI拡大観察
　　　非腫瘍性粘膜に覆われており，粘膜下腫瘍と考えられた。内視鏡治療適応のNETと診断し，EVLデバイスを用いたEndoscopic submucosal resection with ligation device（ESMR-L）を施行した。

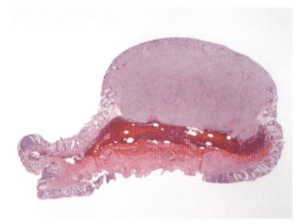

図4　切除検体病理像（HE染色）
　　　粘膜深層から粘膜下層を主座とする粘膜下腫瘍であり，NET（G1）と診断された。脈管侵襲および切除断端ともに陰性であった。

診断のポイント

　黄色調，弾性硬な粘膜下腫瘍を認めた場合にはNET（カルチノイド）を疑う。日本では直腸が好発部位であるが，特に下部直腸は病変を見逃しやすい部位であり，注意を要する。粘膜下腫瘍ではあるが生検により診断可能なことが多く，確定診断のためには生検が考慮される。病変発見の時点で，治療方針決定を念頭に置いて，大きさや表面性状（陥凹，潰瘍の有無）等を観察することが望まれる。深達度診断のために後日，超音波内視鏡を行う場合もある。

（張　萌琳，関口正宇）

SMT

1. 脂肪腫

症例：70歳台，女性。主訴：検診目的。

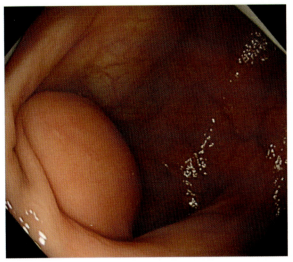

図1　上行結腸のひだ裏に隆起性病変を認めた。

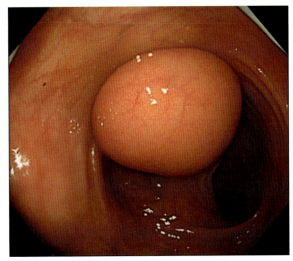

図2　非腫瘍粘膜で被覆された表面平滑な粘膜下腫瘍で，色調はやや黄色調を呈していた。

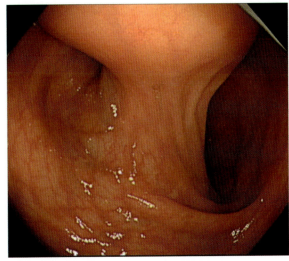

図3　腫瘍は有茎性で軟らかく，可動性は良好であった。

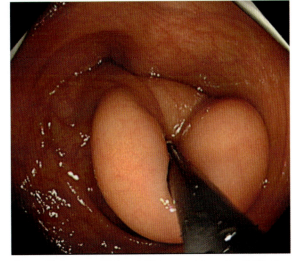

図4　鉗子による圧迫で変形し，cushion sign陽性であった。

> **診断のポイント**
>
> 脂肪腫は多くが無症状で内視鏡検査時に偶然発見されることが多い。表面平滑で黄色調を呈する軟らかな粘膜下腫瘍であり，cushion sign陽性（鉗子で押すと軟らかく変形する）やsliding sign（鉗子で押すと粘膜下で動く）が診断の決め手となる。大腸では，回盲部や上行結腸に好発し，大型病変では腸閉塞や腸重積の原因となることがあるが，一般的には経過観察で問題ない。

2. GIST

症例：60歳台，女性。主訴：他疾患のスクリーニング検査（腹部CT）にて指摘。

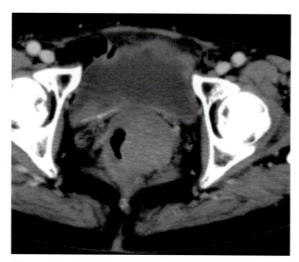

図1　腹部造影CTにて直腸左壁に左肛門挙筋への圧排像を伴う腫瘤を認めた。

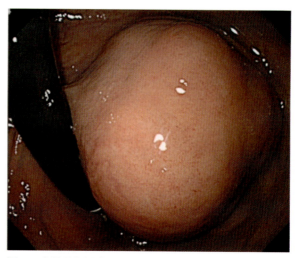

図2　直腸反転観察で直腸左壁に正常粘膜で覆われた粘膜下腫瘍を認めた。腫瘍頂部にびらんや潰瘍形成は認めなかった。

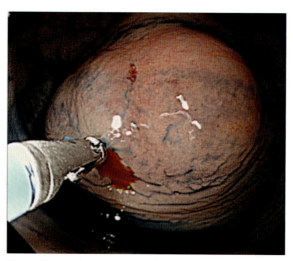

図3　鉗子で触ると腫瘍は硬くcushion sign陰性であった。ボーリング生検を施行した。

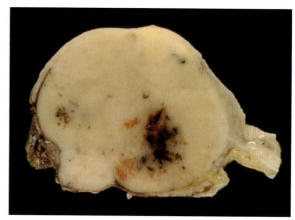

図4　粘膜下に内部に出血を伴う50×42×40mmの境界明瞭な腫瘤を認めた。

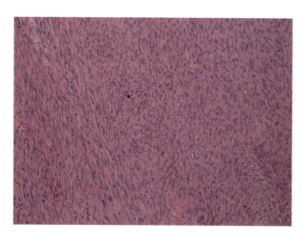

図5　固有筋層から漿膜下層にかけて増殖する充実性腫瘍で，紡錘形細胞が束状に配列しながら錯綜構造を呈していた。核分裂像は2/50HPF程度。c-kit陽性，Ki-67 indexは2%であり，低リスクのGISTと診断した。

診断のポイント

　GISTの発生臓器は胃が最も多く（60〜70％），直腸に発生するものは5〜10％とされている。直腸GISTは自覚症状に乏しく，発見時には局所進行例が多い。スクリーニング検査では直腸反転観察を行い，2cmを超える硬い粘膜下腫瘍を認めた場合にはまず疑うべき疾患である。

　診断には免疫染色が必要となるため十分な検体量を採取することが大切である。頂部に潰瘍がある場合は，潰瘍底から生検すると良い。

（伊藤紗代）

15. 内視鏡スクリーニング〜症例集〜

FAP

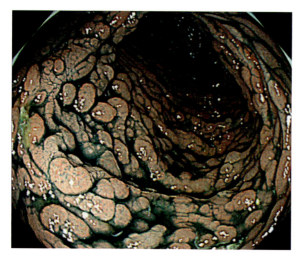

図1 密生型 FAP
密生するポリープを認める。

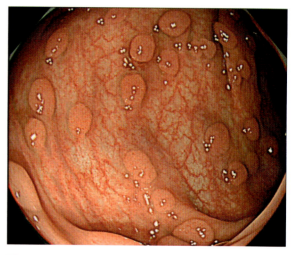

図2 非密生型 FAP
正常粘膜を背景に腺腫が多発している。

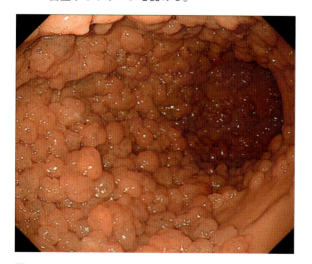

図3 胃底腺ポリポーシス

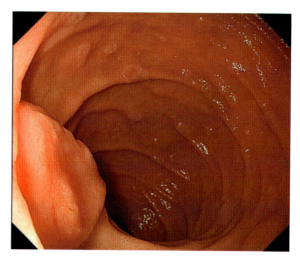

図4 十二指腸乳頭部腺腫および非乳頭部腺腫

診断のポイント

　FAPは臨床的もしくは遺伝子診断により診断される[1]。臨床的診断では，大腸にほぼ100個以上の腺腫を有する場合（家族歴の有無は問わない），もしくは腺腫数は100個に満たないがFAPの家族歴を有する場合にFAPと診断する。また遺伝子診断では*APC*遺伝子の生殖細胞系列病的変異を有する場合にFAPと診断される。腺腫密度により密生型FAP，非密生型FAP，attenuated（減弱型）FAPに分類される。

　大腸外随伴病変として，胃底腺ポリポーシス，胃十二指腸腺腫，十二指腸乳頭部腺腫，デスモイド腫瘍，皮下軟部腫瘍・骨腫，歯牙異常などがあり，FAPの補助診断として有用である。

　FAP患者に対しては，予防的大腸切除時期の決定，大腸外随伴病変への対応，血縁者への対応が必要である。スクリーニング内視鏡でFAPが疑われた場合は，専門医療機関での対応が望ましい。外科的対応が標準治療だが，内視鏡技術の進歩に伴い，臓器温存も考慮する。

文　献

1) 大腸癌研究会：遺伝性大腸癌診療ガイドライン2016年版．金原出版，東京，2016

（居軒和也，中島　健）

SMT

1. 脂肪腫

症例：70歳台，女性。主訴：検診目的。

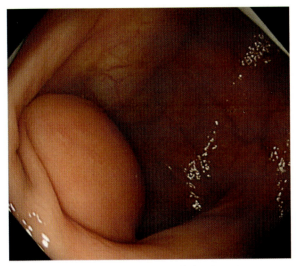

図1　上行結腸のひだ裏に隆起性病変を認めた。

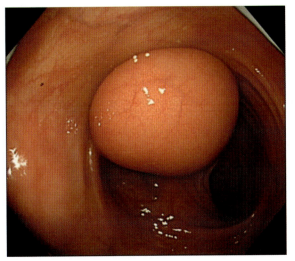

図2　非腫瘍粘膜で被覆された表面平滑な粘膜下腫瘍で，色調はやや黄色調を呈していた。

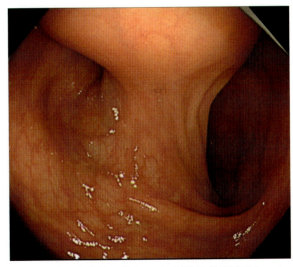

図3　腫瘍は有茎性で軟らかく，可動性は良好であった。

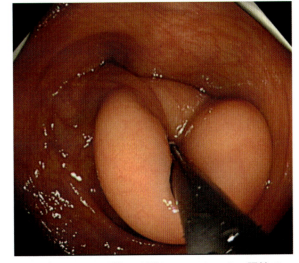

図4　鉗子による圧迫で変形し，cushion sign 陽性であった。

診断のポイント

脂肪腫は多くが無症状で内視鏡検査時に偶然発見されることが多い。表面平滑で黄色調を呈する軟らかな粘膜下腫瘍であり，cushion sign 陽性（鉗子で押すと軟らかく変形する）や sliding sign（鉗子で押すと粘膜下で動く）が診断の決め手となる。大腸では，回盲部や上行結腸に好発し，大型病変では腸閉塞や腸重積の原因となることがあるが，一般的には経過観察で問題ない。

2. GIST

症例：60歳台，女性。主訴：他疾患のスクリーニング検査（腹部CT）にて指摘。

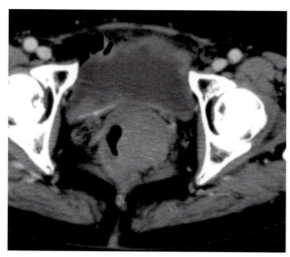

図1 腹部造影CTにて直腸左壁に左肛門挙筋への圧排像を伴う腫瘤を認めた。

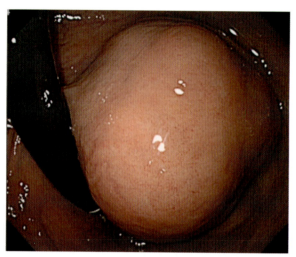

図2 直腸反転観察で直腸左壁に正常粘膜で覆われた粘膜下腫瘍を認めた。腫瘍頂部にびらんや潰瘍形成は認めなかった。

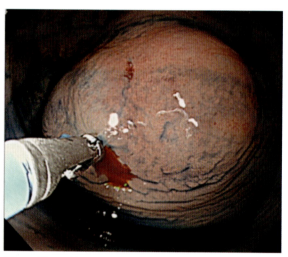

図3 鉗子で触ると腫瘍は硬くcushion sign陰性であった。ボーリング生検を施行した。

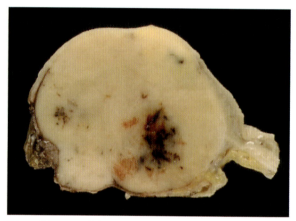

図4 粘膜下に内部に出血を伴う50×42×40mmの境界明瞭な腫瘤を認めた。

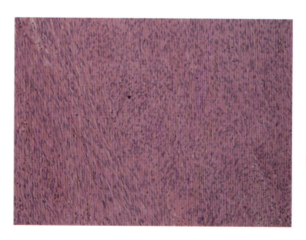

図5 固有筋層から漿膜下層にかけて増殖する充実性腫瘍で，紡錘形細胞が束状に配列しながら錯綜構造を呈していた。核分裂像は2/50HPF程度。c-kit陽性，Ki-67 indexは2％であり，低リスクのGISTと診断した。

診断のポイント

　GISTの発生臓器は胃が最も多く（60〜70％），直腸に発生するものは5〜10％とされている。直腸GISTは自覚症状に乏しく，発見時には局所進行例が多い。スクリーニング検査では直腸反転観察を行い，2cmを超える硬い粘膜下腫瘍を認めた場合にはまず疑うべき疾患である。

　診断には免疫染色が必要となるため十分な検体量を採取することが大切である。頂部に潰瘍がある場合は，潰瘍底から生検すると良い。

（伊藤紗代）

FAP

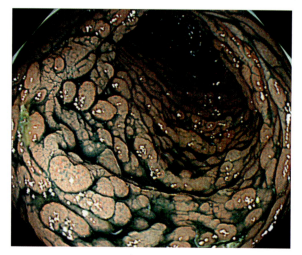

図1 密生型 FAP
密生するポリープを認める。

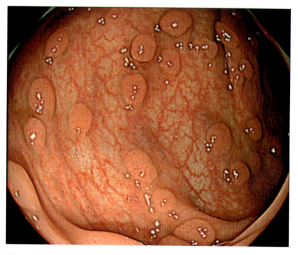

図2 非密生型 FAP
正常粘膜を背景に腺腫が多発している。

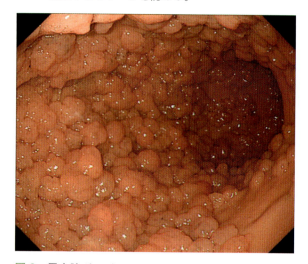

図3 胃底腺ポリポーシス

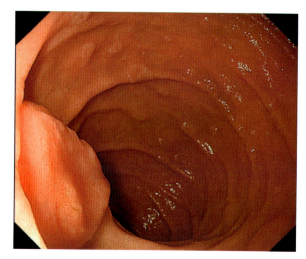

図4 十二指腸乳頭部腺腫および非乳頭部腺腫

診断のポイント

　FAP は臨床的もしくは遺伝子診断により診断される[1]。臨床的診断では，大腸にほぼ 100 個以上の腺腫を有する場合（家族歴の有無は問わない），もしくは腺腫数は 100 個に満たないが FAP の家族歴を有する場合に FAP と診断する。また遺伝子診断では *APC* 遺伝子の生殖細胞系列病的変異を有する場合に FAP と診断される。腺腫密度により密生型 FAP，非密生型 FAP，attenuated（減弱型）FAP に分類される。

　大腸外随伴病変として，胃底腺ポリポーシス，胃十二指腸腺腫，十二指腸乳頭部腺腫，デスモイド腫瘍，皮下軟部腫瘍・骨腫，歯牙異常などがあり，FAP の補助診断として有用である。

　FAP 患者に対しては，予防的大腸切除時期の決定，大腸外随伴病変への対応，血縁者への対応が必要である。スクリーニング内視鏡で FAP が疑われた場合は，専門医療機関での対応が望ましい。外科的対応が標準治療だが，内視鏡技術の進歩に伴い，臓器温存も考慮する。

文　献

1) 大腸癌研究会：遺伝性大腸癌診療ガイドライン 2016 年版．金原出版，東京，2016

（居軒和也，中島　健）

SPS（Serrated polyposis syndrome）

症例：60歳台，女性。

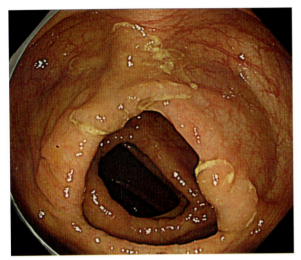

図1　上行結腸に粘液の付着部位を複数ヵ所認め，複数の鋸歯状病変の存在を疑う。

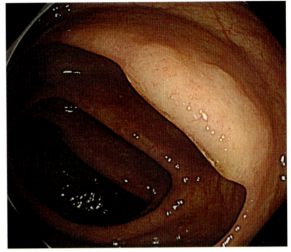

図2　そのうちの1病変の通常近接像であるが，表面に豊富な粘液の付着を伴う12mm大の褪色調表面隆起型病変として認識される。

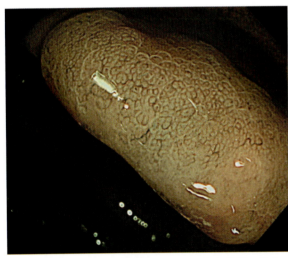

図3　図2のNBI拡大観察像である。大小不同に拡大したdark spot（黒色点）および腺管間を不規則に走行する拡張蛇行血管を認め，SSA/Pと診断した。

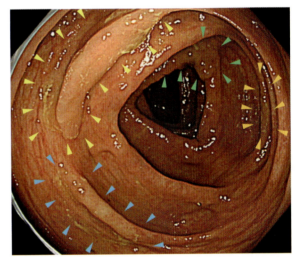

図4　図2，3と同様の所見を呈する鋸歯状病変が上行結腸〜横行結腸にかけて5個以上みられ，かつそのうち2個以上は病変径が10mmを超えており，SPSと診断した。

15. 内視鏡スクリーニング～症例集～

診断のポイント

SPS（serrated polyposis syndrome）は，大腸癌のハイリスク群として Williams らによって 1980 年に最初に報告された。WHO の基準では，①S 状結腸より近位大腸に 5 個以上の鋸歯状病変が存在し，そのうち 2 個以上が径 10mm 以上である，②第一度近親者に SPS 患者がいて，S 状結腸より近位大腸に鋸歯状病変が 1 個以上存在する，③全大腸に 20 個以上の鋸歯状病変が存在する，のいずれかを満たした場合を SPS と診断すると定義している。スクリーニング内視鏡において本症例のような粘液の付着のある表面隆起性病変を認めた場合は鋸歯状病変の可能性を念頭に置き，さらには同様の複数病変がないか注意を払う必要がある。

文　献

1) Snover DC, Ahnen DJ, Burt RW, et al：Serrated polyps of the colon and rectum and serrated polyposis. Edited by Bosman FT, Carneiro F, Hruban RH, et al, WHO classification of tumours of the digestive system, IARC, Lyon, pp. 160-165, 2010

（田中優作，関口正宇，松田尚久）

UC

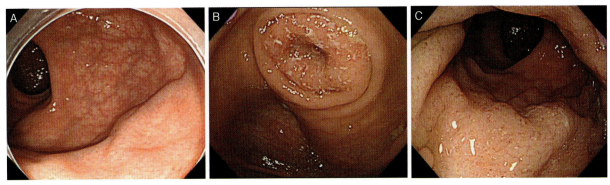

図1 症例1
免疫学的便潜血反応陽性にて全大腸内視鏡検査を施行。下部直腸にやや血管透見の低下を認める（A）が，経過観察となっていた。約4年後，同じく免疫学的便潜血反応陽性にて再度，全大腸内視鏡検査を施行。虫垂開口部に血管透見不良と小黄色点を認め（B），同様の病変を下部直腸にも認めた（C）。臨床経過と生検診断より潰瘍性大腸炎と診断された。

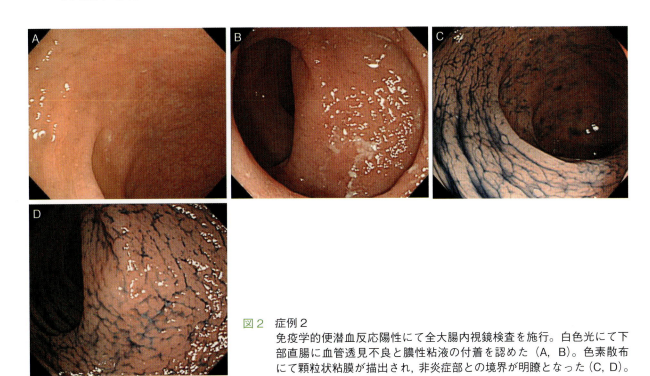

図2 症例2
免疫学的便潜血反応陽性にて全大腸内視鏡検査を施行。白色光にて下部直腸に血管透見不良と膿性粘液の付着を認めた（A, B）。色素散布にて顆粒状粘膜が描出され，非炎症部との境界が明瞭となった（C, D）。

図3 症例3
免疫学的便潜血反応陽性にて全大腸内視鏡検査を施行。白色光観察にて下部直腸に血管透見不良と小黄色点を認めた（A）。色素散布にてアフタが明瞭となった（B）。

15. 内視鏡スクリーニング〜症例集〜

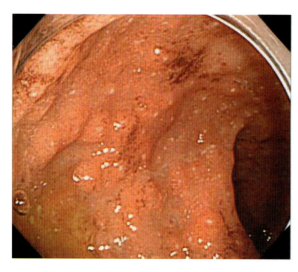

図4 症例4
免疫学的便潜血反応陽性にて全大腸内視鏡検査を施行。白色光にて下部直腸を中心にリンパ濾胞の増殖と頂部にびらんを認めた。また，血管透見不良と背景粘膜にも小黄色点を認めた。

診断のポイント

　免疫学的便潜血反応陽性にて内視鏡スクリーニングを行う場合，普段の便回数や顕血便の有無などを十分に問診することが必要であるが，往々にして被検者は無症状である。潰瘍性大腸炎の好発年齢は20歳台であるが，大腸がん検診の受検年齢層を勘案すると30〜40歳台で内視鏡スクリーニングを施行する検者には注意が必要である。

　潰瘍性大腸炎と最終診断されるような症例であっても多くの場合，比較的粘膜面の炎症は軽微であり，その範囲は直腸に限局している。よって，潰瘍性大腸炎の拾い上げに最も注視すべき部位は下部直腸領域（Rb）である。また，虫垂開口部に病変を随伴する症例も認めるため，若年者でスクリーニングを施行する際には虫垂開口部周辺の注意深い観察が必要である。

　軽症の潰瘍性大腸炎でみられる所見として，血管透見の不良や粘膜発赤，顆粒状粘膜，小黄色点やアフタなどがあげられる。膿性粘液の付着がみられることも多い。また，症例によっては下部直腸にリンパ濾胞の増殖が目立つ症例もある。

　白色光の観察では顆粒状粘膜やアフタは不明瞭になる場合があり，色素散布を積極的に併用すべきである。また，肛門周囲に病変が限局することがあるため，反転操作が観察に有効な場合もある。小黄色点や膿性粘液は水洗にて所見が拾えなくなることがあるため，軽微な病変は挿入時にあらかじめ写真を撮っておく。

　下部直腸領域（Rb）の病変で鑑別が必要なものとして直腸粘膜脱症候群があげられる。直腸粘膜脱症候群の場合，下部直腸の前壁中心に比較的限局して病変が存在し，生検では fibromuscular obliteration を認める。このほかに，リンパ濾胞の増殖が目立つ症例では直腸MALTリンパ腫や multiple lymphomatous polyposis，クラミジア直腸炎などの鑑別が必要となる。

（馬場重樹，畑　和憲，佐々木雅也，安藤　朗）

虚血性大腸炎

症例1：50歳，女性。ポリエチレングリコール 2.0L 内服，無症状例。

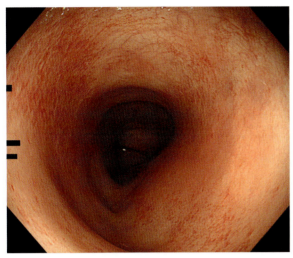

図1　下行結腸から近位S状結腸にかけて軽度の浮腫と縦走する発赤粘膜を認める。

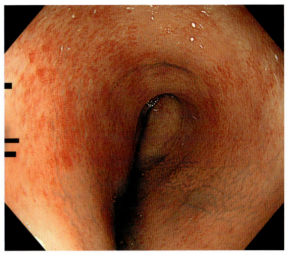

図2　色素散布すると，粘膜のうろこ状模様が明瞭化する。

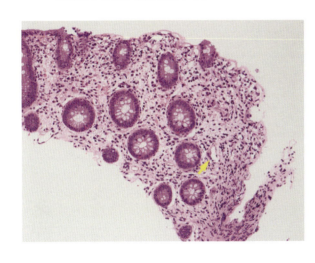

図3　生検組織所見
　　びらんに加え，虚血により変性，壊死した腺管（矢印）を認める。

症例2：75歳，女性。ポリエチレングリコール 1.0L 内服後に腹痛と下血が出現。

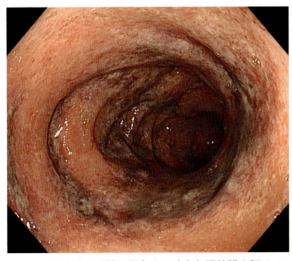

図4　下行結腸に浮腫と縦走する暗赤色調粘膜を認める。

15. 内視鏡スクリーニング～症例集～

診断のポイント

　虚血性大腸炎の発症には脱水や腸管内圧上昇，腸管蠕動運動亢進などの関与が推察されており，高齢者や腸管癒着・狭窄による通過障害がある症例，便秘症例などでは，下部消化管内視鏡の前処置として用いる下剤により本疾患が誘発されるリスクが高いと考えられている。

　腹痛と下血が典型的な臨床症候だが，軽症例では無症状のこともある。臨床経過より一過性型，狭窄型，壊疽型に分類されるがほとんどは一過性型で，対症療法で自然軽快することが多い[1]。

　直腸を除く左側大腸が好発部位で，内視鏡検査では区域性の腸管浮腫に加えて浅い縦走潰瘍やびらん，周囲粘膜の発赤を認め[2]，潰瘍辺縁に炎症性ポリープを伴わない。急性期には周囲粘膜に白い線で区切られたうろこ状模様を認めることが多い[3]。重症例では高度の粘膜浮腫と暗赤色調粘膜，深い潰瘍を認める。

文　献

1) 飯田三雄，松本主之，廣田千治，他：虚血性腸病変の臨床像－虚血性大腸炎の再評価と問題点を中心に．胃と腸 28：899-912，1993
2) 森山智彦，樋田理沙，江﨑幹宏：潰瘍性大腸炎，クローン病と鑑別を要する疾患群－虚血性大腸炎．炎症性腸疾患 Imaging Atlas，緒方晴彦，松本主之，監修，日本メディカルセンター，東京，pp.200-201，2016
3) 大川清孝，佃　博，青木哲哉，他：虚血性大腸炎急性期の内視鏡像の検討．Gastroenterol Endosc 46：1323-1332，2004

〔森山智彦，保利喜文〕

付録　検診（スクリーニング）JED 用語一覧

再構成基本情報 _ 大腸①

全施設必須情報	Type	検査種別	カテゴリー	細項目	属性	属性値①	属性値②
◎必須	Ⅳ	大腸	患者基本情報	検査日	yyyy/MM/dd		
◎必須	Ⅳ	大腸	患者基本情報	年齢	数値入力（整数）　※1歳未満は0で入力		
◎必須	Ⅳ	大腸	患者基本情報	IDなど	施設で患者識別可能なコード（最終的に匿名化します） 検診などでは検診番号でも可		
◎必須	Ⅳ	大腸	患者基本情報	性別	男性		
		大腸	患者基本情報	性別	女性		
◎必須		大腸	患者基本情報	過去検査	まったくの初回検査	上部同様に左記	
		大腸	患者基本情報		半年以内検査		
		大腸	患者基本情報		1年未満		
	Ⅳ	大腸	患者基本情報		1年以上2年未満		
		大腸	患者基本情報		2年以上3年未満		
		大腸	患者基本情報		3年以上5年未満		
		大腸	患者基本情報		5年以上10年未満		
		大腸	患者基本情報		10年以上前		
		大腸	患者背景情報	ASA Grade	1：大きな問題はない		
		大腸	患者背景情報	ASA Grade	2：ちょっと体調が悪いが，日常生活は普通に送れている		
	Ⅰ	大腸	患者背景情報	ASA Grade	3：体調はかなり悪く，日常生活は不便である		
		大腸	患者背景情報	ASA Grade	4：生死を脅かす全身疾患があり，日常生活は不可能である		
		大腸	患者背景情報	ASA Grade	5：瀕死である		
◎必須 詳細はなくとも 抗血栓薬 『あり／なし』 『投薬の種類』の 選択入力でOK	Ⅳ	大腸	患者背景情報	抗血栓薬	なし		
		大腸	患者背景情報	抗血栓薬	あり		
		大腸	患者背景情報	抗血栓薬	⇒ありの場合右から選択を推奨	アスピリン（休薬なし）	
		大腸	患者背景情報	抗血栓薬		ワルファリン（休薬なし）	
		大腸	患者背景情報	抗血栓薬		DOAC（休薬なし）	
		大腸	患者背景情報	抗血栓薬		チエノピリジン（休薬なし）	
		大腸	患者背景情報	抗血栓薬		その他の抗血小板薬（休薬なし）	
		大腸	患者背景情報	抗血栓薬		その他の抗凝固薬（休薬なし）	
		大腸	患者背景情報	抗血栓薬		アスピリン（休薬日数を記載）	置換なし
		大腸	患者背景情報	抗血栓薬		ワルファリン（休薬日数を記載）	アスピリン置換
		大腸	患者背景情報	抗血栓薬		DOAC（休薬日数を記載）	シロスタゾール置換
		大腸	患者背景情報	抗血栓薬		チエノピリジン（休薬日数を記載）	ヘパリン置換
		大腸	患者背景情報	抗血栓薬		その他の抗血小板薬（休薬日数を記載）	
		大腸	患者背景情報	抗血栓薬		その他の抗凝固薬（休薬日数を記載）	
◎必須		大腸	患者背景情報	喫煙	現在喫煙者		
	Ⅰ	大腸	患者背景情報	喫煙	前喫煙者		
		大腸	患者背景情報	喫煙	非喫煙者		
◎必須		大腸	患者背景情報	飲酒	習慣飲酒者：週に3日以上飲酒する人		
		大腸	患者背景情報	飲酒	非習慣飲酒者：飲酒するが週2回以下，月3回以上の人		
	Ⅰ	大腸	患者背景情報	飲酒	機会飲酒者：飲酒するが月2回以下の人		
		大腸	患者背景情報	飲酒	非飲酒者：飲酒をしない人		
		大腸	患者背景情報	飲酒	現在禁酒者：以前は習慣飲酒であったが，現在はやめている人		
◎必須	Ⅰ	大腸	患者背景情報	大腸癌家族歴（両親，兄弟／姉妹・子供）	あり		
		大腸	患者背景情報	大腸癌家族歴（両親，兄弟／姉妹・子供）	なし		
	Ⅰ	大腸	患者背景情報	他臓器癌歴	あり		
		大腸	患者背景情報	他臓器癌歴	なし		
◎必須	Ⅳ	大腸	患者背景情報	腹部手術歴	あり		
		大腸	患者背景情報	腹部手術歴	なし		
	Ⅱ	大腸	依頼情報	予定性	予定		
		大腸	依頼情報	予定性	緊急		
◎必須	Ⅳ	大腸	依頼情報	外来・入院	外来		
		大腸	依頼情報	外来・入院	入院		

付録　検診（スクリーニング）JED 用語一覧

再構成基本情報＿大腸②

全施設必須情報	Type	検査種別	カテゴリー	細項目	属性	属性値①	属性値②
◎必須	Ⅳ	大腸	依頼情報	検査目的	(1) 対策型検診（住民検診）		
		大腸	依頼情報	検査目的	(2) 職域検診		
		大腸	依頼情報	検査目的	(3) 任意型検診（人間ドック）		
		大腸	依頼情報	検査目的	(4) 大腸がん検診の二次精査（便潜血精査）		
		大腸	依頼情報	検査目的	(5) 無症状スクリーニング*　*上記 (1)～(4) に当てはまらないもの。他疾患で受診中のスクリーニング検査等を想定。		
		大腸	依頼情報	検査目的	(6) 有症状*　*下血/血便/腹痛/便通異常など，何らかの症状があって実施される検査。		
		大腸	依頼情報	検査目的	(7) サーベイランス(ポリープ/腫瘍の経過観察・内視鏡治療後フォローアップ)		
		大腸	依頼情報	検査目的	(8) 大腸がん術後サーベイランス		
		大腸	依頼情報	検査目的	(9) 炎症性腸疾患サーベイランス		
		大腸	依頼情報	検査目的	(10) その他		
	Ⅳ	大腸	検査時情報	機種名	自動		
◎必須	Ⅱ	大腸	検査時情報	鎮痙剤使用	l－メントール		
		大腸	検査時情報	鎮痙剤使用	抗コリン薬		
		大腸	検査時情報	鎮痙剤使用	グルカゴン		
		大腸	検査時情報	鎮痙剤使用	なし		
◎必須	Ⅱ	大腸	検査時情報	鎮静・鎮痛・麻酔	BZP		
		大腸	検査時情報	鎮静・鎮痛・麻酔	鎮痛薬		
		大腸	検査時情報	鎮静・鎮痛・麻酔	なし		
◎必須	Ⅱ	大腸	検査時情報	送気	CO_2		
		大腸	検査時情報	送気	空気		
◎必須	Ⅱ	大腸	検査時情報	到達部位	回腸		
		大腸	検査時情報	到達部位	盲腸		
		大腸	検査時情報	到達部位	上行結腸		
		大腸	検査時情報	到達部位	横行結腸		
		大腸	検査時情報	到達部位	下行結腸		
		大腸	検査時情報	到達部位	S 状結腸		
		大腸	検査時情報	到達部位	直腸		
	Ⅱ	大腸	検査時情報	特殊観察法	色素	インジゴカルミン	
		大腸	検査時情報	特殊観察法	色素	クリスタルバイオレット	
		大腸	検査時情報	特殊観察法	（光）デジタル法	あり	
		大腸	検査時情報	特殊観察法	（光）デジタル法	なし	
		大腸	検査時情報	特殊観察法	拡大	あり	
		大腸	検査時情報	特殊観察法	拡大	なし	
		大腸	検査時情報	特殊観察法	その他		
	Ⅱ	大腸	検査時情報	手技開始時間	yyyy/MM/dd HH:mm	⇒内視鏡機器から自動的に出力可能なときのみで良い	
	Ⅱ	大腸	検査時情報	手技終了時間	yyyy/MM/dd HH:mm	⇒内視鏡機器から自動的に出力可能なときのみで良い	
◎必須	Ⅳ	大腸	検査時情報	挿入時間	分単位で数値入力		
	Ⅱ	大腸	検査時情報	検査・治療/処置時間	分単位で数値入力		
◎必須	Ⅱ	大腸	検査時情報	腸管前処置	Excellent：ごく少量の透明な液体の貯留のみで，95% 以上の粘膜面が観察可能		
		大腸	検査時情報	腸管前処置	Good：透明な液体が粘膜面の 5～25% を覆うが，90% 以上の粘膜面が観察可能		
		大腸	検査時情報	腸管前処置	Fair：吸引もしくは洗浄不能な半固形便を認めるが，90% 以上の粘膜面が観察可能		
		大腸	検査時情報	腸管前処置	Poor：吸引もしくは洗浄不能な半固形便を認め、90% 以下の粘膜面しか観察不能		
◎必須	Ⅳ	大腸	検査時情報	主実施医師名（1 名）			
◎必須（副実施医がいる場合のみ）	Ⅳ	大腸	検査時情報	副実施医師名（複数可）			
	Ⅳ	大腸	検査時情報	内視鏡看護師・技師名（複数可）			
◎必須 偶発症の種類は必須 『対処法』『転帰』は随意	Ⅳ	大腸	偶発症情報	手技中偶発症	なし		
		大腸	偶発症情報	手技中偶発症	あり	出血	
		大腸	偶発症情報	手技中偶発症	あり	穿孔	
		大腸	偶発症情報	手技中偶発症	あり	心肺	
		大腸	偶発症情報	手技中偶発症	あり	アナフィラキシー	
		大腸	偶発症情報	手技中偶発症	あり	その他	
	Ⅱ	大腸	偶発症情報	手技後偶発症	なし		
		大腸	偶発症情報	手技後偶発症	あり	出血	
		大腸	偶発症情報	手技後偶発症	あり	穿孔	
		大腸	偶発症情報	手技後偶発症	あり	感染症	
		大腸	偶発症情報	手技後偶発症	あり	血栓塞栓症	
		大腸	偶発症情報	手技後偶発症	あり	その他	
	Ⅰ	大腸	偶発症情報	30 日以内の死亡	なし		
		大腸	偶発症情報	30 日以内の死亡	あり	詳細記入	

再構成診断 _ 大腸①

検査種別	臓器	カテゴリ	細項目	属性	附記事項
下部消化管	大腸	部位	回腸（TI）		
下部消化管	大腸	部位	盲腸（C）		
下部消化管	大腸	部位	上行結腸（A）		
下部消化管	大腸	部位	肝弯曲（H/F）		
下部消化管	大腸	部位	横行結腸（T）		
下部消化管	大腸	部位	脾弯曲（S/F）		
下部消化管	大腸	部位	下行結腸（D）		
下部消化管	大腸	部位	S状結腸（S）		
下部消化管	大腸	部位	直腸（RS）		
下部消化管	大腸	部位	直腸（Ra）		
下部消化管	大腸	部位	直腸（Rb）		
下部消化管	大腸	部位	肛門管（P）		
下部消化管	大腸	所見（存在所見）	肉眼型1	Is(p)	
下部消化管	大腸	所見（存在所見）	肉眼型1	Is(p)+Ⅱc	
下部消化管	大腸	所見（存在所見）	肉眼型1	Ip	
下部消化管	大腸	所見（存在所見）	肉眼型1	Ip+Ⅱc	
下部消化管	大腸	所見（存在所見）	肉眼型1	Ⅱa	
下部消化管	大腸	所見（存在所見）	肉眼型1	Ⅱa+Ⅱc	
下部消化管	大腸	所見（存在所見）	肉眼型1	Ⅱb	
下部消化管	大腸	所見（存在所見）	肉眼型1	Ⅱc	
下部消化管	大腸	所見（存在所見）	肉眼型1	Is(p)+Ⅱa	
下部消化管	大腸	所見（存在所見）	肉眼型1	Ip+Ⅱa	
下部消化管	大腸	所見（存在所見）	肉眼型1	Type1	
下部消化管	大腸	所見（存在所見）	肉眼型1	Type2	
下部消化管	大腸	所見（存在所見）	肉眼型1	Type3	
下部消化管	大腸	所見（存在所見）	肉眼型1	Type4	
下部消化管	大腸	所見（存在所見）	肉眼型1	Type5	
下部消化管	大腸	所見（存在所見）	肉眼型1	遺残再発	
下部消化管	大腸	所見（存在所見）	肉眼型1	SMT	
下部消化管	大腸	所見（存在所見）	肉眼型1	その他	
下部消化管	大腸	所見（存在所見）	肉眼型2	LST-G	
下部消化管	大腸	所見（存在所見）	肉眼型2	LST-NG	
下部消化管	大腸	所見（存在所見）	内視鏡深達度診断	腺腫	
下部消化管	大腸	所見（存在所見）	内視鏡深達度診断	M（Tis）	
下部消化管	大腸	所見（存在所見）	内視鏡深達度診断	SM軽度（T1a）	
下部消化管	大腸	所見（存在所見）	内視鏡深達度診断	SM高度（T1b）	
下部消化管	大腸	所見（存在所見）	内視鏡深達度診断	MP以深	
下部消化管	大腸	所見（存在所見）	大きさ（長径）	＊＊mm	

付録 検診（スクリーニング）JED用語一覧

付録　検診（スクリーニング）JED 用語一覧

再構成診断 _ 大腸②

検査種別	臓器	カテゴリ	細項目	属性	附記事項
下部消化管	大腸	診断（質的診断）	特記所見なし		
下部消化管	大腸	診断（質的診断）	腫瘍	腺腫・早期大腸癌	部位，所見
下部消化管	大腸	診断（質的診断）	腫瘍	進行大腸癌	部位，所見
下部消化管	大腸	診断（質的診断）	鋸歯状病変	HP	部位，所見
下部消化管	大腸	診断（質的診断）	鋸歯状病変	SSA/P	部位，所見
下部消化管	大腸	診断（質的診断）	鋸歯状病変	TSA	部位，所見
下部消化管	大腸	診断（質的診断）	鋸歯状病変	Mixed type	部位，所見
下部消化管	大腸	診断（質的診断）	悪性リンパ腫	MALTリンパ腫	部位，所見
下部消化管	大腸	診断（質的診断）	悪性リンパ腫	DLBCL	部位，所見
下部消化管	大腸	診断（質的診断）	悪性リンパ腫	その他	部位，所見
下部消化管	大腸	診断（質的診断）	粘膜下腫瘍	GIST	部位，所見
下部消化管	大腸	診断（質的診断）	粘膜下腫瘍	嚢胞	部位，所見
下部消化管	大腸	診断（質的診断）	粘膜下腫瘍	リンパ管腫	部位，所見
下部消化管	大腸	診断（質的診断）	粘膜下腫瘍	脂肪腫	部位，所見
下部消化管	大腸	診断（質的診断）	粘膜下腫瘍	カルチノイド	部位，所見
下部消化管	大腸	診断（質的診断）	粘膜下腫瘍	その他	部位，所見
下部消化管	大腸	診断（質的診断）	転移性腫瘍	他臓器癌転移	部位，所見
下部消化管	大腸	診断（質的診断）	転移性腫瘍	他臓器癌直接浸潤	部位，所見
下部消化管	大腸	診断（質的診断）	その他の腫瘍	悪性黒色腫	部位，所見
下部消化管	大腸	診断（質的診断）	その他の腫瘍	肛門管癌	部位，所見
下部消化管	大腸	診断（質的診断）	その他の腫瘍	その他	
下部消化管	大腸	診断（質的診断）	内視鏡治療後	遺残再発あり	病変部位
下部消化管	大腸	診断（質的診断）	内視鏡治療後	遺残再発なし	病変部位
下部消化管	大腸	診断（質的診断）	内視鏡治療後	その他	
下部消化管	大腸	診断（質的診断）	外科術後	回盲部切除後	
下部消化管	大腸	診断（質的診断）		右半結腸切除後	
下部消化管	大腸	診断（質的診断）		横行結腸切除後	
下部消化管	大腸	診断（質的診断）		左半結腸切除後	
下部消化管	大腸	診断（質的診断）		下行結腸切除後	
下部消化管	大腸	診断（質的診断）		S状結腸切除後	
下部消化管	大腸	診断（質的診断）		HAR後	
下部消化管	大腸	診断（質的診断）		LAR後	
下部消化管	大腸	診断（質的診断）		Miles' ope後	
下部消化管	大腸	診断（質的診断）		大腸全摘後	
下部消化管	大腸	診断（質的診断）	家族性大腸腺腫症（FAP）	密生型	
下部消化管	大腸	診断（質的診断）	家族性大腸腺腫症（FAP）	非密生型	
下部消化管	大腸	診断（質的診断）	Peutz-Jeghers症候群		
下部消化管	大腸	診断（質的診断）	若年性ポリポーシス		
下部消化管	大腸	診断（質的診断）	Serrated polyposis syndrome（SPS）	10mm以上が2個以上	
下部消化管	大腸	診断（質的診断）	Serrated polyposis syndrome（SPS）	20個以上	
下部消化管	大腸	診断（質的診断）	その他		
下部消化管	大腸	診断（質的診断）	潰瘍性大腸炎	全大腸炎型	
下部消化管	大腸	診断（質的診断）	潰瘍性大腸炎	左側大腸炎型	
下部消化管	大腸	診断（質的診断）	潰瘍性大腸炎	直腸炎型	
下部消化管	大腸	診断（質的診断）	潰瘍性大腸炎	右側／区域性型	
下部消化管	大腸	診断（質的診断）	Crohn病	大腸型	
下部消化管	大腸	診断（質的診断）	Crohn病	小腸大腸型	
下部消化管	大腸	診断（質的診断）	Crohn病	小腸型	
下部消化管	大腸	診断（質的診断）	虚血性腸炎		
下部消化管	大腸	診断（質的診断）	放射線性腸炎		
下部消化管	大腸	診断（質的診断）	出血性腸炎		
下部消化管	大腸	診断（質的診断）	偽膜性腸炎		
下部消化管	大腸	診断（質的診断）	病原性大腸菌腸炎		
下部消化管	大腸	診断（質的診断）	アフタ様大腸炎		
下部消化管	大腸	診断（質的診断）	腸管ベーチェット		
下部消化管	大腸	診断（質的診断）	単純性潰瘍		
下部消化管	大腸	診断（質的診断）	感染性腸炎		
下部消化管	大腸	診断（質的診断）	アメーバ腸炎		
下部消化管	大腸	診断（質的診断）	腸結核		
下部消化管	大腸	診断（質的診断）	GVHD		
下部消化管	大腸	診断（質的診断）	サイトメガロ腸炎		
下部消化管	大腸	診断（質的診断）	憩室		
下部消化管	大腸	診断（質的診断）	痔核		
下部消化管	大腸	診断（質的診断）	直腸潰瘍		
下部消化管	大腸	診断（質的診断）	粘膜逸脱症候群（MPS）		
下部消化管	大腸	診断（質的診断）	腸管嚢胞性気腫症		
下部消化管	大腸	診断（質的診断）	腸捻転		
下部消化管	大腸	診断（質的診断）	内視鏡治療後出血		
下部消化管	大腸	診断（質的診断）	憩室出血		
下部消化管	大腸	診断（質的診断）	その他の出血		
下部消化管	大腸	診断（質的診断）	IBDに伴う狭窄		
下部消化管	大腸	診断（質的診断）	その他の非腫瘍性病変		

再構成処置 _ 大腸①

臓器	カテゴリ	細項目	属性
大腸	処置なし		
大腸	生検		
大腸	Cold Forceps Polypectomy		
大腸	Hot Biopsy		
大腸	Cold Snare Polypectomy		
大腸	Polypectomy		
大腸	EMR（一括）		
大腸	EMR（分割：＜5分割）		
大腸	EMR（分割：≧5分割）		
大腸	ESD	一括	
大腸	ESD	分割	
大腸	ESD	局注材	ヒアルロン酸
大腸	ESD	局注材	グリセオール
大腸	ESD	局注材	生理食塩水
大腸	ESD	局注材	その他（テキスト入力）
大腸	ESD	ULの有無	（＋）
大腸	ESD	ULの有無	（－）
大腸	ESD	Non-lifting signの有無	（＋）
大腸	ESD	Non-lifting signの有無	（－）
大腸	焼灼術	成功度	成功
大腸	焼灼術	成功度	不成功
大腸	その他	成功度	成功
大腸	その他	成功度	不成功

付録　検診（スクリーニング）JED用語一覧

再構成処置＿大腸②

臓器	カテゴリ	細項目	属性
大腸	病理組織診断	主組織型	tub1
大腸	病理組織診断	主組織型	tub2
大腸	病理組織診断	主組織型	pap
大腸	病理組織診断	主組織型	sig
大腸	病理組織診断	主組織型	por
大腸	病理組織診断	主組織型	muc
大腸	病理組織診断	主組織型	adenoma
大腸	病理組織診断	主組織型	TSA
大腸	病理組織診断	主組織型	hyper
大腸	病理組織診断	主組織型	SSA/P
大腸	病理組織診断	主組織型	others
大腸	病理組織診断	主組織型	n.a.
大腸	病理組織診断	副組織型（混在型のみ）	tub1
大腸	病理組織診断	副組織型（混在型のみ）	tub2
大腸	病理組織診断	副組織型（混在型のみ）	pap
大腸	病理組織診断	副組織型（混在型のみ）	sig
大腸	病理組織診断	副組織型（混在型のみ）	por
大腸	病理組織診断	副組織型（混在型のみ）	muc
大腸	病理組織診断	副組織型（混在型のみ）	adenoma
大腸	病理組織診断	副組織型（混在型のみ）	TSA
大腸	病理組織診断	副組織型（混在型のみ）	hyperplastic
大腸	病理組織診断	副組織型（混在型のみ）	SSA/P
大腸	病理組織診断	副組織型（混在型のみ）	others
大腸	病理組織診断	副組織型（混在型のみ）	n.a.
大腸	病理組織診断	病理深達度	M (Tis)
大腸	病理組織診断	病理深達度	SM (T1a)
大腸	病理組織診断	病理深達度	SM (T1b)
大腸	病理組織診断	病理深達度	n.a
大腸	病理組織診断	病理深達度	≥MP
大腸	病理組織診断	リンパ管侵襲	あり
大腸	病理組織診断	リンパ管侵襲	なし
大腸	病理組織診断	リンパ管侵襲	n.a.
大腸	病理組織診断	静脈侵襲	あり
大腸	病理組織診断	静脈侵襲	なし
大腸	病理組織診断	静脈侵襲	n.a.
大腸	病理組織診断	Budding	G1
大腸	病理組織診断	Budding	G2
大腸	病理組織診断	Budding	G3
大腸	病理組織診断	水平断端	HM0
大腸	病理組織診断	水平断端	HM1
大腸	病理組織診断	水平断端	HMX
大腸	病理組織診断	垂直断端	VM0
大腸	病理組織診断	垂直断端	VM1
大腸	病理組織診断	垂直断端	VMX

索 引

和文索引

あ
アレルギー ……………………………… 40

い
異時性大腸癌 …………………………… 128
遺伝子 …………………………………… 126
インジゴカルミン・コントラスト法 …… 85, 86, 87, 90
インフォームド・コンセント …… 13, 38, 41, 43, 60

お
オッズ比 ………………………… 10, 11, 12

か
開Ⅱ型 pit ………………………… 115, 118
ガイドライン …… 21, 44, 45, 46, 60, 79, 107, 111, 118, 130, 131, 132, 133, 135, 136, 137, 139, 142, 144, 148, 165, 176
回盲部到達 ……………… 18, 142, 143, 146
回盲部到達率（Cecal intubation rate）…… 142
潰瘍性大腸炎 …… 38, 184, 207, 215, 216, 222
各種治療法の使い分け ………………… 111
過形成性ポリープ …… 92, 94, 99, 100, 103, 115, 117, 197, 198
過酢酸 …………………… 137, 138, 139
画像強調観察法 …………… 87, 88, 89, 99
家族性大腸腺腫症 ………… 122, 123, 124, 126, 130, 222
カットオフ値 …………… 30, 32, 33, 34, 171
下部消化管内視鏡診療における検診JED（下部検診JED）……………………… 153
カプセル内視鏡 …… 45, 182, 183, 184, 185, 186
下部内視鏡検診 ………………… 152, 154, 155
下部内視鏡スクリーニング検査 …… 63, 152, 154, 155

顆
顆粒型（granular type：LST-G）………… 194
陥凹型早期癌 …………………………… 204
がん検診 …… 3, 4, 13, 29, 161, 162, 164, 167
観察研究 ………………… 8, 10, 11, 107
管状腺腫 ………………… 132, 188, 190

き
機能水 …………………………………… 139
休薬基準 …………………………………… 44
虚血性大腸炎 …………… 13, 51, 217, 218
鋸歯状腺腫 …… 94, 115, 119, 132, 199, 200
鋸歯状病変 …… 10, 11, 86, 94, 115, 134, 186, 213, 214, 222

く
偶発症 …… 3, 13, 38, 39, 41, 43, 44, 47, 51, 52, 53, 56, 58, 59, 60, 61, 63, 73, 89, 152, 155, 177, 179, 220
クリーンコロン ………………… 19, 134, 135
クリスタルバイオレット染色 …… 94, 96, 97, 100, 102, 192
グルタラール …………………… 138, 139

け
経口腸管洗浄剤 ………… 51, 52, 54, 55, 56
検出感度 ………………………… 34, 186
検診受診率 ………………………… 30, 34
検診プログラム …… 30, 32, 33, 143, 145, 146

こ
広角内視鏡（extra-wide-angle-view colonoscope）
………………………………………… 89, 90
高危険群 …………… 45, 63, 161, 162, 165
抗血栓薬 …………… 40, 41, 44, 45, 46, 47, 154, 219
高水準消毒 …………………… 137, 138, 139
高伝達蛇管 ………………………… 64, 65, 66
高齢化 ………………………… 20, 29, 43, 99
誤嚥 ………………………… 51, 52, 56, 61
コールドスネアポリペクトミー ……… 108, 110

コールドフォーセプスポリペクトミー ‥‥‥ 108,
　　　　　　　　　　　　　　　　109, 110
小型ポリープの摘除法 ‥‥‥‥‥‥‥‥‥ 108
極細径大腸内視鏡 ‥‥‥‥‥‥‥‥ 172, 173
コホート研究 ‥‥‥‥‥‥ 10, 20, 126, 135

さ

サーベイランス ‥‥‥ 17, 20, 21, 23, 108, 123,
　　　　　　　　126, 127, 128, 130, 131, 132,
　　　　　　　　135, 136, 144, 145, 146, 148,
　　　　　　　　158, 165, 170, 188, 199

し

軸保持短縮法 ‥‥‥‥‥‥‥‥ 54, 64, 66, 67,
　　　　　　　　　　　　　68, 70, 71, 158
質的診断 ‥‥‥‥ 19, 85, 92, 94, 95, 99, 100,
　　　　　　　　101, 103, 105, 145, 155,
　　　　　　　　161, 172, 189, 222
質の評価指標 ‥‥‥‥‥‥‥‥‥‥‥ 18, 141
至適距離 ‥‥‥‥‥‥‥‥‥‥‥‥ 67, 68, 69
市販検査食 ‥‥‥‥‥‥‥‥‥‥‥‥ 48, 49
死亡実数年次推移 ‥‥‥‥‥‥‥‥‥‥‥ 163
脂肪腫 ‥‥‥‥‥‥‥‥‥‥‥‥‥‥ 209, 222
死亡率減少効果 ‥‥‥‥‥‥ 3, 4, 8, 9, 12, 167
縦走潰瘍 ‥‥‥‥‥‥‥‥‥‥‥‥‥‥‥ 218
受診率 ‥‥ 3, 4, 5, 6, 29, 30, 161, 162, 163,
　　　　　164, 165, 171, 172, 173, 186, 187
受動彎曲機能 ‥‥‥‥‥‥‥‥‥‥ 64, 65, 66
小黄色点 ‥‥‥‥‥‥‥‥‥‥‥‥‥ 215, 216
症例対照研究 ‥‥‥‥‥‥ 3, 8, 10, 11, 12, 32
職域における検診 ‥‥‥‥‥‥‥‥‥‥‥‥ 3

す

スクリーニング内視鏡 ‥‥ 13, 21, 27, 64, 155,
　　　　　　　　156, 157, 158, 159, 189, 190,
　　　　　　　　192, 197, 200, 212, 214

せ

生検 ‥‥ 13, 39, 40, 41, 46, 47, 109, 155,
　　　　　207, 208, 211, 216, 223
精検受診率 ‥‥‥‥‥ 3, 4, 6, 29, 34, 164, 165,
　　　　　　　　168, 171, 172, 173
制限食 ‥‥‥‥‥‥‥‥‥‥‥‥‥‥ 48, 49
精度検証 ‥‥‥‥‥‥‥‥‥‥‥‥‥ 176, 177
精密検査受診率 ‥‥‥‥‥ 163, 164, 165, 186
セデイション ‥‥‥‥‥‥‥‥ 73, 74, 77, 78
腺腫 ‥‥‥ 17, 20, 23, 29, 80, 81, 95, 96, 99,
　　　　　100, 101, 103, 107, 108, 111, 115,
　　　　　116, 117, 118, 122, 123, 126, 127,
　　　　　130, 131, 132, 133, 134, 135, 141,
　　　　　142, 143, 144, 145, 147, 155, 162,
　　　　　190, 212, 221, 222
腺腫発見個数（Adenoma per colonoscopy：APC)
　　　　‥‥‥‥‥‥‥‥‥‥‥‥‥‥‥‥ 147
腺腫発見率 ‥‥‥‥‥‥‥‥‥ 85, 86, 87, 157
洗浄管理 ‥‥‥‥‥‥‥‥‥‥‥‥‥‥‥ 137
前処置 ‥‥‥‥ 38, 39, 48, 51, 52, 54, 55, 56,
　　　　　　57, 58, 59, 60, 73, 74, 76,
　　　　　　77, 78, 133, 134, 143, 146,
　　　　　　148, 159, 182, 185, 218
前処置・ブースター法 ‥‥‥‥‥‥‥ 182, 185
前処置不良 ‥‥‥‥‥‥‥‥‥‥‥‥‥‥ 56
全大腸内視鏡検査 ‥‥‥ 4, 5, 6, 8, 10, 11, 13,
　　　　　　　　21, 26, 33, 34, 84,
　　　　　　　　167, 177, 215, 216
先端アタッチメント ‥‥‥‥‥‥‥‥ 19, 190
先端フード ‥‥‥‥‥‥‥ 74, 76, 78, 84, 86, 89, 90
全年齢都道府県別大腸がん死亡率順位 ‥‥‥ 171

そ

早期大腸癌 ‥‥‥‥‥‥‥‥ 19, 173, 190, 222
相対危険度 ‥‥‥‥‥‥‥‥‥ 8, 9, 10, 11, 12
挿入困難例 ‥‥‥‥‥‥‥‥ 72, 73, 74, 76, 78,
　　　　　　　　　　　170, 177, 187
側方発育型腫瘍（Laterally spreading tumor：
　LST) ‥‥‥‥‥‥‥‥‥‥‥‥‥‥ 194, 196

た

体位変換 ‥‥‥‥‥‥‥‥ 61, 67, 70, 71, 74, 78,
　　　　　　　　　　　80, 81, 111, 205
対策型検診 ‥‥‥‥‥‥ 3, 11, 17, 18, 23, 26,
　　　　　　　　　　27, 29, 34, 220

大腸 advanced neoplasia（AN）	23
大腸 CT 検査（CT colonography）	176
大腸カプセル内視鏡	182, 183, 184, 185, 186, 187
大腸がん検診	2, 3, 4, 5, 6, 8, 11, 13, 14, 17, 21, 23, 24, 25, 26, 27, 29, 30, 32, 33, 34, 130, 141, 147, 156, 161, 162, 163, 164, 165, 167, 168, 169, 170, 171, 172, 175, 187, 216, 220
大腸がん検診ガイドライン	2, 3, 5, 177
大腸癌死亡実数	163
大腸癌死亡抑制	156, 161
大腸癌死亡率	8, 9, 10, 11, 131, 162
大腸がん罹患数	167, 168
大腸癌罹患率	10, 41, 167
大腸スクリーニング	157, 167, 172
大腸内視鏡検査	4, 13, 17, 18, 19, 23, 24, 27, 33, 42, 44, 45, 46, 47, 51, 52, 54, 55, 57, 59, 64, 79, 82, 84, 85, 99, 115, 120, 122, 123, 124, 130, 131, 133, 135, 136, 139, 141, 144, 147, 148, 157, 161, 162, 167, 169, 170, 172, 174, 176, 177, 178, 179, 184, 187
大腸内視鏡の挿入困難	187
大腸ポリープ	19, 20, 32, 33, 34, 84, 107, 122, 124, 130, 178, 185, 186
滞留	185
タギング	176, 178, 179
多剤併用	46
ダブルチェック	81

ち

地域がん登録	131, 168
中間期がん（Interval cancer：IC）	4, 5, 32, 141, 142, 177
腸管狭窄	39, 52, 185
腸管穿孔	51, 52, 56, 179
腸管洗浄液	38, 39, 40, 41, 43, 54, 57, 60, 68, 127
腸管洗浄剤	18, 44, 51, 52, 54, 55, 57, 58, 176, 178, 185
腸管洗浄度	18, 38, 44, 51, 57, 142, 143, 144, 147, 185
腸管浮腫	218
腸閉塞	51, 52, 56, 123, 209
治療適応	107, 108, 200
鎮痙剤	18, 59, 60, 155
鎮静・鎮痛剤	59, 60, 61, 62, 63

つ

追加前処置	178, 179

て

低残渣食	48, 56, 186
摘除後の病理診断	112

と

糖尿病薬	42, 47
特異度	8, 30, 31, 32, 34, 95, 185, 186
読影支援ネットワーク	187
トレーニング	64, 156, 158, 159, 173

な

内視鏡キャパシティ	165
内視鏡検査後大腸がん（post-colonoscopy colorectal cancer：PCCRC）	141, 142
内視鏡挿入困難	177, 178
内視鏡的粘膜切除術	39, 45, 108, 109

に

二木会	72, 77
二次医療圏	187
日米比較	5, 6
乳頭腺癌篩型亜型	122
任意型検診	3, 11, 17, 29, 46, 155, 220

ね

粘膜下腫瘍	208, 209, 210, 211, 222

は

ハイボリュームセンター……152, 156, 158, 159
抜去時間………………18, 79, 80, 143, 147
半吸引……………………………………76
反転操作………80, 81, 190, 194, 205, 216
反復観察………………………80, 81, 205

ひ

非顆粒型（non-granular type：LST-NG）……196
ヒマシ油………………………………185
費用対効果……13, 14, 23, 126, 161, 162, 165

ふ

フタラール…………………………137, 138
フリー感…………………64, 67, 68, 70
糞便中DNA測定…………………………34

へ

平均挿入時間（Mean intubation time）……147
平均抜去時間………………………79, 80, 147
併用検査（S状結腸内視鏡検査と便潜血検査併用）
…………………………………………11, 12
便潜血検査………3, 4, 5, 6, 8, 11, 13, 23,
　　　　　26, 27, 29, 30, 32, 33, 34, 130,
　　　　　131, 141, 142, 145, 146, 156, 161,
　　　　　162, 164, 165, 167, 168, 171
便通………………………………………38, 41
便秘………38, 39, 40, 52, 54, 56, 148, 206

ほ

ホールド法…………………………74, 77, 78
ホットバイオプシー………………108, 111
ポリープサイズ推定機能………………183, 184
ポリペクトミー……44, 45, 108, 111, 112, 202

ま

マイクロサテライト不安定検査………………126

み

ミスマッチ修復…………………………126

み（続）

見逃し…………32, 71, 79, 80, 81, 82, 84,
　　　　　88, 90, 141, 145, 158, 161,
　　　　　162, 190, 205, 208

め

メタアナリシス………………8, 9, 11, 13
免疫学的便潜血検査………29, 34, 163, 168
免疫法の精度……………………………30
面状陥凹………………………………203

も

盲腸到達率……………………………72, 184
モニタリング………………59, 60, 63, 77, 80
問診……………38, 40, 51, 52, 56, 127, 216

や

山形県大腸がん集団検診研究会………167, 170

ゆ

有効性…………8, 9, 10, 11, 12, 23, 39,
　　　　　78, 81, 88, 90, 124, 139

よ

用手圧迫………68, 70, 71, 73, 74, 75, 78
用手圧迫の心得……………………………75

ら

ランダム化比較試験………8, 9, 23, 80, 81,
　　　　　84, 85, 86, 87, 88, 89,
　　　　　112, 133, 147

り

リスク層別………………23, 24, 25, 26, 27
隆起型腺腫…………………………19, 188, 189
量的（深達度）診断……………………93, 95

る

ループ法……………………………………74

れ

レジメン…………………………………143, 144

欧文索引

A

Advanced neoplasia 31, 32, 33, 131, 135
AFI（Autofluorescence imaging） 88, 89
APC 遺伝子 122, 123, 212
Aronchick Scale 57, 58, 143
Asia-Pacific Colorectal Screening スコア（APCS スコア） 24
attenuated FAP 123

B

BLI 19, 87, 92, 99, 100, 101, 102, 202
BLI（blue laser imaging）-bright 87, 88

C

CFP 20, 108, 109, 110, 111
c-kit 210
Clean colon 133
CO_2 送気 19, 38, 68
cold forceps polypectomy（CFP） 20
cold polypectomy 20
cold snare polypectomy（CSP） 20
conventional adenoma-like dysplasia 118, 120
CSP 20, 108, 110, 111, 112
cushion sign 209, 210

D

dilated and branching vessels 115, 118

E

EMR 20, 39, 108, 109, 110, 111, 112, 127, 173, 202, 223
expanded crypt openings 115, 118

F

FAP 122, 123, 124, 126, 212, 222

G

GIST 210, 211, 222

Gloucester comfort scale（GCS） 146

H

High risk adenoma 135
HP 102, 115, 116, 117, 197, 222

I

Index lesion 133, 134, 135
Interval cancer 18, 126, 134, 141, 142, 148
「invasive/ non-invasive pattern」分類 95
Is + IIc 204

J

JANCT 177
Japan Endoscopy Database（JED） 17
Japan Polyp Study 20, 21, 130, 133, 134
J-FAPP Study III 124
JNET type2A 188, 191
JNET 分類 97, 99, 100, 101, 102, 103, 105, 190, 201, 202

L

Large hyperplastic polyp 117
LCI（linked color imaging） 87, 88, 100, 101, 102, 103

M

Minimal Standard Endoscopic Database-Japan 153
miRNA 33, 34
mucous cap 115, 118

N

National Polyp Study 19, 130, 141, 156
NBI（narrow band imaging） 19, 85, 86, 87, 92, 93, 95, 99, 100, 101, 102, 103, 105, 112, 127, 190, 197, 202, 203
NET 208

P

PCCRC（Post Colonoscopy Colorectal Cancer）
　　　　　　　　　　　　　　　　　　　　 161
PDSA（plan-do-study-act）サイクル　147
PET/CT colonography　179
pit pattern 診断　19, 20, 92, 95, 96, 97, 100, 101, 103
Post-colonoscopy colorectal cancer　18, 134, 141, 142

Q

Quality indicator　17, 18, 51, 141, 142, 143, 146, 147, 148

R

red cap sign　115, 118

S

serrated dysplasia　118, 120
Serrated polyp　132
Serrated polyposis syndrome　118, 132, 213, 214, 222
sessile serrated adenoma/polyp　85, 92, 115, 116, 198
sliding sign　209
Spaulding 分類　137, 138, 139
SPS　118, 119, 120, 213, 214, 222
SSA/P　85, 86, 92, 94, 115, 116, 117, 118, 119, 120, 198, 213, 222, 224
S状結腸鏡　4, 6
S状結腸内視鏡検査　8, 9, 11, 12, 33, 168, 177

T

T1b 癌　100, 101, 103, 201, 202, 203, 204
TSA　115, 116, 118, 199, 222, 224

U

Underwater EMR　110

数字

2型進行癌　205
4型大腸癌　207
2017年追補版　46, 47
IIa + IIc　191, 204, 221
III$_H$ 型 pit　94, 115
IV$_H$ 型　94, 115, 119, 200

おわりに

　日本における大腸がん，炎症性腸疾患の罹患者数は増加の一途をたどっています．特に大腸がんについては，年間約15万人が罹患し5万人以上が命を落としている現状にあり，国をあげての大腸がん対策が急務となっています．2004年に刊行された「有効性評価に基づく大腸がん検診ガイドライン」に基づき，現在，各自治体主導による便潜血検査（免疫法）を用いた対策型大腸がん検診が実施されていますが，今後の大腸がん対策の打開案の一つとして，全大腸内視鏡検査（total colonoscopy：TCS）の対策型検診への導入があげられます．

　日本消化器内視鏡学会では，2016年に厚生労働省の指針として胃内視鏡検査が正式に対策型胃がん検診に導入されたことを受け，内視鏡検診・健診あり方検討委員会を設置し，2017年5月に上部消化管内視鏡スクリーニング検査マニュアルを上梓しました．その後，本検討委員会では，本書：下部消化管内視鏡スクリーニング検査マニュアルの作成に着手し，この度，ご執筆いただいた多くの先生方と医学図書出版株式会社スタッフのご尽力により完成に至りました．

　TCSの対策型大腸がん検診への導入に向けては，安全でより質の高いスクリーニングTCSを広く国民に提供できるキャパシティと精度管理が必要となります．本書では，その視点に立って，日本におけるスクリーニングTCSの実態調査を含めた現状の把握と将来展望，死亡率減少効果に対する評価，リスク層別化によるTCS検診の可能性といった総論的な内容に加え，スクリーニングTCSを行う際の問診・インフォームドコンセント，常用薬の服用・休薬指示，検査前の食事指導，腸管前処置法，鎮痛・鎮静剤の使用法とモニタリングの方法，内視鏡の洗浄と処置具の取り扱い，精度管理のための評価指標，スクリーニングJED（Japan Endoscopy Database）の紹介，教育・指導体制のあり方等について幅広く解説しています．さらに，内視鏡の挿入から観察・診断・治療といったTCSの一連の流れに沿った手技的なポイントと症例の解説，サーベイランスを含めた発見ポリープのマネジメント，TCS困難例に対する大腸CT検査，大腸カプセル内視鏡検査の活用法など，日常臨床に直接役立つ内容となっています．

　日頃より，大腸内視鏡検査に携わっておられるより多くの方に本書をご熟読いただき，上部消化管内視鏡スクリーニング検査マニュアルと併せてご活用いただけますと幸いです．

国立がん研究センター中央病院検診センター／内視鏡科
松田　尚久

下部消化管内視鏡スクリーニング検査マニュアル

2018年 5月10日　第1版発行

監　修　　日本消化器内視鏡学会
発行者　　鈴木文治
発行所　　医学図書出版株式会社
〒113-0033 東京都文京区本郷 2-29-8
Tel: 03-3811-8210 Fax: 03-3811-8236
ホームページ　http://www.igakutosho.co.jp
印刷：木元省美堂／製本：フォーネット社

検印省略 2018

ISBN978-4-86517-268-3
定価　（本体 4,800 円＋税）

・本書に掲載された著作物の翻訳・複写・転載・データベースへの取り込みおよび送信に関する許諾権は，小社が保有します。
・ JCOPY ＜(社)出版者著作権管理機構委託出版物＞
本書の無断複写は，著作権法上での例外を除き禁じられています。複写される場合は，そのつど事前に(社)出版者著作権管理機構（電話: 03-3513-6969，FAX: 03-3513-6979，E-mail: info@jcopy.or.jp）の許諾を得てください。